U0217114

现代神经内科疾病的综合治疗实践

王昆祥 主编

中国纺织出版社有限公司

图书在版编目（CIP）数据

现代神经内科疾病的综合治疗实践 / 王昆祥主编
. -- 北京：中国纺织出版社有限公司, 2022.12
ISBN 978-7-5229-0299-9

Ⅰ.①现…　Ⅱ.①王…　Ⅲ.①神经系统疾病–治疗
Ⅳ.①R741.05

中国国家版本馆CIP数据核字（2023）第003652号

责任编辑：樊雅莉　　责任校对：王蕙莹　　责任印制：王艳丽

中国纺织出版社有限公司出版发行
地址：北京市朝阳区百子湾东里A407号楼　邮政编码：100124
销售电话：010—67004422　传真：010—87155801
http://www.c-textilep.com
中国纺织出版社天猫旗舰店
官方微博 http://weibo.com/2119887771
三河市宏盛印务有限公司印刷　各地新华书店经销
2022年12月第1版第1次印刷
开本：787×1092　1/16　印张：13.25
字数：350千字　定价：88.00元

编 委 会

前　言

　　随着医学科学，特别是分子生物学、转化医学和电子信息科学在医学领域的应用和发展，对神经系统疾病的认识和理解，以及诊断和治疗手段的不断提升，除了许多用于诊断的新器械和新仪器不断更新及研制，新的治疗技术陆续开发外，新一代药物不断出现，解决了很多临床上难以处理的问题。

　　本书强调临床实际应用，对神经内科常见病的病因、临床表现、体格检查、辅助检查、诊断和治疗等内容进行详细阐述，具体包括脑水肿与颅内压增高、癫痫、神经痛、脑血管病、痴呆与认知功能障碍、神经系统感染性疾病及神经肌肉接头疾病，使读者能够对疾病有系统和全面的认识。每种疾病力求突出其特点、诊断和治疗的临床思维方法，适合基层医院神经内科医师参阅。

　　在本书编写过程中，虽经反复校对、再三审核，但由于篇幅和时间有限，书中难免存在不足之处，望广大读者不吝指正，以便再版时修订，谢谢。

编　者

2022 年 10 月

目　录

第一章

神经系统疾病常用诊断技术

第一节　脑脊液检查

脑脊液（cerebrospinal fluid，CSF）是存在于脑室和蛛网膜下腔内的一种无色透明液体，对脑和脊髓具有保护、支持和营养等多种功能。脑脊液的性状和压力受多种因素的影响，若中枢神经系统任何部位发生器质性病变，如感染、炎症、出血、缺血、外伤、肿瘤、阻塞、水肿等，将使脑脊液的性状和成分发生改变。脑脊液检查可为临床诊治提供有价值的参考指标。

一、脑脊液的采集

脑脊液可通过腰池、小脑延髓池、前囟及脑室穿刺术而采集，临床上以腰椎穿刺及小脑延髓池穿刺较为常用。

（一）腰椎穿刺

1. 适应证

（1）中枢神经系统感染性病变，包括各种原因引起的脑膜炎和脑炎。

（2）临床怀疑蛛网膜下腔出血，脑出血破入脑室，尤其是头颅 CT 无明显征象，不能与脑膜炎鉴别时。

（3）有剧烈头痛、昏迷、抽搐或瘫痪等症状和体征而原因不明。

（4）中枢神经系统血管炎、脱髓鞘疾病及颅内转移瘤的诊断和鉴别诊断。

（5）脑膜肿瘤的诊断。

（6）脊髓病变和多发性神经根病变的诊断及鉴别诊断。

（7）脊髓造影和鞘内药物治疗等。

（8）怀疑颅内压异常。

2. 禁忌证

（1）有明显颅内压升高症状及体征时，须做眼底检查，必要时做计算机断层扫描（CT）或磁共振（MRI）检查。如有明显视神经盘水肿或有脑疝先兆者，禁忌穿刺，否则易引起脑疝而危及生命。

（2）如存在凝血功能障碍时应先纠正再行穿刺。

（3）开放性颅脑损伤或有脑脊液漏以及有脊髓压迫症状时禁做腰椎穿刺，否则会加重病情。

（4）穿刺部位有化脓性感染灶。

（5）患者处于休克、衰竭或濒危状态也不宜行腰椎穿刺。

3. 方法

术前应了解病史，向患者及其家属说明检查的必要性及可能出现的不良反应，以获得理解与合作，防止意外及纠纷。

（1）体位：一般取侧卧位（气脑取坐位）。头前屈，背靠床缘，双腿屈曲以手抱膝，使腰椎后突、椎间隙增大，便于穿刺。

（2）皮肤准备：按常规消毒，铺洞巾，依无菌操作施术。

（3）选穿刺点：常选腰椎 3~4 间隙（双髂嵴最高点连线与背中线交点为第 4 腰椎棘突），必要时可选其上、下各一间隙，并在其皮下以 1% 的利多卡因或普鲁卡因做局部浸润麻醉。

（4）穿刺：穿刺针进入皮下，以针尖斜面与躯干纵轴平行，并取垂直脊背略向头倾斜方向由浅而深缓慢进入，当过黄韧带、硬脊膜时可有落空感，抽出针芯，见脑脊液流出即穿刺成功。一般成人穿刺深 4~6 cm，儿童 2~4 cm。若无脑脊液流出，可捻转针头，调整方向或更换间隙按上述步骤再行穿刺。

（5）测压：穿刺成功后，立即接上测压装置测初压，并视需要行动力学检查。

（6）放液：测压及动力学检测后，视需要缓慢放出脑脊液送检常规、生化及其他特种检查。

（7）拔针：放液后再测终压，插入针芯，再拔出针管，局部覆以消毒纱布并固定之。

（8）术后嘱患者平卧（去枕头）6~24 小时，并随时观察和处理。

（二）小脑延髓池穿刺

1. 适应证

（1）基本同腰椎穿刺适应证，因局部原因不宜行腰椎穿刺或腰椎穿刺失败者。

（2）做气脑或下行性脊髓腔造影者。

（3）需比较小脑池与腰池间脑脊液差异者。

2. 禁忌证

（1）局部有感染、外伤、畸形者。

（2）怀疑颅脊部占位性病变者。

（3）怀疑枕骨大孔疝者。

（4）检查不能合作者。

3. 准备

（1）术前准备：同腰椎穿刺，但需剃光枕部毛发。

（2）体位：坐位或侧卧位，头前屈，侧卧时头应垫高与脊柱达同一水平。

（3）选点：双乳突尖连线与枕外粗隆正中垂直线之交点，相当于第 2 颈椎棘突上缘之凹陷处。

4. 穿刺法

（1）间接法：右手持针，左手拇指固定于第 2 颈椎棘突上，由其上凹陷处进针，以外耳道眉间连线为方向，向上向前缓慢刺入。当针尖接触枕骨大孔后缘，稍退出略向下再缓慢刺入 2~5 mm。如有落空感，即为进入小脑延髓池，取出针芯，可见脑脊液流出即穿刺成功。如穿刺失败，可依上法调整方向再行穿刺，一般穿刺深度为颈围 1/10 + 1 cm。

（2）直接法：于枕骨大孔后下缘与第 1 颈椎间直接穿刺缓慢深入，当有落空感即停止进针，拔出针芯见脑脊液流出。如不见流出可小心再刺入 2 mm 或捻转针头。

5. 术后处理

术毕平卧 24 小时。

二、压力与动力学检测及其临床意义

（一）压力检测

1. 初压

腰椎穿刺成功后在未留脑脊液前，将测压装置接穿刺针，嘱患者放松，可见压力表上升，至其停止上升或见轻微波动，读数并记录初压。

2. 终压

放出脑脊液后，重新按上法测出压力称终压。

3. 临床意义

（1）正常压力：腰椎穿刺侧卧位的压力一般为 80~180 mmH_2O，> 200 mmH_2O 为高颅压，< 60 mmH_2O 为低颅压。观测初压时应注意脑脊液液面有无呼吸性搏动（随呼吸产生 10~20 mmH_2O 的液面搏动）和脉搏性搏动（随脉搏产生 2~4 mmH_2O 的液面搏动）。前者消失时，提示椎管内有梗阻或有枕骨大孔疝，临床上应引起重视。

（2）阿亚拉指数：正常值为 5.5~6.5；< 5 为蛛网膜下腔容积变小，见于椎管阻塞及颅内占位性病变；> 7 为蛛网膜下腔容积变大，常见于脑积水、脑萎缩、浆液性脑膜炎等。

（二）动力学检测

1. 适应证

（1）怀疑脊髓腔狭窄、脊髓压迫者，可测定阻塞程度。

（2）怀疑横窦、乙状窦栓塞，可两侧分别试压以了解有无阻塞。

2. 禁忌证

（1）颅内压升高者。

（2）因局部原因不能施术者。

3. 方法

（1）压颈试验。

1）手试法：穿刺针与测压表接好后，用手压迫颈静脉（左右对比或双侧同压）10 秒，并同时观察时间与压力上升至最高值为止，放手解压后再观察其压力恢复与时间的关系。以压力数值为纵坐标，时间为横坐标，绘制压力变化曲线。

2）脉压带法：用脉压带绕颈测初压，再分别以 20 mmHg、40 mmHg、60 mmHg 顺序分别加压以替代手法，同时以每 5~10 秒观察记录脑脊液压力上升直至不再上升为止，再放压至 0 并同时观察记录脑脊液压力下降的速度与时间，同样绘制压力曲线图。

（2）压腹试验：以拳头或手掌用力压迫患者腹部观察脑脊液压力上升速度与时间；放手去压后，再观察其压力下降速度与时间。

4. 临床意义

（1）通畅。

1）压颈 10～15 秒，压力迅速上升至最高点，去压 15 秒左右又迅速降到原来水平。

2）压腹后脑脊液压力上升不及压颈时高，于放压后迅即降到原水平。

（2）部分阻塞。

1）压颈时，脑脊液压力上升及停压时压力下降速度均缓慢，或上升快而下降慢或不能降至原来水平。

2）压腹时，压力上升或停止压腹时压力下降均快，提示颈段、上胸段有部分阻塞；如压腹时脑脊液压力上升慢或不上升，提示下胸段或腰段可能阻塞。

（3）完全阻塞：压颈时脑脊液压力不升，压腹时其压力升高快，提示脊髓腔完全阻塞。Tobey-Ayer 试验：分别压左右侧颈静脉，如一侧呈正常压力反应，另一侧无脑脊液压力变化，称阳性征，提示本侧横窦或颈静脉阻塞。

5. 注意事项

（1）严格掌握适应证、禁忌证，嘱患者合作。

（2）加压前应确定穿制针位置及测压管是否正常，否则应进行调整。

（3）怀疑颈段脊髓腔受阻，还可进行屈颈、仰颈姿势测试。

（4）结果正常，应反复再试，以求准确。

三、实验室检查及其临床意义

（一）常规检查

1. 外观及色泽

正常脑脊液为无色、透明、清亮液体。红色脑脊液常见于蛛网膜下腔出血、脑出血、硬膜下血肿等。脑脊液前后均匀红染，离心后上清液为黄色或淡黄色，潜血试验阳性。腰椎穿刺时观察到流出的脑脊液先是红色后转为无色，为穿刺损伤性出血，两者应注意鉴别。黄色脑脊液多见于脑脊液中变性血红蛋白、胆红素或蛋白量异常增高。乳白色脑脊液多见于化脓性脑膜炎。微绿色脑脊液见于铜绿假单胞菌性脑膜炎、甲型链球菌性脑膜炎。褐色或黑色脑脊液见于中枢神经系统黑色素瘤、黑色素肉瘤等。

病毒性脑膜炎、乙型脑炎、神经梅毒等疾病的脑脊液可呈透明外观或微浑。脑脊液中白细胞如超过 $200 \times 10^6/L$ 时可变为浑浊；蛋白质含量增加或含有大量细菌、真菌等也可使其浑浊；结核性脑膜炎时常呈毛玻璃样浑浊；而化脓性脑膜炎时常呈明显浑浊或有凝块。

2. 细胞计数、分类

正常脑脊液白细胞总数成人为 $(0～10) \times 10^6/L$，儿童为 $(0～15) \times 10^6/L$，新生儿为 $(0～30) \times 10^6/L$，无红细胞。白细胞分类：大多数为淋巴细胞，少数为单核细胞，偶见中性粒细胞、嗜酸性粒细胞。淋巴细胞与单核细胞之比约为 7：3。

临床意义如下。

（1）中枢神经系统感染：化脓性脑膜炎脑脊液细胞学检查分为三期。

1）渗出期（发病 3 天内），细胞计数可达 $2\,000 \times 10^6/L$ 或更多，以中性粒细胞反应为主，数量可占白细胞计数的 90% 以上，且以杆状核细胞多见。各类细菌性脑膜炎急性期的脑脊液细胞检验改变并无特异性，此期间细胞数很多，常可在细胞内或细胞外检出致病菌。

2）增殖期（发病 3 天后）以单核—吞噬细胞反应为主，此期间细胞数迅速下降，粒细胞下降的同时，激活淋巴细胞，单核或单核样细胞明显增多，后者多发展成吞噬细胞，并对细菌具有很大的吞噬作用。

3）修复期（发病 10 天后）以淋巴细胞反应为主，脑脊液细胞总数接近正常，中性粒细胞完全消失，细胞正常化的标志为不活跃的小淋巴细胞和单核细胞增多，当二者的比例正常、所有病理细胞完全消失和白细胞计数正常时提示修复完全。

增殖期可出现炎症的再次复发或进入慢性期，前者脑脊液细胞学特点为中性粒细胞再次增多，后者为单核细胞及激活单核细胞，淋巴细胞及激活淋巴细胞，中性粒细胞数量大致相等。

病毒性脑膜炎大部分呈淋巴细胞反应，即使有中性粒细胞出现，在短期内也完全消失，而且激活淋巴细胞持续时间一般不超过 2 周。

结核性脑膜炎时脑脊液细胞数可增加，但超过 $500 \times 10^6/L$ 者较为罕见，在发病初期以中性粒细胞为主，但很快下降。持续的混合性细胞学反应是结核性脑膜炎的特点，即在脑脊液细胞分类中既含有相当比例的中性粒细胞，也会有一定比例的激活单核细胞、淋巴细胞、激活淋巴细胞和浆细胞，这种以中性粒细胞占相当数量的多种细胞的组合，特别是激活淋巴细胞的存在对结核性脑膜炎的早期诊断是有帮助的，且这种混合细胞反应一般持续时间较长，短时期内常无明显变化。经过适当治疗病情好转后，脑脊液中中性粒细胞、激活淋巴细胞消失，而代之以正常的淋巴细胞和单核细胞。慢性期可呈持续混合细胞反应，且以淋巴细胞反应为主。

（2）中枢神经系统肿瘤：脑脊液细胞数可正常或稍高，以淋巴细胞为主。脑脊液找到白血病细胞是白血病脑膜转移的证据。脑脊液中查到肿瘤细胞是确诊脑膜癌的主要方法，其敏感性为 70%～90%，特异性为 100%。

（3）脑血管病：脑脊液细胞学检查有助于鉴别脑出血或腰椎穿刺损伤性出血。前者在早期病后数小时可见大量红细胞和明显中性粒细胞增多，3 天内达高峰，在脑脊液中可发现吞噬细胞（出血后数小时至第 3 天可出现含有红细胞的吞噬细胞，5 天后可见含铁血黄素吞噬细胞）。如为穿刺损伤性出血，则不会有上述反应。

（4）脑寄生虫病：不仅脑脊液细胞数升高，还可见嗜酸性粒细胞增多，约占白细胞的 60% 或更高，浆细胞增多为另一特点。如将脑脊液离心沉淀物在显微镜下检查可发现血吸虫卵、阿米巴原虫、弓形体、旋毛虫的幼虫等，甚至可找到细粒棘球绦虫的头节或头钩。

（二）生化检查

1. 蛋白质定量

正常成人腰池的蛋白质为 200～400 mg/L，脑池蛋白质为 100～250 mg/L，脑室内的蛋白质为 50～150 mg/L。

蛋白质含量增加一般指腰椎穿刺脑脊液中蛋白质含量高于 0.45 g/L，见于：①颅内感染，如化脓性脑膜炎、流行性脑脊髓膜炎，此时蛋白质显著增加；结核性脑膜炎，此时蛋白质含量中度增加；病毒性脑炎，此时蛋白质轻度增加；②颅内出血性疾病（蛛网膜下腔出血、脑出血等）；③颅内肿瘤；④椎管内梗阻；⑤神经梅毒、多发性硬化；⑥吉兰—巴雷综合征等。

蛋白质含量降低指腰椎穿刺脑脊液中蛋白质含量低于0.15 g/L，见于：①大量脑脊液丢失；②良性颅内压增高症；③脑脊液漏等。

2. 蛋白电泳检测

参考值范围如下。

白蛋白：60%~71%；

α_1 球蛋白：3%~4%；

α_2 球蛋白：6%~10%；

β 球蛋白：7%~11%；

γ 蛋白：9%~18%。

白蛋白增高常见于脑血管病，如脑梗死、脑出血等，以及椎管阻塞、脑肿瘤；白蛋白减少见于脑外伤急性期。α_1 球蛋白增高常见于脑膜炎、脑脊髓灰质炎等；α_2 球蛋白增高常见于脑肿瘤、转移癌、胶质瘤等；β 球蛋白增高常见于某些退行性变如帕金森病、外伤后偏瘫等；γ 球蛋白增高常见于多发性硬化。

电泳技术分析脑脊液标本中相关成分，在某些中枢神经系统疾病患者的样本中，能够迅速发现多条独特、局限于球蛋白的寡克隆区带（OB）；脑脊液IgG寡克隆带（OCB）是IgG鞘内合成的重要定性指标，对判定免疫球蛋白（IgG）鞘内合成具有重要价值。临床上脑脊液中出现OCB主要见于多发性硬化（MS）、神经性梅毒、亚急性硬化性全脑炎、脑膜脑炎等疾病。

由于脑脊液中蛋白组分均来自血清，因此必须同时检测血清作为对照，以区别由血清透过血脑脊液屏障进入鞘内的IgG与鞘内自身合成的IgG。

3. 葡萄糖检测

正常成人脑脊液葡萄糖含量为2.5~4.5 mmol/L，儿童为2.8~4.5 mmol/L。脑脊液中葡萄糖和血液葡萄糖有密切关系，脑脊液葡萄糖约为血液葡萄糖的60%，也可以在30%~90%范围内变化，这是由于血浆葡萄糖达到平衡需1~2小时。脑脊液中葡萄糖含量取决于血液葡萄糖浓度、血脑屏障的通透性、脑脊液中葡萄糖的酵解程度、携带运转系统的功能等。脑脊液中葡萄糖含量降低较升高更为常见，更具有临床意义。糖尿病或注射葡萄糖液使血糖升高后脑脊液中葡萄糖可以升高。当中枢神经系统受细菌或真菌感染时，这些病原体或被破坏的细胞都能释放出葡萄糖分解酶使葡萄糖消耗，从而使脑脊液中葡萄糖降低，尤以化脓性脑膜炎早期降低最为明显。结核性、隐球菌性脑膜炎的脑脊液中葡萄糖降低多发生在中晚期，且葡萄糖含量越低，预后越差。病毒性脑炎时脑脊液中葡萄糖多为正常。

4. 氯化物检测

正常脑脊液氯化物含量较血中高，为120~130 mmol/L，脑脊液中氯化物随血浆氯化物的改变而变化。当脑脊液中蛋白质增多时，为维持脑脊液渗透压平衡，氯化物减少，多见于细菌性脑膜炎，尤其以结核性脑膜炎最为明显，可降至102 mmol/L以下。在低氯血症如呕吐、腹泻、脱水时脑脊液氯化物也会减少，而病毒性脑炎时无显著变化。脑脊液氯化物增加可见于尿毒症患者。

5. 酶学检测

正常人由于血脑屏障完整，脑脊液内酶浓度比血清内酶浓度低，当颅脑损伤、颅内肿瘤或脑缺氧时，血脑屏障破坏，细胞膜通透性也有改变，使脑脊液内酶量增加，且不受蛋白总量、糖含量及细胞数的影响，主要与脑细胞坏死程度和细胞膜的损害程度有关。

乳酸脱氢酶（LDH），正常成人的参考值是 3 ~ 40 U/L，活性增高常见于细菌性脑膜炎、脑血管病、脑肿瘤及脱髓鞘病等有脑组织坏死时。病毒性脑膜炎多在正常水平，这对鉴别细菌性脑膜炎与病毒性脑膜炎有一定意义。

天门冬氨酸氨基转移酶（AST），正常成人的参考值是 5 ~ 20 U/L，活性增高常见于脑梗死、脑萎缩、急性颅脑损伤、中毒性脑病及中枢神经系统转移癌等。

肌酸激酶（CK），正常成人的参考值是（0.94 ±0.25）U/L，活性增高常见于化脓性脑膜炎、结核性脑膜炎、进行性脑积水、继发性癫痫、多发性硬化症、蛛网膜下腔出血、慢性硬膜下水肿、脑供血不足及脑肿瘤等。

溶菌酶活性增高多见于化脓性脑膜炎、脑肿瘤、血脑屏障破坏。结核性脑膜炎时增高明显，并且增高程度与病情轻重正相关。

6. 免疫学检查

IgG 的正常参考值为 10 ~ 40 mg/L，增高见于亚急性硬化性全脑炎、多发性硬化症、急性化脓性脑膜炎、结核性脑膜炎、病毒性脑膜炎、神经梅毒等。约 70% 的多发性硬化脑脊液 IgG 指数增高，表明中枢神经鞘内源性 IgG 合成增多，但并非特异。如果 IgG 增高、脑脊液 IgG 指数正常，多为血脑屏障通透性增高所致。

IgA 的正常参考值为 0 ~ 6 mg/L，增高见于脑血管病、化脓性脑膜炎、结核性脑膜炎、神经梅毒等。

IgM 的正常参考值为 0 ~ 13 mg/L，增高见于中枢神经系统急性感染性疾病、脑肿瘤及多发性硬化。

（郝　莉）

第二节　脑电图检查

一、正常脑电图

1. 成人正常脑电图

80% 的正常成人脑电图以 α 波为基本节律，α 波在枕区最多，波幅也最高，两侧枕部波幅差不超过 20%，频率多为 10 ~ 12 Hz，频率波动不超过 1.5 Hz。睁眼及精神活动时 α 波受抑制。β 波主要分布于额及中央区，波幅在 30 μV 以下。θ 波仅散在见于颞区，波幅低。此外，部分正常人以 β 波为基本节律，频率多为 16 ~ 25 Hz，波幅 20 ~ 30 μV，分布于全头。还有一部分正常人表现为低波幅脑电图，全图均为低波幅，α 波及 β 波相对较少，而 θ 波较多。

2. 儿童正常脑电图

儿童正常脑电图有以下 5 个特点。

（1）6 个月以前以 δ 波活动占优势；6 个月以后虽有 δ 波活动，但以 θ 波活动占优势，波幅一般为 20 ~ 50 μV；1 ~ 3 岁，δ 波逐渐减少，θ 波增多，波幅为 30 ~ 60 μV，后头部出现 α 波；4 岁以前 θ 波较 α 波明显；5 ~ 6 岁，α 波与 θ 波的数量大致相等；7 岁以后 α 波占优势。

（2）儿童脑电图的 α 波波幅较高，可达 150 μV，较易出现两侧波幅不对称。

（3）睁闭眼试验：α 波节律抑制现象随年龄增加而增高。

（4）过度换气试验：深呼吸 1 分钟后可出现高波幅 δ 波活动。

（5）睡眠脑电图：睡眠脑电图随睡眠过程而变化，睡眠过程有很多分类方法，最简单和实用的方法是把睡眠分为四期。

1）思睡期：α 波减少，波幅降低，出现一些低波幅 β 波活动和 θ 波活动。

2）浅睡期：α 波逐渐消失，出现很多低波幅 4~7 Hz θ 波活动和顶尖波。

3）中睡期：出现纺锤波和一些 δ 波，声音刺激可诱发 K 复合波。

4）深睡期：高波幅 δ 活动占优势，频率 1~2 Hz。

3. 药物对脑电图的影响

（1）催眠药：巴比妥类、水合氯醛等药物一般治疗量出现很多快活动 β 波，剂量加大引起入睡则出现慢活动，同睡眠脑电图表现。

（2）弱安定药：甲丙氨酯（眠尔通）、氯氮（利眠宁）、地西泮等药，一般治疗剂量出现很多快活动，并能抑制癫痫小发作。

（3）强安定药（如氯丙嗪）和抗抑郁药（如丙米嗪）：一般治疗量可出现大量慢活动，长期大量服用，可有癫痫样放电。

（4）抗癫痫药：苯妥英钠通过促使正常脑细胞内的钠离子排出到细胞外，稳定细胞膜电位，使癫痫病灶放电不向四周扩散，控制临床发作，但它不能抑制癫痫病灶的高频放电，因此对脑电图上的癫痫灶放电无影响。其他抗癫痫药可使脑电图背景节律产生改变。

二、异常脑电图

1. 异常脑电图的范围

（1）基本脑波在分布部位、两侧对称性和反应性等方面的异常。

（2）基本波的频率比同龄者增快或减慢。

（3）脑波波幅比正常人增高或降低。

（4）慢波增多。

（5）出现病理波。

2. 异常脑电图的表现形式

（1）阵发性异常：指突然出现一串异常脑波，这种脑波与背景脑波有显著区别，并突然消失。

（2）持续性异常。

（3）对称性异常：指对称部位的异常脑波基本相同。

（4）非对称性异常。

（5）广泛性异常：①普遍性异常，即两侧各部位都有异常波，呈对称性；②弥漫性异常，即各部位有异常波，但两侧不对称。

（6）局限性异常：异常波局限于某一区、某一叶或一侧半球。

（7）诱发异常：指在闭目安静下描记的脑电图为正常，经诱发试验描记出异常脑电图。如过度换气出现以下情况属异常：①深呼吸半分钟内出现高波幅 θ 波活动或 δ 波活动；②深呼吸停止后半分钟仍有明显 θ 波及 δ 波活动；③出现病理波；④在诱发中出现阵发性节律异常，尤其是高波幅 δ 节律；⑤两侧半球出现不对称的反应；⑥出现癫痫发作。

3. 广泛异常脑电图的分级

（1）界限性异常：又称边缘性脑电图，指脑电图改变偏离正常界限，尚未达到轻度异常。

（2）轻度异常：①θ 波活动增多，额、颞、顶部指数超过 20%，波幅超过 50 μV 或 100 μV；②δ 波活动增多，散在出现，指数超过 10%；③成人过度换气时出现中至高波幅 θ 活动；④α 波波形不规则，调节差（频率波动范围超过 2 Hz），调幅不佳，两侧波幅差超过 30%，枕部超过 50%，α 波泛化（全脑各区均为 α 波）、前移（额部 α 波波幅比枕部高），生理反应不明显或不对称；⑤各区出现高波幅 β 波活动。

（3）中度异常：①θ 波活动占优势；②中波幅 δ 波活动成串或持续出现；③自发或诱发出现病理波，如尖波，棘波，尖—慢、棘—慢复合波；④过度换气时出现高波幅 δ 波活动。

（4）重度异常：①δ 波活动占优势；②自发或诱发出现尖节律、棘节律或复合波节律；③高度失律；④出现爆发性抑制活动或平坦活动。

三、脑电图报告所包括的内容

（1）基本节律：指脑电图中的优势频率脑波，正常成年人是以枕区 α 节律为代表，在儿童或病理情况下可以是慢活动，报告内容应包括基本节律脑波幅、波形、分布、调节及调幅。

（2）快波：β 波的频率、波幅及分布。

（3）慢波：包括 θ 波和 δ 波的频率、波幅、出现方式和部位。

（4）病理波：说明出现的部位、数量、方式和波幅。

（5）睁闭眼试验的反应。

（6）过度换气试验的反应。

（7）结论：根据上述各项内容最后写出脑电图所见的结论，如正常脑电图，广泛轻度、中度、重度异常脑电图。

四、神经系统常见疾病的脑电图改变

（一）癫痫脑电图改变

1. 全身性强直—阵挛发作

（1）发作期的脑电图表现可分为 4 个期。①抽搐前期：突然广泛的低电压去同步化。②强直期：10～20 Hz 的低波幅快节律，以额部及中央区最明显，其波幅逐渐增高，频率逐渐减慢。③阵挛期：此期阵发性棘波与阵发性慢波相间出现，继之棘波逐渐减少；随着抽搐停止，棘波也消失。④发作后期：先表现为数秒的低电压或等电位波形，继之波幅逐渐增高，频率增快，转变为 θ 活动，意识清醒时，恢复到发作前的脑电图。

（2）间歇期的脑电图：多为非特异性的活动增多及阵发性波幅增高，以额部明显，部分患者出现散在或阵发性短程尖波、棘波、尖—慢复合波、棘—慢复合波。

（3）癫痫持续状态的脑电图：抽搐时如上述的放电性改变，两次发作之间呈高波幅 δ 波或仅有 θ 波增多。

2. 失神发作

（1）发作期的脑电图：表现为两侧对称性同步的高波幅 3 Hz 棘—慢复合波节律性爆发，其频率先快后慢，棘波成分的波幅可高可低，多为单发，有时多发，可位于慢波前或慢波后，也可重叠在慢波的上升支或下降支上，慢波成分波幅可高达 200 μV 以上，以额部及中央区最明显。

（2）间歇期的脑电图：大多数患者可出现散发或持续短中程棘—慢复合波发放，过度换气及睡眠常可诱发。持续状态的脑电图：持续或十分频繁出现 3 Hz 的棘—慢节律，额部明显。

3. 部分运动性发作

发作期的脑电图改变为局限性棘波、尖波、尖—慢复合波，由于病灶部位不同，这些病理波的表现也有差异：大脑深部病灶出现的棘波与浅部病灶相比，其周期较长，呈尖波样，电极远离病灶的棘波与邻近病灶的棘波相比，其周期也较长；深部病灶在出现病理波时，其背景脑电图多为正常，而浅部病灶出现病理波时，背景脑电图多为异常。杰克逊（Jackson）发作：脑电图表现为局灶性病理波（尖波、棘波、尖—慢复合波、棘—慢复合波），按解剖部位，逐渐或迅速扩至两侧大脑半球。持续状态的脑电图表现为局限性持续性放电，如棘波、尖波、棘—慢波、δ 波和 θ 波的发放。间歇期的脑电图表现为局限性痫性放电，呈散在性出现，若病灶较小或位于深部，脑电图也可无异常改变，诱发试验常可诱发出异常脑电图。

4. 复杂部分性发作

发作期的脑电图有多种表现，多数患者发作时为一侧或双侧颞区或额区、颞区出现阵发性高波幅 4～7 Hz θ 节律，继之频率变慢，出现 2 Hz δ 波，在慢活动间偶有棘波或尖波。少数患者发作时脑电图为两侧广泛出现阵发性 4～20 Hz 的快波节律，或表现低波幅快活动，或平坦活动。也有少数患者因病灶较小，部位较深，距离头皮电极较远，故发作时脑电图无明显改变。间歇期的脑电图主要表现为一侧或两侧颞部，尤其颞叶前部出现散在负性棘波、尖波，这些脑波在睡眠时的出现率可高达 90%，在清醒时其阳性率仅为 30%，有的患者在间歇期，额、颞部可出现尖—慢复合波、棘—慢复合波或爆发性慢波。

5. 肌阵挛发作

脑电图表现为不规则多棘波或多棘—慢复合波，以中央区最为显著，并常出现于睡眠时，也可由过度换气或突然的声、光刺激所诱发。

6. 婴儿痉挛症

脑电图的异常改变为具有特征性的高幅失律，即高波幅不规则的慢活动、尖波和棘波混合在一起，一般不形成典型的尖—慢复合波和棘—慢复合波，这些异常脑电图出现的部位不固定，呈游走性，也可为阵发性或弥漫性出现，在清醒期和睡眠期记录到的异常脑电图无差别。

7. 热性惊厥

热性惊厥又称热性痉挛、高热抽搐，常发生于 5 岁以前儿童，呈全身性抽搐并与发热有关，体温多在 38.5℃ 以上。热性惊厥在发作期的脑电图改变与全身性强直—阵挛发作相似，为消除发热和惊厥后改变对脑电图的影响，应在热退 1～2 周以后进行脑电图描记，异常波出现率为 6% 左右，且异常率与热性惊厥复发次数及发病年龄之间有一定关系。发作次数越多，发病年龄越大，脑电图异常率越高。

发作间歇期的脑电图有 3 种表现：正常；基本节律异常；发作性 3 Hz 的棘—慢复合波。此外，在临床发作后的 1 周内有 1/3 患者出现脑电图慢波化，而且以枕部改变最明显。

（二）脑血管疾病脑电图改变

1. 原发性高血压

原发性高血压患者在无并发症的情况下脑电图多为正常，若血压变动明显者常出现 α 波频率不稳定，混有较多的 θ 波活动和 β 波活动，高血压脑病患者，脑电图主要改变为前头部出现高波幅慢活动。

2. 脑动脉硬化

轻症者一般无异常改变，脑动脉硬化明显时可出现 α 波异常；主要改变为 α 波的分布呈广泛化，频率变慢，呈 8 Hz 节律，波幅变高，波幅变动小，缺乏调幅现象。有的患者则表现为脑波波幅降低，过度换气时 α 波活化。严重脑动脉硬化脑电图的另一种改变是出现局限性或弥漫性慢活动，尤其是双额、中央区常有散在性 θ 波或 δ 波。动脉硬化性痴呆患者的脑电图为 α 波节律减少或消失，出现弥漫性 θ 波活动甚至 δ 波活动。

3. 短暂性脑缺血发作

颈动脉系统短暂性缺血发作时，脑电图的主要改变为病侧额区、顶区出现 α 波慢化，缺血严重者可出现慢活动。椎—基底动脉系统缺血发作时，脑电图多为正常，若大脑后动脉缺血，则在同侧或双侧枕颞区出现慢活动。短暂性脑缺血发作间歇期，脑电图多为正常，若有慢性脑供血不足，可出现 α 波慢化或出现慢活动。过度换气，在一侧颞区或两侧顶枕区出现慢波。

4. 脑血栓形成及脑栓塞

（1）颈内动脉血栓形成：颈内动脉一侧部分阻塞，病侧常有 α 波节律变慢和波幅降低，额区、中央、颞区可见低波幅多形性 δ 波，过度换气上述改变明显。一侧完全阻塞时，通常在病侧额、中央、颞区出现 δ 波和 θ 波相混合的局限性脑波异常，背景脑电图也有弥漫性低波幅、不规则 θ 波活动。

（2）大脑中动脉血栓形成：大脑中动脉主干发生急性阻塞，病侧出现慢活动，以颞区、中央区最明显。若发生慢性阻塞则表现为病侧 α 波节律变慢，波幅降低，有时波幅也可增高。大脑中动脉外侧支梗死出现一侧或两侧颞区有阵发性慢活动。大脑中动脉内囊支阻塞时，脑电图可正常或仅有轻度异常改变。

（3）大脑前动脉血栓形成：大脑前动脉阻塞额区可出现阵发性 δ 波活动。当水平段阻塞时，病侧额顶区脑电图受抑制，由于大脑前动脉—胼周支循环完全丧失，顶枕区也可出现 δ 波活动。

（4）大脑后动脉血栓形成：脑电图表现为病侧枕区 α 波受抑制，并出现多形性 δ 波活动，颞区有尖波，有时由于大脑后动脉急性梗死使脉络后动脉缺血而出现弥漫性慢活动。

（5）椎—基底动脉血栓形成：大多数患者表现为低波幅脑电图，若供血不足影响到大脑后动脉，则出现一侧或两侧颞区有慢活动，部分患者枕区也可见慢活动，这些慢活动在过度转颈时加重。当椎—基底动脉系统阻塞使脑桥下端受损时，可出现去同步化低波幅快活动或正常脑电图；当脑桥上端、中脑或间脑受损，由于累及脑干网状结构上行投射系统，出现两侧阵发性 δ 波活动或 θ 波活动，有时以一侧明显。

（6）多发性动脉血栓形成：脑电图改变与梗死部位、病灶大小有关，一侧大脑前动脉和大脑中动脉发生大块梗死时，病灶侧脑电图的基本活动受抑制，额区、中央区缺乏快波，中央区、颞区出现慢波。大脑中动脉和大脑后动脉同时发生梗死时，枕区、颞区背景活动减弱，病灶侧颞区出现慢波。

（7）颅内静脉窦血栓形成：①上矢状窦血栓形成，表现为两侧 α 波活动减弱和出现慢活动，以顶颞区明显；②乙状窦、横窦血栓形成，表现两侧弥漫性慢波，以病灶侧顶枕部明显。

（8）脑栓塞：早期由于脑水肿和意识障碍，脑电图出现全头部弥漫性慢活动，病灶侧较明显；病情好转、脑水肿减轻后，才出现局限性异常脑波，持续时间较长。

5. 脑出血

（1）基底核出血：急性期有意识障碍者，表现为两侧弥漫性慢活动，以病灶侧明显，尤其是额区和颞区。无意识障碍者，则在发病初期，脑电图就以局限性慢活动为主要表现。

（2）脑叶出血：若出血部位靠近皮质，脑电图的主要改变为局限性高波幅慢波，多为局限性 θ 波，混有较多的 α 波及少数 δ 波，有时也可表现为局限性 δ 波；深部出血则为局限性慢波。

（3）中脑出血：若患者处于昏迷时，脑电图常表现为两侧阵发性同步高波幅慢活动，这种慢活动在颞部常呈左右交替出现，也可表现为两侧广泛性高波幅 δ 波活动和 θ 波。

（4）脑桥和延髓出血：脑电图有 4 种改变。①α 昏迷：患者昏迷但脑波为 8～10 Hz α 波，其机制可能是由于脑干到皮质的网状结构上行投射系统部分受损，结果其功能虽可以维持脑电图呈 α 波型表现，但不能维持意识的清醒状态；②β 昏迷：即患者意识不清，脑电图呈低波幅 β 波，这是由于损害延髓内抑制上行投射系统的结构；③纺锤波昏迷：即意识不清，脑电图出现纺锤波，因低位脑干网状结构受损所致；④出血病灶小，患者无意识障碍，则脑电图仅有轻度异常改变。

（5）小脑出血：若无意识障碍，脑电图多为正常，部分患者显示 α 波节律变慢，或同侧枕区、颞区出现慢活动。若小脑出血压迫脑干，则可出现两侧低波幅快活动或弥漫性慢活动。

（6）蛛网膜下腔出血：脑电图改变与意识障碍及脑受破坏程度有关，有意识障碍时出现广泛性慢波；若脑局部受损，如形成血肿或梗死者，出现局限性慢活动。

（三）中枢神经系统感染性疾病脑电图改变

1. 急性脑炎

（1）急性期：根据病期不同，脑电图改变可分 3 个阶段。①α 波消失期：出现于疾病早期，主要表现为 α 波逐渐减少，频率变慢，最后由 6～7 Hz θ 波所代替。②θ 波期：4～7 Hz θ 波先出现于顶区、中央区，以后扩散到其他各区。③δ 波期：主要表现为多形性高波幅 δ 波，先出现于额部，以后扩散到顶区、中央区，最后呈广泛性 δ 波。急性期有癫痫发作者，脑电图常出现阵发性或连续性棘波、棘—慢复合波。轻型脑炎其脑电图改变经 θ 波期或 δ 波期后，在发病数日、数周内，随着病情好转，慢波消失。重型脑炎却进入极期。

（2）极期：在广泛性慢波的基础上出现平坦波，或为爆发性抑制电活动，可伴有尖波。

（3）恢复期：δ 波减少，θ 波增多，最后出现 α 波。

（4）后遗症期：大多数患者经治疗完全恢复，部分患者遗留癫痫发作及肢体运动障碍，前者在脑电图可见尖波、棘波、尖—慢复合波及棘—慢复合波，后者在脑电图上出现广泛性或局限性慢波。

2. 单纯疱疹病毒性脑炎

脑电图改变包括两个方面：①非特异性改变，表现为广泛性慢活动；②特异性改变，α波消失，周期性出现异常脑波，常在低波幅慢波上重叠周期性尖波，或表现为高波幅慢波发放，每 1~5 秒发放一次，这种周期性异常脑波常呈局限性出现，以额区、颞区为多见，有时则在后头部，多在发病后 2~15 天出现，以后不管病情有无改善，均可自行消失，这一点是与亚急性硬化性全脑炎不同之处。

3. 亚急性硬化性全脑炎

脑电图的特征性改变为出现周期性异常脑波，临床上称为亚急性硬化性全脑炎复合波（SSPE 复合波）。SSPE 复合波的特点为周期性高波幅慢波，呈双相或多相，在负性慢波之后为正性慢波，两侧同步阵发性出现，波幅 100~600 μV，持续 0.5~2 秒，间隔期 4~60 秒，多数为 5~20 秒。随着病程的进展，波幅逐渐降低，不同病期及不同部位的波形可有差异。SSPE 复合波在前头部最明显，也可见于后头部，亚急性硬化性全脑炎的 I~IV 期均可见此复合波，但以 II 期最明显，III 期减少，IV 期逐渐消失，I 期的背景脑电图基本正常，或仅有轻度异常，以后逐渐出现棘波和其他异常脑波，IV 期的基本节律完全解体，出现不规则低平波。

4. 脑膜炎

（1）病毒性脑膜炎：脑电图改变较轻，主要为后头部出现散在性高波幅 θ 波。

（2）化脓性脑膜炎：脑电图在急性期的改变主要为弥漫性慢活动，尤其以后头部最明显。若并发脑脓肿，则出现局限性 δ 波，遗留癫痫发作者，脑电图出现尖波、棘波、尖—慢复合波和棘—慢复合波。

（3）结核性脑膜炎：脑电图表现为广泛性 θ 波或 δ 波，以后头部明显。

（四）神经系统其他疾病脑电图改变

1. 偏头痛

发作期绝大多数脑电图正常，少数在盲点对侧的枕区出现局限性慢活动或广泛性 α 波节律变慢和阵发性慢活动。间歇期脑电图绝大多数正常，少数患者可有两侧 α 波节律不对称及出现局限性慢活动。

2. 晕厥

发作期出现广泛性高波幅不规则 δ 波；间歇期脑电图多为正常。

3. 阿—斯综合征

发病当时出现广泛性 20~30 Hz 快波，继之变为广泛性高波幅 δ 波，并经 θ 波恢复到原来的 α 波节律脑电图。心跳停止超过 30 秒以上者，脑电图恢复缓慢或不完全，心跳恢复后仍有心功能不全和循环障碍者，脑电图常出现 α 波变慢和 θ 波增多。

4. 昏迷

昏迷的脑电图除出现 α 波型、β 波型、纺锤波型和发作波型（如棘节律、棘—慢节律、三相波等）外，最常表现为广泛 θ 波活动或 δ 波活动的慢波型，昏迷越深，慢波频率越慢，波幅也越低，深度昏迷的脑电图常由 δ 波活动逐渐转变为平坦活动。脑电图可以反映昏迷的深度及脑损伤程度，对判断预后有一定价值。

5. 去大脑皮质状态

大多数患者表现为广泛性慢活动，严重者显示平坦活动；当两侧大脑半球受损的严重程度不同时，两侧脑电活动不对称，表现一侧为慢活动，另一侧为平坦活动。

6. 脑死亡

临床判定必须同时具备三项基本条件，即不可逆性深昏迷、脑干反射全部消失及自主呼吸停止（呼吸诱发试验证实无自主呼吸）。脑电图表现为脑电活动消失，即呈平坦直线型，而这种脑电图改变应在下列描记条件下获得。

（1）脑电图仪器噪声不超过 2 μV。

（2）电极头皮间电阻：0.1~10 kΩ，两侧各电极的阻抗基本匹配。

（3）连续记录时间至少30分钟，且完整保存。

（4）成人应按国际10~20系统安放电极，只安放8个记录电极，双耳垂为参考电极，并同步记录心电信号。

（5）采用参考导联和各种双极导联组合记录和分析，每一导联的两电极之间应间隔10 cm。

（6）适当调节记录参数：高频率波75 Hz，时间常数0.3秒，灵敏度2 μV/mm。

（7）描记中分别以疼痛刺激双上肢，亮光分别照射两侧瞳孔，观察脑电图有无变化。

（8）12小时在同等条件下重复一次。

（杜　军）

第三节　肌电图检查

肌电图（EMG）是记录神经和肌肉的生物电活动以判定神经、肌肉功能的一种检查方法。检查时常用表面电极、同心针电极。肌电图没有固定的检查程序可依，应视各病例的具体情况而定。即必须在全面神经系统检查的基础上，根据临床所见及其评价，拟定肌电图检查的内容及范围。

一、普通肌电图

普通肌电图就是同心针电极肌电图，记录、分析以下4个时段肌纤维的电活动：①针电极插入肌纤维瞬间；②针电极插入后，肌肉松弛时；③肌肉轻度用力收缩时；④肌肉最大用力收缩时。

（一）正常肌电图

1. 插入电活动

当插入或移动针电极时，所见的时限1~3 ms、振幅100 μV左右的小电位爆发。一旦停止移动针电极，插入电活动也迅速消失。插入电活动的增加或延长难以定量，所以在肌电图报告中往往不加以描述。但在肌肉缺血性病变、重度肌萎缩时插入电活动不出现。

2. 终板电位

健康肌肉松弛时，记录到的仅是一条直线，称为电静息。但若针电极插入终板区，可记录到终板噪声或终板电位。终板噪声以基线的不规则变化为特点，扬声器发出海啸样音响；此时，再移动电极，即可出现单个的终板电位。终板电位呈单相或双相，时限1~5 ms，振幅可达 250 μV，其特征是基线向负相偏转（借此与纤颤电位相鉴别）。

3. 运动单位电位

轻度用力收缩时记录单个运动单位电位。健康肌肉的运动单位电位呈双相或三相，大于四相的电位称为多相电位（占 3%）。电位平均时限 3~12 ms，振幅 100~2 000 μV，最高不超过 5 000 μV。

4. 最大用力收缩干扰型

当肌肉最大用力收缩时，大量的运动单位参与活动，使每个运动单位电位相互重叠、不能分辨，呈现完全干扰型；若受检查者配合欠佳，肌电图上有些部分电位密集干扰，有些部分电位稀疏，则称为部分干扰型。

（二）病理肌电图

1. 纤颤电位

纤颤电位多呈双相，起始为正相，后为负相，时限 1~2 ms，振幅 100~300 μV，频率 2~30 次/秒，肌音为尖而高调的嗒嗒声。

2. 正锋电位（正锐波）

正锋电位为一正相尖形主锋向下的双相波，形似 V 形，时限 10~100 ms，多为 15 ms，振幅差异很大，一般为 500~200 μV，频率 4~10 次/秒，肌音呈遥远的雷鸣样音。凡下运动神经元变性和损伤，因肌纤维失神经支配易产生纤颤电位和（或）正锋电位。但需注意的是，这些电位在周围神经病损后 2~3 周才会出现，而且这两种病理性自发电位的放电频率随体温下降而降低，因此当肌肉温度低于正常体温时，常常记录不到纤颤电位及正锋电位。

3. 束颤电位

肌电图检出的束颤电位其形态与运动单位电位相似，其放电完全没有节律且频率变化无常。因此，检查时必须特别注意使受检肌肉处于完全松弛状态。束颤电位必须与纤颤电位同时出现才具有病理性意义。

4. 多相波增多

五相以上的电位超过记录运动单位电位总数的 12% 时，称为多相波增多。

5. 新生电位

周围神经损伤的恢复期出现的低振幅（50~500 μV）、短时限（3~5 ms）的短棘多相波，持续时间短。

6. 巨大电位

振幅超过 5 000 μV、时限宽达 20~30 ms，多相。

7. 肌营养不良电位

是一种特殊类型的多相电位，特点为振幅低（可达 300~1 000 μV）、时限短（一般 3 ms 以下）、频率高，呈短棘多相。

8. 病理性电静息

肌肉最大用力收缩时无运动单位电位。

9. 单纯型

肌肉最大用力收缩时，肌电波形稀疏，可清晰地分出单个运动单位电位。

二、神经肌电图

1. 运动神经传导速度（MCV）

在神经通路的两个或两个以上的点上，以超强电量进行刺激，从该神经支配的某块肌肉上记录复合电位（M 波），再计算出传导速度。

$$速度（m/s）= 距离（m）/ 时间（s）$$

即以同一神经干上两个刺激点诱发的 M 波潜伏时之差（s），除两刺激点间的距离（m）。

2. 潜伏时和潜速率

某些神经（如面神经、臂丛神经、肌皮神经等）走行过程中找不到第二个刺激点，则不能测算 MCV，这时可以测定潜伏时（M 波潜伏时）和潜速率〔刺激点至记录点的距离（m）/潜伏时（s）〕。

3. 感觉神经传导速度（SCV）

确定感觉神经传导速度有两种主要方法，即顺向法和逆向法。

4. 重复电刺激测定

以不同频率的电脉冲重复刺激周围神经并记录肌肉的激发动作电位，是神经肌肉疾患最常用的检查方法。

5. F 波传导速度（FwCV）

此项检查特别适合评估近体段神经传导。

三、临床应用

（一）神经源性疾病

周围神经病变可分为两种主要类型，即原发性轴突病变及原发性脱髓鞘病变。两种类型病变的肌电图表现各具特点。

轴突病变时肌电图改变：①运动单位电位数目减少；②病理性自发电位；③运动单位电位形态改变；④传导速度正常。脱髓鞘病变时肌电图改变：①无病理性自发电位；②运动单位电位的参数保持正常；③可有干扰型的减弱；④传导速度减慢。

两种类型病变的肌电图虽各有其特点，但实际情况是复杂的，一方面两种病变可合并存在，另一方面脱髓鞘病损时可继发轴突退行性改变，原发性轴突病变时若出现再生也会有传导速度的减慢。

1. 周围神经外伤性病损

急性创伤后，如刺激在受伤局部的近端，而在远端能记录到激发电位，则表明至少有部分神经纤维仍有传导功能，若无此反应则可能为神经失用、轴索断伤或神经断伤。如伤后 2~3 周，重复上述检查仍无激发电位，则可排除神经失用。病理性自发电位（纤颤电位、正锋电位）也只能在伤后 2~3 周才能从受伤神经支配的肌肉记录到。根据神经损伤轻重不同，最大用力收缩干扰型可表现为病理性电静息、单纯型、部分干扰型。

2. 周围神经炎或周围神经病

因肌纤维失神经可出现纤颤电位、正锋电位、束颤电位，多相电位或运动单位电位时限增宽则是神经再生的表现。最大用力收缩干扰型减弱，可有传导速度减慢。

3. 运动神经元疾病

肌电表现以纤颤电位、束颤电位及运动单位电位巨大为特征。神经传导速度正常或轻度减慢，个别肌肉重度萎缩可呈插入电活动减少或记录不到病理性自发电位。

4. 脊髓灰质炎

有轻瘫的脊髓灰质炎患者，在发病 2 周内约 75% 可有纤颤电位，2 周后会出现更多的纤颤电位和正锋电位。在疾病急性期，瘫痪的肌肉常无随意运动。与运动神经元疾病不同的是这些病理性自发电位主要呈节段性分布，在相应节段的非瘫痪肢体的肌肉上也会出现。神经传导速度一般正常或大致正常。如病史久远，肌电图检查可能只见巨大电位和运动单位电位减少，干扰型减弱。

5. 神经根病损

此类病损多数是由椎间盘脱出压迫神经根引起，多发生在腰段，少数在颈段。肌电图改变的特点是病理性自发电位呈根性分布。通常传导速度是正常的，但肌肉复合电位（M 波）振幅明显下降，F 波潜伏期延长。

（二）神经肌肉疾病

1. 重症肌无力

目前，最常用的电生理检查是重复电刺激。若以超强电刺激某一神经，刺激频率为 2 Hz、3 Hz、5 Hz，记录该神经支配肌肉的第 1 和第 5 复合动作电位峰值变化的百分比。第 5 波较第 1 波递减 >15% 为阳性。

2. 肌无力综合征

低频重复电刺激与重症肌无力相同，表现为复合肌肉动作电位波幅递减，高频刺激（10 Hz 及 20 Hz）时波幅递增，一般比起始电位波幅上升 50%～100%，甚至 700%。

（三）肌源性疾病

1. 肌营养不良

肌电图检查，安静时可有少量纤颤电位、正锋电位或肌强直电位，运动单位电位时限短、波幅低、多相波增多，感觉和运动神经传导速度正常。

2. 炎性肌病

肌电图异常包括插入电位延长，大量纤颤电位、正锋电位，有时可见肌强直电位。运动单位电位时限短、波幅低、多相波增多。合并神经炎时，神经传导速度减慢。

（张军武）

第四节 诱发电位检查

一、概述

诱发电位是继脑电图和肌电图之后在神经电生理领域内的第三大发明。虽然 20 世纪 70 年代初期诱发电位才付诸临床应用，其发展速度却相当迅速。原先，只有感觉性诱发电位（主要为视觉诱发电位、脑干听觉诱发电位与体感诱发电位）检测感觉传导通路的功能状态；其后，中枢运动通路有无病变可通过运动诱发电位做出评估，还有能评定认知功能的事件相关电位（以 P300 最为知名）。目前，诱发电位已经成为神经科及其他各科广泛应用的诊断技术，对科学研究与医疗实践具有宝贵的价值。

诱发电位的临床应用大致有如下 4 个方面：①当病史和神经系统检查有疑点时，可能证实病变是否存在；②显示亚临床病灶，尤其是中枢神经系统脱髓鞘疾病，可能检出临床上尚未发现的多发病灶；③协助确定病变的解剖分布；④动态监测感觉和运动系统的功能状态以及认知功能的受损情况。诱发电位与神经影像学技术联用，能更完善地从功能与解剖结构上显示疾病情况，有助于定位与定性诊断。

（一）基本原理

诱发电位是指中枢神经系统在感受外界或内在刺激时所诱发的生物电活动。它与脑电图不同，后者描记大脑皮质在无外界刺激时所引出的自发电位。大多数诱发电位（又称信号）的波幅很小（运动诱发电位例外），仅 0.1 ~ 20 μV，埋没在自发脑电活动（幅值超过 50 μV）或各种伪迹（统称噪声）之中。为了将诱发电位从背景电活动中分离出来，需采用平均技术与叠加技术，即给予成百上千的同样刺激，使与刺激有固定时间关系（锁时）的电位活动逐渐增大而显露，而与刺激无锁时关系的背景电活动相互抵消变小。电子计算机在上述过程中以数字形式分析和输入信号，由模拟数字转换器按预定间隔连续取样，需显示信号时再经模拟数字转换器还原，显示的图像通过特定放大器放大，使之清晰可辨。

（二）分类

诱发电位除按刺激形式及所测得的感觉或运动系统的功能而分为感觉诱发电位或运动诱发电位外，还可按波潜伏期（神经冲动从刺激部位至相应波峰所需的传导时间）的长短而分为短潜伏期、中潜伏期和长潜伏期诱发电位；按记录电极与诱发电位神经发生源之间的距离而分为近场和远场电位；按刺激频率而分为瞬态与稳态电位；按神经发生源所在部位而分为皮质和皮质下电位。

（三）记录

电极的种类及放置部位与脑电图相似，多应用杯状（盘状）吸附电极或针状电极。按国际通用的 10-20 系统法安放电极。常用单极或双极导联，单极导联需设置记录（作用）电极、参考电极及地极：双极导联的两个电极均为记录电极。诱发电位仪一般可同时检测 4 ~ 8 对导联，所应用的联结方式称为导联或导程组合。诱发电位的基本成分包括潜伏期、波幅及波形等，以 P 与 N 分别代表正相和负相波，按各波的出现顺序再以阿拉伯数字表示，如 P1、N2 等，或按波峰潜伏期的毫秒数表示，如 P100、P300 等。

二、视觉诱发电位

视觉诱发电位（VEP），临床常用电视屏幕黑白棋盘格的变换作为刺激形式，要求受检者集中注意力坐在屏幕前 1 m 处，注视屏幕中心点观察棋盘色泽的翻转，称为模式翻转 VEP（PSVEP）。对全身麻醉、昏迷、婴幼儿或视力很差不能配合检查的患者可用闪光刺激。两眼分别测试，主要测试参数：刺激频率 1 次/秒，带通 1 ~ 100 Hz，分析时间 500 ms，叠加 100 ~ 200 次，导联组合 CZ-OZ、A1-OZ、A2-PZ、A1-CZ。正常情况下在枕部记录到的波幅最大，一般为 5 ~ 20 μV，呈三相复合波，中间的正相波峰也最明显，潜伏期约 100 ms，称为 P100。一侧性异常提示病变在视交叉前，因左右眼都投射到双侧枕叶，一侧视交叉或视交叉后病变不会导致 VEP 异常。视交叉前病变可由青光眼、视网膜变性、视神经压迫性病变及脱髓鞘疾病引起；双侧 VEP 异常较难确定病变部位，视觉传导通路包括视网膜、视神经、视束、外侧膝状体、视放射及视皮质的病变均可出现双侧性异常，但双侧视交叉后病变两眼之间的差别不应超出正常范围（指 P100 潜伏期），如两眼差值超过正常平均值上 3～5 倍标准差时，表明至少有一侧的病变在视交叉之前。如果要查明一侧后视路病变，则不宜应用上述全野刺激并在枕部中线记录的方法，而加用部分视野刺激及枕部外侧安放记录电极。全野刺激呈双侧 VEP 异常者可由视网膜变性、视交叉区肿瘤、中枢神经系统变性疾病及双侧视放射病变（如胼胝体后部蝶形神经胶质瘤）等引起。视觉诱发电位的异常表现在：①VEP 完全消失、波幅减低或波形异常；②P100 潜伏期延长；③双侧 P100 潜伏期差异增大。

视网膜电图（ERG）或称视网膜电位，也属视觉诱发电位的范畴，刺激器有模式刺激器、闪光刺激器和球形刺激器，记录电极为金箔电极或角膜电极，前者置于下眼睑穹隆内，后者吸附在角膜上。以模式视网膜电图为例，图形视网膜电图（PERG）与 PSVEP 联用有助于视觉通路功能的评估，例如当 PSVEP 异常时，PERG 的检测也出现异常，提示病变在视网膜，为眼科疾患所致。

VEP 的应用范围很广泛，对确定视神经的病变（包括球后视神经炎）特别有价值。此外，约 1/3 多发性硬化即使无视神经受损临床证据的患者，以及许多其他疾病，如中毒性和营养性弱视、缺血性视神经病、Leber 型遗传性视神经病、青光眼等均可呈现 VEP 异常，VEP 还可用于评估视觉功能，判断"视觉障碍"是否为癔症或诈病所致，用于某些药物治疗（如乙胺丁醇治疗结核病）的视力监护。

三、脑干听觉诱发电位

脑干听觉诱发电位（BAEP），其波幅比 PSVEP 要小得多，仅 $0.25～0.5~\mu V$。BAEP 的获取是应用短声刺激经耳机传导而诱发的，刺激强度 60～80 dB（感觉级或听力级），对侧耳以低于刺激耳 30 dB 的白噪声掩蔽，多取耳垂对颅顶的导联，前额（FPz）接地，4 导的组合常为 Ai-CZ、Ac-CZ、Ai-Ac、枕点-CZ（Ai 代表同侧耳垂，Ac 代表对侧耳垂）。短声刺激极性分疏波、密波与疏密交替波，以疏波最为常用，其他参数尚有：刺激频率 10 次/秒，带通 150～1 500 Hz，分析时间 10 ms，叠加 1 000～2 000 次。由于 BAEP 不易受睡眠、意识状态及药物的影响，给不能配合的婴幼儿测试时，需用镇静剂使其入睡后再测定。正常的 BAEP 由连续出现的 7 个波组成，依次以罗马数字表示，Ⅰ波为听神经外周段的动作电位，Ⅱ～Ⅴ波分别来自耳蜗神经核、上橄榄核、外侧丘系和下丘，Ⅵ与Ⅶ各代表内侧膝状体和听辐射的电活动。以Ⅰ、Ⅲ、Ⅴ波的临床用途最大，Ⅵ、Ⅶ波的来源仅属于一种推测，加之并非恒定出现在正常人群中，因而用途不大。

判断 BAEP 异常的主要根据如下：①波形消失；②绝对潜伏期或波（峰）间潜伏期延长，后者指两个波峰之间的传导时间，以波间潜伏期延长的意义更大；③两耳之间的波潜伏期或波间潜伏期差异显著（耳间差在正常受检者中不超过 0.2 ms）；④波幅比值异常（Ⅴ/Ⅰ不应小于 0.5）。临床常应用 BAEP 分辨听力有无障碍（包括筛选高危婴儿的听力缺陷）；对颅后窝肿瘤（尤其是听神经瘤）BAEP 是很敏感的试验；脑干血管病、脱髓鞘疾病（如多发性硬化）及脊髓小脑变性等也可用 BAEP 进行协助诊断。此外，BAEP 对昏迷的转归、脑死亡的确定、某些药物毒性（特别是耳毒性药物如链霉素、庆大霉素）的监护与手术过程的监护等都起良好的作用。

四、体感诱发电位

体感诱发电位即感觉诱发电位（SEP），临床上常用的是短潜伏期（SLSEP），以 SLSEP 表示。检测方法是：应用鞍形电极经皮肤表面刺激周围感觉神经中的粗感觉纤维，传入冲动沿感觉传导通路上行，可在不同平面一直到皮质感觉区记录到电活动，并借此以了解相应部位的功能状态。常用刺激部位：上肢为腕正中神经，下肢为踝胫后神经。刺激电量：取电脉冲方波时程 0.1~0.2 ms，按 1~3 倍感觉阈进行刺激，以不引起受检者明显疼痛为度，或根据所刺激神经支配的相应肌肉出现轻微收缩为准，刺激率为 5 次/秒。其他检测参数：带通 30~1 500 Hz，分析时间 100 ms，叠加 1 000 次。上肢的记录部位包括臂丛神经（Erb 点）、第 2 颈椎棘突（C_2）和头部感觉区，下肢则取腘窝、腰（胸、颈）椎和头部。推荐的导联组合：上肢为 EP-Cc、FZ-Cc、FZ-C_2、FZ-EP，记录锁骨上（EP）、颈髓（P/N13）、丘脑（N19）与皮质（P22）电位；下肢为 Cc-Ci（对侧对同侧皮质感觉区）、FZ-CZ、IC（髂嵴）-L_1（第 1 腰椎）、Kn（膝）-Kn Proximal（膝上），记录腘窝（Kn）、腰髓（LP）和皮质（N/P37）电位。SEP 的异常表现可为波形消失或低平、潜伏期（包括波间潜伏期）延长、侧间差别增大等，根据波间潜伏期可计算出中枢与周围神经传导速度。

体感诱发电位对周围神经干和神经根、脊髓、脑干、丘脑以及大脑的病变都能检测。因此，对内科疾病如糖尿病性周围神经病和代谢性脑病，外科疾病如脊椎和椎间盘病损，神经科疾患如脑血管疾病、多发性硬化、脊髓肿瘤、多发性神经根炎等不失为重要的诊断技术；也常用于脑死亡的判断和昏迷，以及手术患者的监护。

五、运动诱发电位

运动诱发电位（MEP），是通过刺激大脑皮质运动区或脊髓等部位在周围肌肉所记录到的复合运动动作电位，其特点是振幅比感觉性诱发电位高（达 100 μV~20 mV），单次刺激即可获取，不需要使用平均叠加技术，与 SEP 联合应用，就能对感觉与运动通路的状况进行综合研究。检测时，分电刺激与磁刺激两种方式，目前多应用磁刺激器来刺激不同的运动通路，包括运动皮质和脊神经根，在具有传导性的生物组织内产生足够的电流，从周围肌肉记录复合运动动作电位。磁刺激的优越性在于：①磁场透过头皮、颅骨及脑组织不致衰减；②无明显不良反应，对痛觉纤维与感受器损伤性不大，不会产生疼痛；③不必接触皮肤；④操作简便易行。磁刺激不宜用于下列患者：①安装有起搏器或其他植入物；②脑部有金属异物；③有颅内压增高指征。婴幼儿与有癫痫病史者慎用。

上肢 MEP 分别刺激肘点、锁骨上窝、颈 7 和运动皮质，记录部位为拇短展肌（或小指展肌、第 1 背侧骨间肌），肌腹与肌腱依次安放记录与参考电极，带通 2~5 000 Hz，刺激圆形线圈直径一般为 9 cm，最大刺激强度下线圈中心磁场强度为 1.5T（特斯拉）。要求肌肉放松时检测，有些患者动作电位消失，则可试用易化方法检查，即在刺激同时令受检者轻微收缩靶肌，因病不能随意收缩靶肌者改用音叉振动代之。下肢 MEP 较难检测，测试方法与上肢 MEP 相似。波形消失或异常及潜伏期延长同样是判断 MEP 异常的标准，中枢运动传导时间（运动皮质与颈段之间潜伏期差）延长是中枢运动传导功能障碍的重要指标。MEP 检测可用于脑血管疾病、颈段脊髓病、多发性硬化及运动神经元疾病的诊断和研究，还可进行外科患者的术间监护与重危病例的预后评估。

六、事件相关电位

与认知过程有关的长潜伏期诱发电位称为认知诱发电位或内源性事件相关电位，事件相关电位（ERP）是受检者对某客体进行认知加工时（如注意、记忆、思维），通过平均叠加从头颅表面记录到的大脑电位。P300 是应用最为广泛的内源性事件相关电位，因其潜伏期多在 300 ms 左右，又是正相波而得名，又称 P3，寓意为第 3 个正相波。P300 与其他诱发电位不同，有其特殊性：①要求受试者保持清醒并集中注意力，但近年来也可用于婴幼儿或昏迷患者的检测；②至少要有两种或更多的刺激编成序列，而不能仅用单一的刺激；③诱发的电活动分为易受物理特性影响的外源性成分与不受物理特性影响的内源性成分，P300 就是与认知过程相关的内源性成分，是窥视心理活动的窗口。P300 的刺激形式有声音、视觉与体感等，以声刺激应用较多，高频纯音（2 000 Hz）为靶刺激，随机出现于低频纯音（750 Hz 或 1 000 Hz）的非靶刺激之中，构成"oddball"序列。靶刺激与非靶刺激出现的概率分别为 20% 与 80% 左右，要求受检者忽视非靶刺激，能分辨出靶刺激，计数或做出反应。靶刺激次数一般为 20 ~ 50 次。导联组合为 FZ - A1/A2、CZ - A1/A2、PZ - A1/A2，第 4 导（EOM）可以监测眼球运动。刺激率 1 次/秒，灵敏度 100 μV，带通 0.5 ~ 30 Hz，分析时间 750 ms。两套触发和刺激系统经两个独立窗口进行分析检测。测定指标：靶刺激窗口为 N1、P2、N2、P3（其中 N1、P2 为外源性成分，N2、P3 为内源性成分），非靶刺激窗口为 N1、P2，测定各波的潜伏期，靶刺激诱发的为 N2、P3 波幅，观察有无波形消失或变异。

P300 的测定是判断痴呆程度与智能水平客观及灵敏的指征，各种原因引起的痴呆是其检测的适应证。此外，对代谢和中毒性脑病、精神分裂症、假性痴呆及弱智也具有一定的诊断价值，还有用 P300 测定作为测谎的手段。因此，ERP 是正在不断开拓的新型神经电生理检测技术。

（周　漫）

第五节　经颅多普勒超声检查

经颅多普勒超声（TCD）是利用超声波的多普勒效应来研究脑底大血管及其分支的血流动力学的一门新技术。国外于 1982 年由挪威 Aaslid 等首推，国内 1988 年陆续引进。由于 TCO 能无创伤性地穿透颅骨，直接获得颅内动脉，包括颅底 Willis 环的血流动态信息，在诊断脑血管病、研究脑循环方面有独特的使用价值。

一、TCD 应用范围

（1）诊断脑底大血管狭窄、闭塞性病变及治疗前后随访对照。

（2）诊断脑血管痉挛发生的时间、部位和程度，指导治疗。

（3）诊断脑动脉硬化，了解其程度，评价脑供血。

（4）诊断颅内动静脉畸形、颈内动脉海绵窦瘘的部位，供养血管、手术前后的评价等。

（5）诊断颅内大动脉瘤，判定病变部位。

（6）诊断脑血管功能性疾病，如偏头痛、眩晕、血管性头痛等。

（7）诊断缺血性脑血管疾病及各种疾病引起的脑供血不足。

（8）诊断锁骨下动脉盗血综合征。

（9）诊断颅内压增高及脑死亡。

（10）脑血管外科手术前后的评价。

（11）对任何可能影响脑血流的治疗方法进行监测。

（12）脑血管栓子监测。

（13）脑血管的自动调节功能评价。

（14）了解 Willis 环是否完整及其代偿功能。

（15）病理生理的研究：观察和研究不同生理和病理条件下血压、二氧化碳分压、氧分压、颅内压等对脑血流的影响。

二、对 TCD 技术的评价

TCD 技术在国内的应用已有 30 余年，由于它具有简便、快速、无创伤、易重复、可监测等特点而迅速发展，无论是用于临床诊断，还是用于科学研究，都有较高的实用价值。它可与数字减影血管造影（DSA）、磁共振血管成像（MRA）、CT 血管造影（CTA）相辅相成，相互弥补。它可以提供上述影像学检查所不能得到的重要的血流动力学资料。当然，TCD 技术也还存在许多有待解决的问题，TCD 主要检测指标之一是血流速度，而缺乏相应的管径，因此不能计算出局部血流量。另外，影响脑血流的因素很多，如心脏、主动脉、颈内动脉、脑底大动脉、脑内的中小动脉及全身情况，因此，必须密切结合临床分析其结果，做出综合性评价。

三、脑血管解剖

（一）脑动脉的构成

脑动脉由两大动脉系，即颈内动脉系和椎—基底动脉系构成。两个系统的供血范围大致划分为：以小脑幕为界，幕上部分基本由颈内动脉系统供血，幕下部分基本由椎—基底动脉系统供血；或以顶枕裂为界，脑前 3/5 即大脑前部及部分间脑由颈内动脉系统供血，脑后 2/5，包括颞叶和间脑一部分、枕叶、小脑和脑干由椎—基底动脉供血。左颈总动脉发自主动脉弓，右颈总动脉发自无名动脉，两条椎动脉分别起源于左右锁骨下动脉。

颅底动脉环（Willis 环）由双侧颈内动脉与椎—基底动脉以及其主干分支所构成。脑底动脉的中膜内含有大量的平滑肌，在一定程度上可根据生理需要适当地调节血液供应，TCD 技术所能探测到的颅内动脉主要是这些动脉及其分支。

（二）颈动脉系统

1. 颈动脉颈段

约在第 4 颈椎水平、下颌角下方、甲状软骨上缘处，颈总动脉分为颈内和颈外动脉。这一分叉位置的高度可有一定变异，根据颈内动脉的行程，可将其看作颈总动脉的直接延续，颈内动脉初居颈外动脉后外方，继而转到其后内侧，沿咽侧壁上升至颅底，这部分颈内动脉称颈内动脉颈段，此段动脉无分叉，起始部呈梭形膨大称颈动脉窦。颈外动脉与颈内动脉不同，自颈总动脉分出后，发出甲状腺上动脉、面动脉、舌动脉、咽升动脉、耳后动脉、枕动脉、颞浅动脉等。颈内动脉闭塞后，颈外动脉可成为脑部侧支循环来源之一。

2. 颈内动脉颅内段

颈内动脉达颅底进入颞骨岩部颈动脉管后移行为颅内部分，按其行走分为4段，即岩骨段、海绵窦段、床突上段和终末段。其海绵窦段和床突上段又称虹吸段。颈内动脉颅内段与颈段行程不同点在于各段行程弯曲，具有分支，因此，TCD探测时可出现双向或多向血流频谱。

3. 颈内动脉主要分支

（1）眼动脉：一般自颈内动脉内侧面发出，与视神经伴行经视神经孔入眶。颈内动脉闭塞时，颈外动脉也可通过眼动脉提供侧支血流。

（2）后交通动脉：起始于颈内动脉床突上段后壁，向后连于椎—基底动脉系的大脑后动脉。后交通动脉的血流方向主要取决于大脑后动脉和颈内动脉的压力。

（3）大脑前动脉：在视交叉外侧由颈内动脉发出，左右大脑前动脉由一横支交通，为侧支血流的重要途径。

（4）大脑中动脉：是颈内动脉的直接延续，自发出后以水平方向在外侧裂内沿脑岛表面往后行，然后折向外侧至皮质表面，沿途发出分支。

（三）椎—基底动脉系统

两侧椎动脉起自锁骨下动脉，发出后不久即穿经第6至第1颈椎横突孔向上行走，绕寰椎上关节突后方，向前内突穿过硬膜，经枕骨大孔进入颅后窝，然后于延髓腹侧面向前内行走，至脑桥下缘，左右椎动脉汇合成一条基底动脉。椎动脉颅内段主要分支有：脑膜支，脊髓前、后动脉，小脑后下动脉。基底动脉位于脑干的脑桥基底沟内，主要分支有脑桥支、内听动脉、小脑前下动脉、小脑上动脉和大脑后动脉。椎—基底动脉系的变异较多见，应予以重视。

（四）Willis 环及侧支循环

在正常情况下，来自两侧颈内动脉和椎动脉的血液各有其供血区，互不相混，当供应脑的四支动脉中的一支慢慢发生闭塞，而动脉环又发育良好时，血液可通过此环而重新分配，建立新的平衡。动脉环有许多变异、发育不全等，异常率较高，且最常发生在动脉环的后部。其他脑动脉侧支循环有：颈内动脉与颈外动脉间的吻合，椎—基底动脉与颈外动脉间的吻合以及脑动脉与脑膜动脉间的吻合等。

四、检查方法

（一）颈总动脉和颈内、颈外动脉近端

患者仰卧，头正位，在锁骨上缘、胸锁乳突肌下内侧触及颈总动脉搏动，沿其走行方向，用4MHz探头，尽可能将超声束与血管走行方向保持45°角的位置进行探测，正常情况下对颈总动脉及颈内、颈外动脉检测识别不困难，因其频谱形态和声频有明显区别。

（二）颅内血管

1. 颞窗

颞窗为探测脑底动脉的主要窗口，探测时患者取仰卧或侧卧位，用2 MHz探头置于颞

弓之上、耳屏和眶外缘之间，成人通常将起始深度调至 50 mm，寻找大脑中动脉，小儿酌减。经颞窗可探测到大脑中动脉（MCA），大脑前动脉（ACA），大脑后动脉（PCA）的交通前、后段及颈内动脉终末段。颞窗的检出率与年龄、性别等因素有关，老年人、女性肥胖者较难检测。笔者遇到的颞阙如者占 3% ~ 5%。

2. 枕骨大孔窗

枕骨大孔窗为天然的颅孔，探测时患者取坐位或侧卧位，头前倾，颈屈曲，探头置于颈项中线，声束对准枕骨大孔区，经枕窗可探测椎动脉（VA）颅内段、小脑后下动脉（PICA）、基底动脉（BA）。此窗检出率为 99% ~ 100%。

3. 眶窗

受检者取仰卧位，两眼闭合，探头轻置于眼睑上，声束对准眶后视神经孔、眶上裂，与矢状面夹角小于 15°，可探测同侧眼动脉（OA）、颈内动脉虹吸段（CS），此窗检出率达 100%。此外，有额上窗和前囟窗，主要适用于新生儿和 1 岁以下小儿。

脑底动脉的识别在很大程度上取决于操作者丰富的脑血管解剖知识和实践经验。一般根据超声探头位置、声束角度、取样深度、血流方向、信号的音频特点和颈总动脉压迫试验，区别信号来自哪条血管并不困难，但不能忽略某些血管的变异和病变时的侧支通道。

五、TCD 检测指标

（一）频谱形态

血流频谱的波动与心动周期基本一致。在心动周期开始时，首先出现一陡直上升的曲线，称上升支，达顶点形成频谱图中的最高峰称收缩峰 1（SP1），高峰后以较缓斜度下降的曲线称下降支。约在下降支的上 2/3 处常有一向上凸曲线称收缩峰 2（SP2），当下降支出现第 3 个明显的回升切迹时称为舒张峰（DP）。正常健康成人 SP1 > SP2 > DP，三峰清晰，外层包络线光整，上升支陡直，可见频窗存在。某些病变情况下，SP1 和 SP2 触合，或 SP2 > SP1，频窗消失，出现湍流或涡流。上升支时间延长，外层包络线毛糙，为动脉壁顺应性减退或血管狭窄等病变引起。

（二）血流速度（V）

血流速度随年龄变化各异，5 ~ 6 岁时血流速度达一生中最高值，之后随年龄增高而逐渐下降，16 岁左右基本接近成人，血流速度分收缩期流速（V_s）、舒张期流速（V_d）或平均流速（V_m），一般成人 MCA V_m 在 50 ~ 90 cm/s，ACA V_m 45 ~ 85 cm/s，PCA V_m 30 ~ 60 cm/s，BA、VA V_m 30 ~ 55 cm/s，ICA V_m 25 ~ 55 cm/s，血流速度降低多见于血管狭窄的前后段、脑梗死、脑动脉硬化症、各种原因引起的脑供血不足、频发期前收缩、脑内盗血、各种脑病等。血流速度增高则见于狭窄段血管、代偿性流速增高、血管痉挛、缺氧后血管麻痹、过度灌注、血管收缩状态、动静脉畸形、感染、甲状腺功能亢进、贫血等。

（三）脉动指数和阻力指数（PI、RI）

$$PI = （V_s - V_d）/V_m$$
$$RI = （V_s - V_d）/V_s$$

上述两种指数均是反映血管顺应性的指标，也就是血管阻力的大小和弹性扩张的程度。当外周阻力增大、动脉弹性减弱、血流量减少时，PI 值和 RI 值增高。正常 PI 值为 0.56 ~

0.96。小孩、新生儿和大于 60 岁的老年人，PI 值呈生理性增高。病理性 PI 值增高主要见于脑动脉硬化、颅内压增高、动脉瘤等，而 PI 值降低则多见于动静脉畸形、颈内动脉海绵窦瘘、重度血管狭窄或狭窄后血流、过度灌注、大动脉炎等。

（四）血流方向

血液沿一定路径流动，当血流朝向探头时呈正向频移，否则为负向频移。如 MCA 主干应为正向频移，ACA 为负向频移。当血流方向改变时，提示有血管狭窄或闭塞、侧支循环或脑内盗血现象。

（五）音频信号

正常血液以层流形式流动，其音频信号呈平滑哨笛样，由于某种原因造成血管腔径较大改变时，会使血流紊乱，产生粗糙杂音。

（六）脑底动脉血流速度排列

按动脉流速的高低，正常排列为 MCA > ACA > PCA > BA > VA > ICA > OA。当排列顺序颠倒时，除了考虑血流速度不对称和先天血管变异外，还应注意探测对侧是否有狭窄的血管存在，排除代偿性流速增高。

（七）左右两侧相应动脉的对称性

一般左右两侧相应动脉流速非对称值应小于 20 cm/s。颈内动脉颅外段和椎动脉小于 15 cm/s，不对称多见于偏头痛和血管狭窄性病变。

（八）其他比值

1. MCA

ICA 正常比值为 2.5∶1，如大于 3∶1 应视为异常，如大于 6∶1 多为血管痉挛或血管狭窄等病变引起。

2. S∶D

即收缩峰值比舒张峰值，正常为 3∶2 或 2∶1，大于 3∶2 或小于 2∶1 均为异常。

六、功能试验

（一）颈总动脉压迫试验

（1）用于进一步区分脑底动脉，了解生理或病理状态下 Willis 环的侧支循环功能。
（2）了解脑血管的自动调节功能。
（3）有助于动静脉畸形、动脉瘤等病变血管的识别。
（4）为颈动脉系手术效果的评价提供客观依据。

（二）转颈试验

（1）用于椎—基底动脉疾患及颈椎病的辅助诊断。
（2）评价脑血管的代偿能力。

（三）过度换气和二氧化碳吸入试验

（1）评价脑血管舒缩反应能力。
（2）区分脑动静脉畸形的供养血管。

七、TCD 的临床应用

（一）脑底动脉狭窄和闭塞

引起脑底动脉狭窄和闭塞的病因很复杂，最常见的原因是脑动脉粥样硬化、脑血栓形成和脑栓塞，其他原因有脑动脉炎、先天性血管畸形、外伤、肿瘤、手术损伤、结缔组织病等。TCD 对脑底动脉狭窄和闭塞的诊断率较高，其特征如下。

（1）狭窄段的血流速度异常增高，PI 值降低。

（2）狭窄近端和远端的流速较狭窄段减低。

（3）当狭窄程度大于 90% 时，流速减慢、消失。

（4）侧支循环效应，表现为血流方向逆转。

（5）频谱异常，出现频谱充填、湍流、涡流。

（6）可闻及血管杂音。

（二）脑血管痉挛

常见的病因有脑蛛网膜下腔出血、脑出血、高血压脑病、重症颅脑损伤后、颅内感染、头面部感染、偏头痛及颅脑手术后等。由于血管管腔截面面积与血流速度成反比，故用 TCD 技术测量血流速度，可间接测定血管痉挛的范围及其程度，TCD 表现如下。

（1）血流速度增高，多表现为多支血管流速增高，呈非节段性。轻度痉挛：V_m 为 90 ~ 140 cm/s；中度痉挛：V_m 为 140 ~ 200 cm/s；重度痉挛：$V_m > 200$ cm/s。

（2）频谱异常，可出现湍流现象。

（3）MCA ∶ ICA 比值大于 3 ∶ 1。

（4）PI 值降低。

（5）当病因控制后，血流速度可恢复正常。

（三）脑动静脉畸形

由于动静脉直接短路、供血动脉管腔内压力降低、血流阻力降低、流速增快，TCD 表现如下。

（1）供血动脉流速增快。

（2）供血动脉搏动指数明显降低。

（3）呈低阻力型频谱，似静脉样伴频谱充填。

（4）二氧化碳分压反应试验和压颈试验血管反应性降低或消失。

（5）脑内盗血现象：由于畸形血管阻力降低，导致供应正常脑组织区域的血液向畸形血管中灌注，可出现流速增快和血流方向逆转。

（四）颈内动脉海绵窦瘘（CCF）

CCF 是指颈内动脉和海绵窦之间形成异常的动脉海绵窦沟通，TCD 诊断如下。

（1）病侧颈内动脉及瘘口下端流速明显增快，而瘘口上端流速减慢。

（2）搏动指数明显降低。

（3）频谱波形紊乱，波峰融合，包络线不清晰，呈毛刺样。

（4）可闻及血管杂音。

（5）压迫同侧颈总动脉，紊乱的频谱及杂音均消失，压迫对侧颈总动脉则无变化。

（6）经眼眶可测及粗大眼上静脉。

（五）动脉瘤

动脉瘤是颅内动脉壁上异常膨出部分，瘤体大多很小，直径在 1 cm 以下，TCD 检测阳性率较低，若巨大动脉瘤时典型 TCD 改变如下。

（1）瘤体内呈高阻力低流速频谱。

（2）PI 值明显增高。

（3）收缩峰呈锯齿样改变。

（4）可闻及水泡样血管杂音。

（六）偏头痛

偏头痛为周期性发作性神经、血管功能障碍，以反复发作的偏侧或双侧头痛为特征，间歇期正常，TCD 表现如下。

（1）多见于两侧或单侧大脑中动脉或前动脉流速轻中度增快，或全脑流速轻度增快。

（2）两侧流速可不对称，差值大于 20 cm/s。

（3）PI 值及频谱形态均正常。

（七）脑动脉硬化症

脑动脉硬化症是指供应脑组织血液的小动脉内皮下平滑肌纤维发生玻璃样变性，或小动脉内皮下出现纤维素样变性，动脉内膜增厚致血管管腔变窄，血管阻力增大，血流量减少，从而引起慢性缺血性脑功能障碍。TCD 特征如下。

（1）频谱波形异常：可表现为转折波，波峰融合呈平顶状，波幅降低。也可呈陡直的高阻力波形。

（2）PI 值增高：当血管弹性严重减退和外周阻力极度增加时，PI 值明显增高。

（3）血流速度下降：动脉硬化晚期，血管阻力增大，脑灌注减少，血流速度降低。

（4）对二氧化碳的反应性降低。

（八）颅内压增高

常见的病因有颅内占位性病变、炎性病变、血管性病变、外伤性疾病、全身性疾病等。由于颅内压增高的程度不同，TCD 频谱改变也不同，主要表现如下。

（1）高阻力型频谱，因颅内压增高、血管外周阻力增大，收缩期流速及舒张期流速均降低，以后者明显。S：D > 2：1。

（2）PI 值明显增高。

（3）平均血流速度降低。

（4）无血流：当颅内压高于动脉压时，收缩期及舒张期血流信号均消失。

（九）脑死亡

快速、准确地判断脑循环停止和脑死亡的全过程，TCD 有以下肯定价值。

（1）平均流速降低，以舒张期流速降低明显，V_m 为 20 cm/s 以下。

（2）呈极高阻力频谱，收缩期为正向，舒张峰为负向，即振荡血流、来去血流。当颅内压进一步增高时，收缩期波形呈钉尖状，舒张期血流信号消失。

（3）PI 值极高或因无舒张期血流而不显示。

（4）无血流信号，频谱图零位线上下均无血流信号。

（闫金红）

第六节 数字减影脑血管造影

数字减影血管造影（DSA）是将传统的血管造影与电子计算机结合起来的新技术，具有重要的实用价值和诊断价值。近年来，CT和MRI在临床上广泛应用，为颅脑疾病的诊断开辟了新途径，但在脑血管病的诊断上，仍不能取代数字减影脑血管造影。

一、基本原理与临床应用

数字减影装置由X线发生器、影像增强器、电视透视、数字电子转换器、电子计算机储存器组成。其原理是将X线投照人体所得到的光学图像，经影像增强视频扫描及数模转换，再经数字化处理后产生实时动态血管图像。造影前先摄取的图像为"模拟像"，造影后摄取的一组含有造影剂的图像为"潜影像"，将潜影像与模拟像相减，获得的就是数字减影像。数字减影脑血管造影按给药途径可分为静脉数字减影（IVDSA）和动脉数字减影（IADSA）。静脉数字减影注入造影剂剂量大，显影图像不如动脉减影清晰。近年来，动脉数字减影逐渐取代常规脑血管造影，也逐步取代静脉数字减影，成为脑血管造影的主要方法。

（一）适应证

1. 脑血管疾病

颅内动脉瘤、脑动静脉畸形、各种病因的脑动脉炎、颅内动静脉瘘、脑血管狭窄与闭塞性疾病、脑动脉硬化、颅内静脉窦阻塞、颅内静脉血栓等。

2. 颅内肿瘤

脑膜瘤、胶质瘤及转移性肿瘤。

3. 颅内血肿

硬膜外血肿、硬膜下血肿、脑内血肿。

4. 介入治疗

颅内血管病的介入治疗包括颅内动脉瘤的栓塞、脑动静脉畸形手术前或治疗性栓塞、颅内动静脉瘘的填塞、脑动脉内的溶栓治疗等。脑肿瘤的介入治疗主要用于恶性肿瘤的局部用药。

（二）禁忌证

（1）对碘过敏者。

（2）中重度肝肾功能不全者。对轻度肾功能不全者最好应用非离子型造影剂，以减少对肾脏的损害。

（3）高热或急性传染病。

（4）血液病及凝血机制障碍。

（5）穿刺部位局部皮肤感染。

（6）不自主运动患者及癫痫频繁发作患者。

二、动脉数字减影脑血管造影的实施

（一）术前准备

（1）严格掌握适应证与禁忌证。

（2）做好患者的解释工作。

（3）术前做碘过敏试验：静脉注射泛影葡胺溶液 1 mL，观察 15 分钟，询问及观察患者有无恶心、呕吐、荨麻疹及结膜充血。有过敏反应可改用非离子造影剂，减少不良反应。

（4）备皮：穿刺部位在腹股沟股动脉处，应剃除该处毛发，并用肥皂水清洗。

（二）造影方法

动脉数字减影脑血管造影多在股动脉插管，即为股动脉导管法。此方法操作方便，能选择多根脑血管。造影前 6 小时禁食，常规做碘过敏试验。造影结束后拔出导管，局部压迫 15 分钟，至无渗血为止。若压迫时间到达，仍有出血者，需重新压迫 15 ~ 20 分钟，术后平卧 24 小时，穿刺部位压沙袋防止出血。

（三）意外情况、不良反应及处理

1. 造影过程中意外情况及处理

（1）动脉痉挛：此时可给予血管扩张剂。

（2）穿刺部位血肿：如果血肿较小，可自行缓慢吸收，无须特殊处理；若血肿较大，需手术清除局部血肿。

（3）动脉内血栓形成：小血栓可不引起症状，大的血栓可出现缺血症状，如偏瘫，单个肢体发凉、疼痛、发绀，桡动脉或足背动脉搏动减弱或消失。此时，应行溶栓治疗或手术取出栓子。

2. 造影剂引起的不良反应及处理

造影剂为碘剂，常见过敏反应。少数严重者引起并发症。

（1）轻度过敏反应：患者口干咽痒、皮肤瘙痒、恶心、呕吐、面色潮红、心悸，一般不需特殊处理，症状重时可肌内注射地塞米松 5 ~ 10 mg，上述症状可缓解。

（2）休克：患者开始表现轻度过敏反应，继之手足发凉、烦躁、神志恍惚、血压下降，此时静脉给予升压药物，同时肌内注射异丙嗪 25 mg，并给予吸氧。

（3）惊厥：部分患者在造影过程中快速注入造影剂时出现意识丧失、全身抽搐、牙关紧闭，此刻应立即停止注入造影剂，静脉缓慢注射地西泮 10 mg，同时保持呼吸道通畅，必要时吸氧。

（4）急性肾衰竭：一般发生在肾功能不良及一次性注入造影剂量过大时。表现为造影术后出现少尿或无尿及水肿。此时，给予呋塞米 40 mg 加入 50% 葡萄糖注射液 40 mL 中，静脉推注。

三、正常数字减影脑血管造影表现

常规脑血管造影常根据颅骨的自然标志来描述脑血管形态及走向。数字减影脑血管造影已将颅骨及软组织影减去，仅显示脑血管影像，因此，描述血管影像通常人为将每条血管分成若干段。

（一）颈内动脉系统

1. 颈内动脉

以颈内动脉发出大脑前动脉、大脑中动脉处为起点，分为 5 段，即 C1 段（后膝段）、C2 段（池段）、C3 段（前膝段）、C4 段（海绵窦段）、C5 段（海绵窦前段）。

正位：呈"S"形，最下方为 C5 段，最上方为 C1 段。颈内动脉 C1 段与大脑前动脉 A1 段及大脑中动脉 M1 段共同形成"T"形。颈内动脉向左右移动不超过 0.5 cm，A1 与 M1 移动向上或向下不超过 1 cm。

侧位：呈反"C"形，凸面朝前，开口向后半部。C1～C4 段形成虹吸部。C1 段在"C"形口的上方，C2 段呈水平由前向后走行，C3 段相当于凸面，C4 段呈水平由后向前走行。虹吸部上下缘的长度各为 0.5～1 cm，虹吸部开口长 0.3～0.6 cm。

2. 大脑中动脉

大脑中动脉是颈内动脉的直接延续，由 C1 段发出后水平向外走行，至大脑外侧裂转向上行，沿途发出分支分布于基底核及大脑半球外侧面，由近至远分为 M1 段（水平段）、M2 段（岛叶段）、M3 段（额顶升支）、M4 段（顶段）、M5 段（颞段）。

正位：M1 段呈水平向中线外行走，向上、向下偏离不超过 1 cm；M2 段在外侧裂急转向上，几乎垂直上行，M3 段仍垂直上行，M2 段、M3 段垂直向上不超越垂线左右 0.5 cm，M4 段转向外侧，M5 段又略偏向内侧，M2 段与 A2 段之间距离为 2～3 cm，M4 段与 A4 段之间距离为 4～5 cm。

侧位：M1 段在侧位上呈轴位，显影较短，M2 段向后上方走行，M3 段由 M2 段的近缘或 M1 段远端发出，向上走行，并发出分支，形如蜡台，称作"蜡台动脉"。M4 段向上方走行，M5 段向正后方走行。侧位上大脑中动脉与大脑前动脉之间的距离，在近段和中段为 2～2.5 cm，远段为 3～3.5 cm。

3. 大脑前动脉

大脑前动脉由颈内动脉 C1 段发出，沿胼胝体沟内走行，沿途发出分支分布到大脑半球内侧面及外侧面上缘。由近端向远段依次分为 5 段：A1 段（水平段）、A2 段（胼胝体下段）、A3 段（膝段）、A4 与 A5 段（胼周体段与终段）。

正位：A1 段呈水平向中线走行，A2 段在中线近乎垂直向上走行，A3～A5 段一直保持垂直上行，A2～A5 段垂直上行向内、向外不超越中线 1 cm。

侧位：A1 段在侧位片上为轴位，A2 段由后向下、向前上走行，A3 段先弯向前再弯向后。A4 与 A5 段沿胼胝体上缘向后上方行走。

4. 眼动脉

正位：由虹吸部发出，向外行走，正位片显影较短。

侧位：起于颈内动脉虹吸部凸面，向前行走，显示较清楚。

5. 脉络膜前动脉

正位：从颈内动脉 C1 段发出后，向外上方走行，显影短且不清楚。

侧位：从颈内动脉 C1 段发出后，先向后下再向后上方走行，中间呈下凹的曲线。

6. 后交通动脉

正位：因与颈内动脉重叠，不易显示。

侧位：由颈内动脉 C1 段发出，水平向后走行。

7. 浅静脉

正位：仅能显示大脑上静脉向上、向内，终止于上矢状窦。

侧位：数条大脑上静脉在额、顶枕部汇入上矢状窦。大脑中静脉借上吻合静脉与上矢状窦相连，向下与海绵窦相连，向后借下吻合静脉与横窦相连。大脑下静脉自上而下地向前流入海绵窦，向后流入横窦。

8. 深静脉

正位：纹状体丘脑静脉向内、向下走行，终止于大脑内静脉。大脑大静脉位于中线，显影较短。

侧位：纹状体丘脑静脉向前、向内，然后向后行，成为大脑内静脉。两侧大脑内静脉合成大脑大静脉，向后上汇入下矢状窦。基底静脉向后上行，汇入大脑大静脉。

9. 静脉窦

正位：仅能显示横窦。

侧位：上矢状窦向前、向后位于最上方，后方与横窦相连。下矢状窦由前向后几乎与上矢状窦平行，向后与直窦相连。

（二）椎—基底动脉系统

1. 椎动脉

正位：两侧椎动脉入颅后各自向内上方走行，在中线部位合成基底动脉。一侧椎动脉造影，往往两侧椎动脉同时显影。

侧位：椎动脉斜向前上方走行，与基底动脉几乎呈直线连接。

2. 小脑后下动脉

正位：小脑后下动脉由椎动脉发出，先向后方走行，然后走向后上方。

侧位：呈弯曲状向后上方走行。

3. 基底动脉

正位：位于中线，多呈直线向上走行。基底动脉沿途发出许多小分支，如小脑前下动脉、迷路动脉、旁正中动脉及小脑上动脉。

侧位：呈直线状斜向前上方走行，末端发出大脑后动脉。

4. 大脑后动脉

正位：大脑后动脉由基底动脉末端发出，水平向外侧走行一短距离，折转向上，两侧大脑后动脉基本平行向上。

侧位：大脑后动脉主干发出后向后上方走行，部分分支向后下走行。

5. 静脉期

椎动脉系统造影的静脉期没有颈内动脉造影静脉期那样清楚。静脉血注入大脑大静脉，再汇入下矢状窦，也可经小脑下静脉注入横窦。

（侯奕廷）

第七节 放射性核素显像检查

神经系统核医学是临床核医学重要的组成部分，在脑血管疾病、癫痫、痴呆、运动障碍性疾病、脑肿瘤等多种疾病和脑功能研究中起着重要作用。随着近年医学科学的迅猛发展，新型显像剂的不断研制成功和显像设备的更新换代，可以从分子水平来揭示神经精神疾病的病因和发病机制、病理改变及预后，并开展对大脑功能的深入研究。目前单分子发射计算机化断层显像（SPECT）/CT、正电子发射计算机断层显像（PET）/CT在临床的应用日益广泛，功能与解剖图像融为一体，使我们在了解神经系统复杂的形态学改变的同时，也获得了脑组织的血流、代谢、受体分布、认知功能及脑脊液循环改变的信息，从而使疾病的临床诊断、疾病治疗的指导和治疗效果的监测方面做得比以前更好。

神经系统核医学常用的显像方法有脑血流灌注显像、脑代谢显像、脑神经递质和受体显像、脑脊液间隙显像和脑显像等。

一、脑血流灌注显像

脑血流灌注显像是目前临床最常用的脑显像方法之一，包括PET和SPECT脑血流灌注显像。其中，SPECT脑血流灌注显像较简单、安全、准确又廉价，临床应用最为普遍。

（一）原理

某些具有小分子、零电荷、脂溶性高的胺类化合物和四配基络合物等可通过正常血脑屏障，被脑细胞所摄取，经代谢后形成非脂溶性化合物，从而较长时间滞留脑内以满足显像的要求。这类物质在脑内的存留量与局部脑血流量成正比，静脉注射后，通过断层显像设备所获得的局部脑组织放射性分布即反映了局部脑血流量（rCBF）。

（二）方法

最常使用^{99m}Tc-HMPAO或^{99m}Tc-ECD作为显像剂。注射前30分钟至1小时令受检者空腹口服过氯酸钾400 mg，以封闭甲状腺、脉络丛和鼻黏膜，减少^{99m}TcO$_4^-$的吸收和分泌。视听封闭，令受检者闭目带黑色眼罩，用耳塞塞住外耳道口，5分钟后由静脉弹丸式注射显像剂。令受检者平卧于检查床上，头部枕于头托中，用胶带固定体位，保持体位不变直至检查完毕；探头旋转36°，5.6°~6.0°/帧，15~20秒/帧，矩阵128×128，放大倍数1.6~1.78，共采集60帧影像。采用反向投影重建原始横断层影像，层厚2~6 mm，得冠状面、矢状面及横断面断层影像，还可以三维表面影像（3DSD）重建。一般以目测法做定性分析，必要时对断层图像进行定量分析、测定，并计算出脑血流量（CBF）和rCBF。

（三）临床应用

1. 脑血管疾病

SPECT显像可较早地诊断脑血管疾病，其敏感性可达80%以上。短暂性脑缺血（TIA）、可逆性缺血性脑疾病（PRIND）、脑梗死和非动脉硬化性脑血管病均可出现脑血流的明显变化，而且这种变化早于CT、MRI出现的异常征象。SPECT对急性脑梗死的早期诊断有明显优势，可在发病6小时内或更早时间做出诊断，其灵敏度和特异性分别高达94%和100%，为早期溶栓等措施争取到"时间窗"，以利于随后脑功能的恢复，对脑梗死的早期诊断、病情估计、疗效评价等有较高的临床价值。

2. 癫痫

癫痫是由多种病因引起的脑功能障碍综合征，是脑细胞群异常的超同步放电引起的发作性、突然性、暂时性的脑功能紊乱。在癫痫发作期，显像可见到放射性增高的病灶区；在癫痫发作间歇期，显像大多数出现局部放射性降低，两者结合可进行癫痫病灶定位，病灶多出现在颞叶、颞顶叶和额叶。多项研究表明，本法定位率一般为 75% ~86%，远高于 CT 和 MRI 的定位率（30% ~45%），可为癫痫诊治决策和疗效判断提供科学依据。

3. 痴呆

痴呆可分为阿尔茨海默病（AD）、血管性痴呆、混合性痴呆和与慢病毒感染有关的痴呆等。痴呆患者的 SPECT 显像大多数有不同程度的 rCBF 降低，痴呆类型不同表现不同。AD 患者 SPECT 显像的典型表现是对称性颞顶叶 rCBF 降低区，可累及额叶，但基底核、丘脑和小脑通常不受累。血管性痴呆的 SPECT 显像与非血管源痴呆的表现略有不同，前者表现为多个小皮质卒中区 rCBF 降低，且降低区呈不对称分布，分散在双侧大脑半球，基底核、丘脑常受累。

4. 脑肿瘤手术及放疗后复发与坏死的鉴别诊断

恶性肿瘤的血供丰富，复发灶的 rCBF 常增高，影像表现为放射性分布异常浓聚灶；而坏死区基本上没有血供，影像上呈放射性稀疏或缺损区。若联合亲肿瘤局部显像，可进一步提高诊断和鉴别诊断的准确性，这方面比 CT 和 MRI 优势明显。

5. 锥体外系疾病

帕金森病的 rCBF 显像可见皮质示踪剂分布减低，不局限于特定区域，但前基底核的 rCBF 降低较常见。遗传性慢性舞蹈病（HD，亨廷顿病）的 rCBF 显像能见到额顶叶和颞叶的 rCBF 降低，而很少见到基底核摄取示踪剂明显降低。

6. 脑功能研究

脑血流量与脑的功能活动之间存在着密切关系，应用 rCBF 断层显像结合各种生理负荷试验有助于研究脑局部功能活动与各种生理刺激的应答关系。

7. 脑外伤

对轻度或中度闭合性脑外伤者，脑血流灌注显像较 CT 和 MRI 敏感，可以探测到 CT、MRI 表现正常的创伤所致的局部脑血流的异常；而对于 CT、MRI 异常的病变，血流灌注显像所显示的病灶范围也要大于前者。

8. 脑死亡

临床和法定脑死亡的标准是脑功能的永久丧失，脑电图（EEC）无信号，脑循环终止。在脑血流灌注显像中，静脉注射显像剂后动态采集血流像，20 分钟后采集静态平面图像，不需加做断层显像，可用于协助诊断脑死亡。

9. 精神性疾病

精神分裂症患者额叶 rCBF 降低，且严重病例额叶 rCBF 下降更为显著，此外还可见到颞叶 rCBF 降低。抑郁症患者脑血流灌注减低所涉及的大脑皮质及皮质下结构区域不尽相同：①额叶和颞叶 rCBF 减低区为最常见的抑郁症血流灌注表现；②前额叶和边缘系统的 rCBF 减低区与注意力不集中、情感低落和思维阻滞、认知障碍、情感障碍等有关。

10. 其他

偏头痛发作时 rCBF 可出现增高或减低的表现。

二、脑代谢显像

人脑代谢非常活跃，功能活动复杂。脑代谢显像可以反映脑的各种生理过程，如脑血流量、脑耗氧量、脑局部糖酵解率，以及脑细胞受体的位置、密度和分布等，在研究中枢神经系统功能代谢活动的变化规律以及探讨脑部疾患的有效诊治方法等方面具有重要的意义。

（一）原理和方法

1. 脑葡萄糖代谢显像

脑的能量99%来自葡萄糖，脑内葡萄糖代谢变化能反映脑功能活动状况。^{18}F-FDG是葡萄糖类似物，具有与葡萄糖相同的细胞转运。进入细胞，^{18}F-FDG经己糖激酶磷酸化后，^{18}F-FDG-6-P不能进行下一步代谢而滞留在细胞内，通过观察和测定^{18}F-FDG在脑内分布情况即可了解脑局部葡萄糖代谢情况。受检者禁食4小时以上，静脉注射^{18}F-FDG 185~370MBq（5~10 mCi），45~60分钟后用PET、PET/CT或SPECT进行显像，影像经计算机重建，得横断面、矢状面和冠状面图像或三维立体图像以供定性分析，并可通过生物数学模型结合感兴趣勾画技术（ROI）获得大脑皮质各部位和神经核团局部葡萄糖代谢率（LCMRGlu）和全脑葡萄糖代谢率（CMRGlu）进行定量分析。

2. 脑氧代谢显像

正常人脑重量仅占体重的2%，其耗氧量却占全身耗氧量的20%，因此脑耗氧量也是反映脑功能代谢一个非常重要的指标。^{15}O-H$_2$O被受检者吸入后，参与氧代谢全过程，用PET进行动态显像，可得氧代谢率（CMRO$_2$）。结合CBF测定结果，还可计算出人脑氧提取分数（OEF），计算公式OEF = CMRO$_2$/CBF。CMRO$_2$、OEF是反映脑代谢较好的指标。

3. 脑蛋白质代谢显像

蛋白质在整个生命进程中起着非常重要的作用，它是由多种氨基酸连接而成的肽链。蛋白质代谢显像两个主要步骤就是氨基酸摄取和蛋白质合成，细胞恶变后，氨基酸转运率增加可能比蛋白质合成增加得更多，因为不少过程是作用于氨基酸的摄取过程而不是蛋白质的合成过程，包括转氨基（利用谷酰胺作为能量或作为其他非蛋白物质前体）和甲基化（蛋氨酸在蛋白质合成起始阶段的特殊作用）。脑蛋白质代谢显像的主要显像剂有^{11}C-MET（^{11}C-甲基-L-蛋氨酸）、^{11}C-TYR（^{11}C-酪氨酸）、^{18}F-FET（^{18}F-氟代乙基酪氨酸）等，但以^{11}C-MET最为常用。^{11}C-MET易穿透血脑屏障进入脑组织，通过PET显像可获得显像剂脑内分布，利用生物数学模型可得到脑内氨基酸摄取和蛋白质合成的功能与代谢参数。

（二）临床应用

1. 癫痫灶的定位诊断

癫痫灶在发作间期葡萄糖表现为低代谢状态，^{18}F-FDG显像表现为放射性减低区；而在发作期则表现为高代谢状态，^{18}F-FDG显像表现为放射性增高区，其变化与rCBF断层显像一致。根据这一特点，可以用^{18}F-FDG显像对癫痫灶进行诊断和定位，对发作期癫痫灶定位诊断灵敏度达90%以上，发作间期诊断灵敏度为70%~80%，与皮质脑电图的一致性约为95%，与病理结果符合率达90%，本法结合rCBF和MRI还可进一步提高诊断灵敏度和准确率。目前临床多利用癫痫发作间期^{18}F-FDC显像癫痫灶呈低代谢这一特点进行病灶定位，^{18}F-FDG显像还可用于癫痫灶切除后的疗效随访。

2. 阿尔茨海默病诊断和病情估计

阿尔茨海默病的病变特点是以顶叶和后颞叶为主的双侧大脑皮质葡萄糖代谢减低，基底核受累不明显，脑^{18}F-FDG代谢显像对本病的诊断灵敏度可达90%以上，特异性约为63%，两者均明显高于rCBF断层显像。此外，因随着病情发展，脑内低代谢区数目增加、范围扩大，通过目测法和半定量分析，还可利用^{18}F-FDG显像进行痴呆严重程度的评价。

3. 脑肿瘤良恶性鉴别

肿瘤的葡萄糖代谢活跃程度与其恶性度有关，良性和低度恶性脑肿瘤的病变部位葡萄糖摄取或LCMRGlu与正常白质处相似，而大多数高度恶性的脑肿瘤葡萄糖摄取或LCMRGlu则明显增高。利用这一特点，^{18}F-FDG显像可用于脑肿瘤良恶性鉴别，恶性肿瘤分期和分级，活检部位的确定，疗效和预后判断，以及术后或放疗后瘢痕、坏死组织与复发、残存病灶的鉴别诊断等，比CT和MRI更有优势。目前，^{18}F-FDG显像已用于临床上胶质瘤恶性度评价。近年来，越来越多的^{11}C标记放射性药物被应用于临床，如^{11}C-MET等，对肿瘤的分级、疗效和预后评估等方面更优于^{18}F-FDG。

4. 锥体外系疾病的诊断

帕金森病在^{18}F-FDG显像上表现为纹状体代谢减低，单侧病变早期，患肢对侧豆状核氧代谢和葡萄糖代谢相对增加；双侧病变的患者全脑CMRGlu减低。如伴发痴呆，可见顶枕叶损害加重。结合多巴胺受体显像等方法更有助于帕金森病的早期诊断，并可与帕金森病综合征鉴别。亨廷顿病患者的^{18}F-FDG显像可见双侧基底核和多处大脑皮质代谢减低区。

5. 脑生理功能和智能研究

研究表明人脑的活动与特定区域的LCMRGlu水平有直接关系，因此可通过脑葡萄糖代谢显像来进行人脑生理功能和智能研究，同时还能够研究大脑功能区的分布、数量、范围及特定刺激下各种活动（如语言、数学、记忆、认知等）与能量代谢之间的内在关系。

6. 其他

脑梗死、精神分裂症、抑郁症等疾病的脑代谢影像与rCBF显像基本相似。但PET的分辨率更高，图像质量明显优于rCBF显像图像，还可得到LCMRGlu和CMRGlu。

三、脑受体显像

进入21世纪以来，神经受体和神经递质已广为人知，核医学神经递质和神经受体显像也已成为神经科学的前沿和热点。

（一）原理

神经受体显像是利用发射正电子或单光子的放射性核素标记特定的配基，基于受体—配体特异性结合性能，通过核医学显像仪器对活体人脑特定受体结合位点进行精确定位并获得受体的分布、密度与亲和力等参数。利用放射性核素标记的合成神经递质的前体物质可观察特定中枢神经递质的合成、释放、与突触后膜受体结合及再摄取等信息，称为神经递质显像。借助生理数学模型，可以获得中枢神经递质或受体的定量或半定量参数，从而为某些神经递质或受体相关性疾病做出诊断、治疗决策、疗效评价和预后判断。

（二）临床研究和应用

目前研究和应用比较多的神经受体主要有多巴胺受体、乙酰胆碱受体、5-羟色胺受体（5-HT受体）、苯二氮䓬受体（BZ受体）和阿片受体等。

1. 多巴胺神经递质、受体及转运蛋白显像

多巴胺受体系统是脑功能活动最重要的系统，而且可能是运动性疾病治疗药物或精神神经中枢抑制药物的主要作用部位。多巴胺受体分多种亚型，以D2受体显像的临床应用研究较为多见。目前临床上应用多巴胺 D2 受体 PET 或 SPECT 显像研究的疾病主要见于各种运动性疾病、精神分裂症，另外也用于认知功能研究和药物作用及其疗效评价等。

2. 乙酰胆碱受体显像

乙酰胆碱受体包括 M（毒蕈碱）和 N（烟碱）两种，在放射性核素 ^{11}C、^{123}I 标记下已用于人体 PET 和 SPECT 乙酰胆碱受体显像。阿尔茨海默病是一种慢性、渐进性、退化性中枢神经系统疾病，其主要病理改变为胆碱能神经元丧失或破坏导致乙酰胆碱合成障碍，此病早期诊断有一定困难。但乙酰胆碱显像可观察到阿尔茨海默病患者大脑皮质和海马 M 受体密度明显减低，脑皮质摄取 ^{11}C-N 也显著降低，并得到尸检结果印证。因此，乙酰胆碱受体 PET 显像主要用于阿尔茨海默病的早期诊断，评价脑功能损害程度，动态监测疾病进展，并研究各种治疗方法的作用机制和疗效。

3. 5-羟色胺受体显像

5-HT 受体与躁狂/抑郁型精神病有关，5-HT 受体可以协助此病的诊断及其疗效评价。

4. 苯二氮䓬受体显像

BZ 受体是脑内主要的抑制性受体。目前研究结果表明，诸如亨廷顿病、阿尔茨海默病、躁狂症和原发性癫痫（EP）等神经精神疾病均与 BZ 受体的活性减低有关。临床上通过对 BZ 受体的活体 PET 和 SPECT 显像研究，可对癫痫病灶定位和监测疗效。

5. 阿片受体显像

阿片受体生理作用极为广泛，与麻醉药物成瘾密切相关。因此，阿片受体显像可用于吗啡类药物成瘾与依赖性以及药物戒断治疗的临床研究。

四、脑脊液间隙显像

（一）原理和方法

脑脊液间隙显像是脑室显像、蛛网膜下腔显像和脑池显像的总称，其不仅显示脑脊液间隙状况，更重要的是反映脑脊液循环的动力学变化。常规将显像剂如 ^{99m}Tc-DTPA 注入蛛网膜下腔或侧脑室，在体外用 γ 相机或 SPECT 示踪脑脊液的循环通路和吸收过程或显示脑室影像和引流导管是否通畅。脑池显像通常在注药 1 小时、3 小时、6 小时和 24 小时分别行前位、后位和侧位头部显像；脑室显像于注药后即可采集至 1 小时。若观察脊髓蛛网膜下腔脑脊液是否通畅，应在注药后 10 分钟开始自注入部位由下而上行后位显像。怀疑脑脊液漏者需在注入显像剂前在鼻道、耳道及可疑部位放置棉拭子，瘘管一旦显示即可终止显像，取出棉拭子测量其放射性。

（二）临床应用

1. 交通性脑积水显像

本病又称为正常颅内压性脑积水，主要是蛛网膜下腔因出血、炎症、受压导致脑脊液循环障碍和吸收障碍。显像的典型特征是显像剂反流入侧脑室，侧脑室持续显影，3～6 小时前位与后位影像为"豆芽状"，且较长时间（24～48 小时）停留在脑室和小脑延髓池内，此期间不见大脑凸面及上矢状窦出现放射性表现或仅出现极少量放射性。

2. 梗阻性脑积水诊断

脑室显像可见脑室系统一定部位脑脊液循环受阻，脑室扩大。中脑导水管阻塞表现为对侧侧脑室立即显影，而第三脑室以下脑脊液间隙持续不显影。室间孔完全阻塞显像剂在该侧侧脑室持久滞留，第三脑室以下脑脊液间隙和对侧侧脑室完全不显影。第四脑室出口阻塞影像特点为全脑室明显扩大，基底池和小脑延髓池持续不显影。

3. 确定脑脊液漏的部位

颅脑外伤后常发生脑脊液漏，应用脑池显像技术确定脑脊液漏的部位是简便可靠的方法。显像典型特征为脑脊液漏口及漏管部位出现异常放射性聚集影像或鼻道、耳道棉拭子可检测到放射性，有助于病变部位的定位诊断。由于脑脊液漏常为间歇性，故应反复多次、多体位检查。

4. 脑脊液分流术后的监测

脑室—脑池或脑室—腹腔分流术后，可通过脑室显影了解分流管的通畅性，而且能定位和定量。本法安全可靠、操作简单，合乎生理条件，被认为是评价脑脊液改道分流最有用的方法。

五、普通脑显像

20世纪60年代，普通脑显像是常用的探测和定位中枢神经系统疾病的非创伤性诊断方法之一。70年代，随着CT及MRI的临床普及，普通脑显像临床上应用逐渐减少。

（一）方法

普通脑显像包括动态和静态显像两个方面。

动态显像一般在肘静脉"弹丸"式注射高比活度^{99m}Tc显像剂（如^{99m}TcO$_4$、^{99m}Tc-GH、^{99m}Tc-DTPA等不能通过血脑屏障的显像剂）后，用γ相机对准受检者头颈部即刻采集图像，2~3秒/帧，持续30~60秒，即可显示显像剂在脑血管内充盈、灌注、清除的全动态过程，并可见颈动脉，大脑前、中、后动脉的走行和形态结构影像，应用计算机计数在颈动脉、大脑半球设置感兴趣区，还可得到两侧的血流灌注及清除速度等半定量指标。动态显像一般采用前位显像，后位显像多用于儿童和有小脑、枕部和后顶部症状和体征的患者。当怀疑有静脉窦和颅后窝病变时也可采用后位显像。顶位显像有助于矢状窦旁病变的检查。

静态脑显像又可分为初期和延迟静态脑显像，前者是注射^{99m}Tc显像剂后1小时进行的显像，后者是注射后2~3小时的显像。注射后的延迟显像，血中放射性持续下降而病变中放射性持续上升，故延迟显像能明显增大靶组织与非靶组织的比值，提高了脑部病变组织的探测敏感度。动态和静态显像结合，可进一步提高静态显像的诊断灵敏度。静态显像常规采集前位、后位和左右侧位图像，偶尔采用顶位，有助于脑半球病变的显示。

（二）临床应用

1. 脑占位性病变

75%的脑膜瘤会表现出动态显像的明显放射性增高区，而在静脉相时放射性增高区略有减低的典型征象。但脑肿瘤的普通脑显像异常征象并非特异性，在其他脑病变时也可能出现类似异常征象，所以诊断价值有限。

2. 缺血性脑血管病

动态显像受累血管血流灌注减低或缺损。若双侧病变，其阳性检出率下降。

3. 动静脉畸形

动态脑显像能较好地显示动静脉畸形典型表现，为局限性"潮红"现象，即在动脉相和脑实质相时见一明显的高放射性聚集区，但很快消失。这种"潮红"征象对动静脉畸形的诊断敏感性近100%。

4. 判断脑死亡

脑功能的永久丧失是临床和法定死亡的标准和定义。脑功能永久性丧失包括脑与脑干的功能及反射完全丧失、脑电电静息和脑循环终止。普通脑显像能方便地在病床边显像，静脉注射^{99m}Tc显像剂后，不能显示颈总动脉和颈内外动脉，颅内无放射性显示，表示脑循环完全终止，所以脑显像在判定脑死亡方面有重要价值。

5. 其他

普通脑显像还在脑部炎症、脑外伤等方面有一定的诊断价值。

（王昆祥）

第八节　组织活检

组织病理学检查是临床工作中一种常见的有创诊断方法，对于许多临床表现相似或病因不明的疾病具有辅助诊断甚至确诊的意义，因此，组织病理学检查在临床诊断过程中非常重要。对于神经内科疾病来说，常用的组织学检查为骨骼肌、周围神经、脑组织、皮肤或血管活检。

一、骨骼肌活检

骨骼肌疾病种类繁多、病因复杂，临床表现相似（肌无力、肌萎缩），肌电图及实验室检查缺乏特异性，给诊断带来很大的难度，因此，骨骼肌活检对于此类疾病的确诊有重要帮助。

适应证：原因不明的肌无力、肌萎缩、肌张力下降、易疲劳、肌肉压痛、肌强直、肌肉肥大及高肌酸激酶血症等。

活检部位：骨骼肌遍布全身，所以理论上任何部位的肌肉都可以作为活检的材料，然而，实际操作过程中，往往选择肌肉组织较为丰富的肱二头肌、股四头肌及腓肠肌。但需要注意的是，应该选择肌力轻中度减低的肌肉，避免选择肌力严重低下的肌肉，因为该部位的肌纤维大多已被脂肪或其他结缔组织所替代，镜下肌纤维少，难以达到诊断面积，也很难获得充分的病理信息。有少数肌病仅选择性累及部分肌肉，这时候往往需要行肌肉磁共振检查以辅助定位。

根据检查目的可进行石蜡切片检查、冰冻切片组织化学检查、电镜检查及生物化学检查等，每种检查对标本处理方法不同，应根据检查目的进行相应的处理。

二、腓肠神经活检

对于病因诊断不明确的周围神经病或怀疑为血管炎所致的周围神经病，有必要进行腓肠神经活检，对于判断病变的性质（脱髓鞘或轴索病变）、有无血管病变、是否存在炎症或肿瘤细胞浸润，以及是否存在异常沉积物等具有重要意义。

（王昆祥）

第九节 基因诊断

基因诊断指采用分子生物学和分子遗传学技术对基因的结构与功能进行分析，以明确致病基因的定位、缺陷的类型和程度，从而诊断疾病的方法。

一、常用的基因诊断方法

1. 多态性连锁分析

选取目的基因区域具有高度多态性的 DNA 作为标记，采用连锁分析的方法，直接或间接确定致病基因的存在。主要包括限制性片段长度多态性连锁分析（RFLP）、短串联重复序列（STR）分析及单核苷酸多态性（SNP）分析 3 种方法。

2. PCR

即聚合酶链反应。在模板 DNA、引物、dNTP 和 DNA 聚合酶的作用下进行的扩增反应。除直接 PCR 技术外，目前已经发展出包括 PCR-单链构象多态性分析法（PCR-SSCP）、RNA 差异显示 PCR（DDPCR）、原位 PCR 和实时荧光定量 PCR 等多种技术用于基因诊断。

3. 原位杂交和荧光原位杂交

利用碱基互补配对的原理，将放射性核素或荧光标记的 DNA、RNA 作为探针进行致病基因定位的方法。用不同的荧光染料进行多重标记的原位杂交（又称染色体涂抹），结合计算机图像分析技术，可对分子核型和染色体重排、缺失进行研究。

4. 其他基因诊断技术

包括 DNA 测序、差异文库、基因芯片、纳米等。

二、基因诊断在神经内科的应用

1. 神经系统遗传病诊断

在患者的临床表现、生化检测结果基础上，应用基因诊断技术可对多种神经系统遗传病进行诊断。临床应用较多的疾病包括进行性肌营养不良症（Duchenne 型肌营养不良、强直性肌营养不良）、线粒体病、腓骨肌萎缩症、遗传性共济失调、进行性脊肌萎缩症（如 SMA、Kennedy 病）、肝豆状核变性、亨廷顿病、唐氏综合征等。

2. 产前诊断

通过留取母亲血尿标本、羊水穿刺、绒毛膜活检、脐带血检查等方式获取母亲及胎儿遗传物质，对胎儿进行遗传病筛查。

（王昆祥）

第二章

脑水肿与颅内压增高

脑水肿（BE）是指各种原因所致的脑组织细胞内液（ICF）和（或）细胞外液（ECF）增多造成的脑容积增加。脑水肿引起脑组织肿胀，产生压力梯度，达到一定的程度，就会出现颅内压增高，严重者导致脑疝。颅内压（ICP）增高是指颅内压（侧脑室压）超过20 mmHg，并持续5~10分钟。颅内压增高除可由脑水肿造成外，还可由颅内占位性病变、脑血容量增多、脑脊液容积增多等所致。

第一节　脑水肿与颅内压增高的病理生理

一、脑水肿

脑水肿可以多种不同的形式出现，不是单一的病理过程。根据脑水肿的发生机制可分为血管源性脑水肿、缺血性脑水肿、渗透性脑水肿、间质性脑水肿、细胞毒性脑水肿和代谢性脑水肿等。

（一）血管源性脑水肿

血管源性脑水肿的主要特点是脑组织容积增加，为血脑屏障破坏、通透性增加所致。液体和血浆大分子物质从血液漏出到细胞外液而引起脑水肿。大多数血管源性脑水肿的水肿液积聚于受损侧大脑半球的脑白质。水肿液为富含蛋白的混合液体，包括血浆成分、正常ECF成分及组织损伤的产物。导致血脑屏障通透性增高的相关因素包括：血管内皮转运系统代谢受损，新生血管缺乏血脑屏障的结构特征，脑内皮细胞结构受损导致紧密连接开放、胞饮作用增强和细胞破裂等。氧自由基可影响血脑屏障的通透性。缺血时兴奋性谷氨酸溢出，引起一氧化氮（NO）释放，后者可破坏血脑屏障，使其通透性增高。除自由基外，蛋白酶也可影响脑血管通透性。基质金属蛋白酶（MMP）可通过破坏围绕血管的细胞外基质而间接影响毛细血管的通透性。水通道蛋白（AQP）是具有水选择性的细胞膜转运蛋白，可以增加细胞膜对水的通透性，其中AQP4在脑水肿的发生发展中起着重要作用。

血浆成分从受损区进入细胞外液可引起局部受损区的脑血流量下降，同时细胞外液容积增加也升高了局部脑组织的压力，从而造成局部脑微循环障碍。因此，血管源性脑水肿最初的损害是局部脑组织缺血。此外，尚可导致一系列继发性损伤，如病侧大脑皮质局灶性糖利用率明显下降，对侧大脑皮质和双侧皮质下结构和脑白质糖利用率也有一定程度的降低。从受损血管内漏出的生物活性物质如前列腺素和儿茶酚胺被认为与脑内葡萄糖代谢降低有关，自由基、溶酶体酶和脂肪酸等则可导致神经胶质细胞肿胀，毒性产物可通过增加脑内毛细血管通透性而引起或加重血管源性脑水肿。

脑水肿达到一定程度可导致颅内压增高。颅内容积和颅内压增高可导致脑内结构移位，甚至脑干受压，出现高血压、心动过缓和心搏呼吸停止。总之，当水肿所致的局部占位效应足够大且发展迅速时，会引起脑组织的代谢损伤和缺血。

（二）缺血性脑水肿

与血管源性脑水肿大部分存在于脑白质不同，缺血性脑水肿最初发生于大脑皮质。在缺血性脑水肿的早期阶段，主要是以细胞内水盐增多为特征（细胞内水肿），此时血脑屏障尚保持完整性。然而，随着脑血流量的持续减少，可引起细胞损伤，包括毛细血管内皮细胞受损，导致血脑屏障改变、通透性增加、血浆蛋白外漏，进而出现血管源性脑水肿（细胞外水肿）。一般来说，缺血性脑水肿的产生是由缺血本身所致，血脑屏障的改变是结果而不是原因。

缺血性脑水肿发生的主要原因是缺血后细胞能量代谢障碍所致细胞膜上 Na^+-K^+-ATP 酶的受损。Na^+ 不能被泵出膜外，导致细胞内 Na^+ 累积，渗透压增高，致使水分从细胞外液进入细胞内液引起细胞肿胀。从细胞外液移出的水分又被从脑血管内移入的水分所代替，最终的结果是，细胞内液水分增多而细胞外液水分相对保持不变，因而脑组织含水量的增加是绝对的增加。

细胞内水肿出现于急性缺血后数分钟到数小时，此时脑血流量下降，大脑皮质电活动减弱，水分和钠盐进入细胞内，而钾溢出细胞外，细胞内钙超载，最终可出现细胞死亡。然而，对于已完全阻断的缺血脑组织，并不会有脑水肿发生，因为在这种完全没有脑血流的情况下，并没有额外的液体能流入到缺血脑组织。但是，当血流重新再通至原先完全或不完全阻断的脑组织时，仍可出现脑水肿，称缺血后水肿，为血流再通时水分从血管内移至细胞外液所致。若缺血时程过长或缺血后的脑循环仍有不足，则会出现水肿加重，此时已有血脑屏障的破坏，出现血管源性脑水肿（缺血后数小时至 2~5 天），如不能控制，则导致明显颅内压增高。缺血性脑水肿与缺血后兴奋性谷氨酸释放所致的神经毒性作用有关。谷氨酸可引发钙超载、NO 等自由基的释放、黏附分子的表达等一系列机体反应。研究表明，脑梗死后 6 小时内血中谷氨酸的含量与梗死面积具有高度相关性，即谷氨酸含量越高，提示梗死面积可能越大。有人对脑缺血时各种生化指标与 CT 影像学早期表现的关系进行研究，发现 CT 表现为低密度灶但无占位效应时，与谷氨酸的升高具相关性；而血清细胞因子和 MMP-9 浓度的升高则与 CT 上脑水肿的程度具相关性，当占位效应导致中线移位时，与 MMP-9 高度相关。

总之，缺血性脑水肿的发生发展过程较为复杂，简而言之，可分为两个阶段：第一个阶段是水分和钠盐移入脑皮质细胞内液，此时血脑屏障尚未受损，若缺血能及时纠正，脑血流及时恢复，此过程是可逆的；若缺血时间过长，脑循环不能充分重建，则会进入第二阶段，此时出现持续性脑损害，血脑屏障受损，发生不可逆的血管源性脑水肿。

（三）渗透性脑水肿

当血浆渗透浓度低于脑组织渗透浓度时，水分就会顺着渗透梯度从血液移至脑组织细胞外液，形成渗透性脑水肿。此时血脑屏障应是完好无损的，否则就不会有渗透梯度形成。导致渗透性脑水肿的原因有两个方面：一是血浆渗透浓度下降，病因包括抗利尿激素分泌异常、静脉输入过多低渗液体、特发性颅内压增高、尿毒症患者血液透析不当以及心理障碍患者强迫性大量饮水等；二是血浆渗透浓度正常而脑组织渗透浓度增加，最常见于脑内出血，因血肿溶解时可释放蛋白进入脑组织细胞外液，增加其渗透浓度，从而吸引水分跨过血脑屏障进入血肿周围，形成血肿周围水肿。

高渗盐水和利尿药可提高血浆渗透浓度，使其远大于脑组织的渗透浓度，使脑组织细胞外液容积减少，从而逆转渗透性脑水肿的发生发展过程。

（四）间质性脑水肿

又称脑积水性脑水肿。是脑脊液或淋巴排出道阻塞，使脑脊液渗入脑室周围白质。星形胶质细胞对间质性脑水肿尤为敏感，易出现选择性细胞肿胀，并逐渐出现萎缩和死亡。在缺血性脑血管疾病患者中，有时可继发于大面积小脑梗死、脑脊液通路阻塞引起的急性脑积水，可导致颅内压增高。

（五）细胞毒性脑水肿

本节所述的细胞毒性脑水肿是指神经毒性因子直接作用于脑实质，导致脑细胞能量代谢障碍，从而使所有细胞成分（包括神经元、神经胶质细胞或血管内皮细胞）肿胀、细胞膜性结构受损、转移功能障碍、通透性增加，最终使水分大量聚积于细胞内而引起脑水肿。许多因素可导致细胞毒性脑水肿的发生，如铜中毒、铅中毒、异烟肼中毒、苯海索（抗胆碱药）中毒、二硝基苯酚中毒、氰化氢中毒、六氯酚中毒等。其中铜和异烟肼中毒易引起星形胶质细胞选择性细胞肿胀，苯海索和六氯酚中毒的水肿液易聚积在髓内裂缝，而氰化氢中毒所致的脑水肿则更易出现在轴突。

（六）代谢性脑水肿

脑细胞内代谢物质的异常贮积可致细胞内代谢性脑水肿，易导致神经元萎缩和死亡。常见于神经遗传代谢病，如半乳糖血症、黏多糖贮积症、糖原储积症、尼曼—皮克病、GM2神经节苷脂储积症等。

表2-1总结了脑水肿的类型和各类型的基本发生机制和病理生理。

表2-1 脑水肿的类型

脑水肿类型	发生机制	水肿液的形成
血管源性脑水肿	血脑屏障通透性增加	液体和大分子物质从血液进入细胞外液
缺血性脑水肿	细胞能量衰竭	细胞外液和电解质从细胞外液移入细胞内液
渗透性脑水肿	脑组织渗透浓度高于血液	液体从血液进入细胞外液
间质性脑水肿	脑脊液或淋巴排出道阻塞	液体和大分子物质从脑脊液进入细胞外液
细胞毒性脑水肿	细胞能量衰竭	细胞外液和电解质从细胞外液移入细胞内液
代谢性脑水肿	细胞内代谢物质蓄积	细胞内液容积增加

二、颅内压增高

颅内压增高是因颅内容物（脑组织、脑脊液、脑血容量）的体积增加，和（或）颅内有占位性病变引起。颅内压增高的原因有很多，包括脑组织容积增大（脑水肿）、脑血容量增多、脑脊液增多、颅内占位性病变以及颅腔狭小等。颅内容物体积增加所导致的脑水肿和颅内压增高可迅速进展，严重者导致脑疝发生。

（一）正常颅内压

颅腔（包括与之相连的脊髓腔）是一个基本密闭的骨性体腔，其内有脑组织、脑脊液和血液。成年人颅腔容积约为 1600 mL，脑组织平均约为 1400 mL，约占颅腔容积的 87.5%。单位时间内潴留在脑血管内的血液约为 60 mL，但因颅内血容量变动较大，可占颅腔总容积的 2%～11%，平均约为 4%。脑脊液在脑室、脑池和蛛网膜下腔共约 140 mL，约占颅腔容积的 9%。

颅内压是指颅腔内容物对颅腔壁上所产生的压力，它是由液体静力压和血管张力变动的压力两个因素所组成的，通过生理调节，维持着相对稳定的正常颅内压。正常人的颅内压是以侧脑室内液体的压力为标准测定，正常范围在 15 mmHg 或 200 cmH_2O，当侧脑室压力超过 20 mmHg，并持续超过 5～10 分钟以上时则称为颅内压增高。颅内压超过 25～30 mmHg 时将是致命性的打击。在脑室和椎管相通时，侧卧位腰椎穿刺的脑脊液压力与其基本相等，因此临床上常以此压力表示颅内压。成人正常值为 60～200 cmH_2O（0.6～1.96 kPa），女性可稍低，超过 200 cmH_2O（1.96 kPa）则视为颅内压增高。小儿颅内压增高的标准（脑脊液直接测定法）一般为：新生儿 >80 cmH_2O（0.78 kPa），婴幼儿 >100 cmH_2O（0.98 kPa），3 岁以上 >200 cmH_2O（1.96 kPa）。

（二）颅内压增高的发生机制

颅腔虽是一个不能伸缩的容器，其内脑组织、血液及脑脊液的体积也都不能被压缩，但在一定范围内仍可相互代偿。首先，颅腔空间有一定的代偿能力，正常人的颅腔容积较这 3 种内容物的总体积要大 8%～15%；其次，在有限范围内，3 种内容物可以互为置换，以保持颅内容积恒定，即如果其中一种成分的体积增加，相应另外两种成分的体积则减少，称为 Morno-Kellie 理论。在脑组织、血液和脑脊液这 3 种成分中，脑组织的可压缩性最小。在正常生理情况下，脑组织体积相对较恒定，颅内压的调节就在脑血流量和脑脊液间保持平衡。

可以用压力—容积反应曲线进一步说明这个问题。如图 2-1 所示，在病程初期（Ⅰ期），脑组织体积的增加相对较小时，颅内压并不立即升高或升高幅度很小，因为此时增加的容积可以通过颅腔中脑脊液向椎管腔内流动、轻度的脑组织变形以及有限度的硬脑膜皱褶伸展（大脑半球以及小脑之间的大脑镰）进行代偿。若脑体积进一步增加（Ⅱ期），颅内血液尤其静脉及硬脑膜静脉窦内血液体积则减少，同时脑脊液的生成速度减慢，以进一步发挥有限的代偿作用，但此时颅内压增高已较前明显，颅腔的顺应性已下降。随着病情的进展（Ⅲ期），这种缓冲作用逐渐耗尽，代偿机制失去作用，此时只要脑体积有轻微的增加，都会导致颅内压急骤升高。

颅内压的逐渐增高将导致脑灌注压下降（脑灌注压 = 平均动脉血压-颅内压），而脑灌注压的下降则导致脑血流量下降，从而使脑组织出现缺血性损害。广泛而严重的脑组织缺血将导致脑死亡，脑疝还可对脑组织形成机械性损伤。

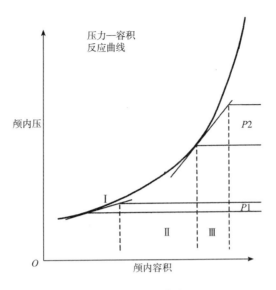

图 2-1 压力—容积图

脑梗死和颅内血肿所致的颅内压增高不同之处在于，梗死引起的脑水肿是在脑梗死之后才发展起来的，故其导致的颅内压增高比颅内血肿所导致的要晚一些。无论哪种情况，都有一个颅腔内的高压区，形成不同部位间的压力差，易于引起脑组织的移位而发生脑疝。这些脑疝均可使脑干受压和移位，加重脑脊液循环障碍，导致病情急剧恶化而死亡。一旦由于颅内压增高引起脑组织移位，死亡率将超过 50%。

（孙晓嘉）

第二节　脑水肿与颅内压增高的临床表现

脑水肿与颅内压增高的临床表现并不恒定，局限或程度较轻的脑水肿在临床上脑功能损害的表现较轻或无症状，对病情一般不会造成大的影响；严重脑水肿可导致颅内压增高，出现局灶或广泛脑损害的表现，包括各种形式的脑疝及延髓型呼吸循环衰竭等。脑水肿和颅内压增高是急性脑卒中患者 1 周内死亡的主要原因。

一、颅内压增高的一般表现

典型表现为头痛、呕吐、视神经盘水肿（颅内压增高"三联征"）和意识障碍。

1. 头痛

是最常见和最早出现的症状。头痛多位于额颞部，也可牵涉到枕部及后颈部。性质多为胀痛、搏动样疼痛或爆裂样痛，通常在用力动作、平卧或侧卧头低位时加重。头痛特点为持续性疼痛、阵发性加剧，且多在下半夜和清晨加重，往往痛醒，这可能与睡眠中颅内压较高有关。

2. 呕吐

典型表现为没有恶心先兆，并与饮食无关的喷射性呕吐，常发生在清晨空腹时，或出现剧烈头痛时，有时头位改变可诱发。小脑梗死时呕吐多见。

3. 视神经盘水肿

是颅内压增高最重要而可靠的客观体征，常在颅内压增高后 48 小时内出现。凡伴有颅内压增高的病变皆可能引起视神经盘水肿，但并不是所有的颅内压增高都有此征，其发生与颅内压增高的发生发展速度和时间有关。眼底检查可见视神经盘隆起及其局部边缘模糊甚至消失、颜色发红，视网膜反光增强，眼底小静脉怒张、小动脉痉挛。

4. 意识障碍

为大脑皮质受损，或因脑疝及脑干受压等破坏了网状结构上行激活系统所致，表现为躁动不安、嗜睡，甚至昏迷等意识障碍。全脑颅内压增高不明显的患者，其意识水平的下降与中线移位的程度有明显关系，而与下行性疝无关，其机制可能与脑干的扭曲、广泛大脑半球功能障碍或组织移位造成的压力使血管移位有关。有研究显示，中线偏移 4~6 mm 可引起嗜睡，中线移位 6~8 mm 可引起昏睡，而中线移位大于 8.5 mm 可导致昏迷。

颅内压增高在小儿中表现常常不典型，易误诊和漏诊。临床上常常仅有易激惹、喂食困难和呕吐，有时以嗜睡为唯一表现。小婴儿可以出现前囟门紧张或隆起，慢性颅内压增高可见双眼呈落日征。

二、颅内压增高所致神经系统受损表现

颅内压增高可通过弥漫性脑缺氧、继发性脑干轴性移位、局部血管或脑神经受牵拉或挤压、脑疝直接压迫脑组织等，出现相应的神经系统症状和体征。

（一）脑神经麻痹

（1）动眼神经麻痹：可表现为瞳孔扩大、缩小或大小不等，常为脑疝发生的早期征象。

（2）一侧或两侧展神经麻痹：较常见，但多无定位意义。

（3）三叉神经功能障碍：引起眼周围分布区和眼后的疼痛、角膜反射减弱或消失、面部感觉障碍等。

（二）脑疝

当颅内压增高超过一定的代偿能力时，脑组织受挤压并向邻近阻力最小的方向移动，若被挤入硬膜或颅腔内生理裂隙，即为脑疝形成。疝出的脑组织可压迫周围重要的脑组织结构，当阻塞脑脊液循环时，颅内压进一步升高，危及生命安全。临床上根据症状发生的部位及疝出组织的不同将脑疝分为多种类型（表 2-2）。

表 2-2　脑疝分类

类型	机制	临床发现
经天幕下行侧（钩回疝）	内侧颞叶及钩回经切迹挤向下	同侧瞳孔扩大或眼肌麻痹 偏瘫（对侧或同侧） 去大脑姿势 不同水平的觉醒受损 瞳孔扩大常先于意识下降

综合征	机制	临床发现
经天幕下行（两侧中央疝）	间脑及中脑向下移位	中等大小瞳孔、昏迷或意识水平下降先于瞳孔改变 去皮质姿势 陈—施呼吸 尿崩症
经天幕上行	天幕下占位性病变向上突入	恶心、呕吐、呃逆 凝视不协调或眼肌麻痹 进行性昏睡 突然呼吸停止
大脑镰下扣带回	大脑镰下扣带回移位	瞳孔小、有反射 对侧腿无力
扁桃体	小脑扁桃体移位到枕大孔下压迫延髓及上颈髓	高血压、心动过缓、呼吸慢、昏迷、呼吸停止

（1）小脑幕切迹疝：最多见。为颞叶占位性病变或弥漫性脑水肿等导致的部分颞叶经小脑幕切迹向下疝出或脑中线结构经其向下疝出。动眼神经、大脑后动脉、中脑及其血管可受到严重挤压，主要表现如下。①瞳孔改变，常为重要体征之一，为动眼神经受压所致。一般从一侧开始，如病变发展会累及另一侧。开始可能表现为瞳孔缩小，如病变继续发展则瞳孔散大、对光反射消失，并迅速出现双侧瞳孔散大和固定。有时可见瞳孔忽大忽小，为即将发生脑疝的先兆或重度颅内压增高引起脑干压迫的征象。②颈强直，被认为是小脑幕切迹疝的特征性表现，也常是其早期表现。③呼吸节律不齐，表现为过度通气、双吸气、叹息样呼吸、呼吸暂停甚至呼吸停止等中枢性呼吸衰竭。④其他，可见意识障碍、偏瘫等。早期出现双侧巴氏征阳性常提示有脑干受累。

（2）枕骨大孔疝：因小脑病变导致小脑扁桃体疝入枕骨大孔，阻塞了枕骨大孔并压迫延髓，导致延髓、后组脑神经和血管受压，故又称小脑扁桃体疝。多见于小脑梗死，也可见于小脑幕切迹疝的晚期。主要表现有：①呼吸衰竭，因延髓生命中枢受压、缺血所致，发展迅速时可引起呼吸突然停止；②瞳孔改变，为脑干受压急性缺氧，损害了动眼神经所致；③颈强直和疼痛，表现为严重的枕下痛及颈项强直；④脑神经受损，如迷走和舌咽神经受损可致吞咽困难、声嘶、呕吐、缓脉等；⑤其他，可出现意识障碍、锥体束征、肌张力及各种反射消失等。此类型脑疝最严重，发展最迅速，可因迅速压迫脑干在瞬间出现呼吸停止而死亡。

（3）大脑镰疝：又称扣带回疝，是扣带回从大脑镰下缘疝入对侧，使胼胝体受压并向下移位。易发生在大脑镰前2/3，可因大脑前动脉、胼胝体边缘动脉、胼胝体周围动脉受压而阻塞，引起大脑半球内侧面后部梗死或软化。一侧扣带回疝无神经功能障碍，严重时因一侧或双侧的大脑前动脉的分支——胼胝体周围支受压，使其供血发生障碍而导致一侧或双侧下肢轻瘫，以及排尿、排便功能障碍等。若脑干未受损，则头眼反射和前庭眼反射可保留，若病情进展可出现去皮质强直甚至去大脑强直。

（三）呼吸和循环功能障碍

颅内压增高发展迅速时呼吸和循环功能障碍明显，且发展迅速。典型表现为库欣反射：

高血压、心动过缓、呼吸节律改变。

1. 呼吸功能障碍

常见。增高的颅内压、继发性脑干轴性移位，以及脑疝压迫等可引起各种形式的呼吸障碍。多表现为呼吸频率改变，先深而慢，随后出现周期性呼吸，也可浅而快，过度换气也不少见。

2. 循环改变

脉搏及心率先慢（50～60 次/分）而后快，血压先升而后降，为延髓中枢衰竭的表现。

3. 其他

可有体温调节障碍等，表现为早期轻度发热，随病情进展可呈持续性高热，最后随呼吸衰竭而下降，直至低温状态。

（四）内脏并发症

严重颅内压增高可因下丘脑和脑干功能障碍出现内脏并发症，常见有上消化道出血、应激性溃疡、神经源性肺水肿、急性肾衰竭、尿崩症、脑性失盐综合征等。上述内、外科急危重并发症又可引起脑水肿、颅内压上升（表2-3）。

表2-3　内、外科急危重症引起颅内压上升的临床情况

系统	临床情况
心脏	心脏停搏后缺氧性脑损伤引起脑水肿 心脏梗死手术后心脏性栓塞卒中
肺	急性肺疾病引起肺压上升，增加右→左心脏分流，导致较高危险矛盾性栓塞，严重高碳酸血症加剧颅内压增高
胃肠道	急性肝衰竭引起脑水肿
肾	严重低钠血症引起脑水肿 顽固性高血压脑病
内分泌	糖尿病性酮中毒所致脑水肿
感染	原发性或继发性中枢神经系统感染
风湿病性	狼疮性大脑炎、Behcet病及其他自身免疫病引起脑水肿
血液病性	血凝病或血小板减少引起自发性颅内出血 血液高凝所致硬膜窦血栓形成或动脉血栓形成
肿瘤性	原发性或继发性肿瘤引起局灶占位效应或阻塞性脑积水 软脑膜转移引起脑脊液流出受阻
其他	颈内静脉插管后颈动脉夹层引起前循环卒中 中心静脉插管相关颈内静脉血栓形成所致中心静脉淤滞 损伤或颈部手术操作后椎动脉夹层所致的小脑卒中

（孙晓嘉）

第三节　脑水肿与颅内压增高的监测技术

在当今医学科技高度发展的时代，有效的脑水肿与颅内压增高的床旁连续监测显得尤为重要，虽然进行临床观察，Glasgow 昏迷评分（GCS）非常有用，但仍希望能有客观的监护仪器。目前诊断颅内压增高唯一可靠的方法是颅内压的直接测量，但其有创性限制了其广泛应用。CT 和 MRI 有助于早期发现脑水肿，卒中后数小时，在 CT 和 MRI 上就可以显示脑水肿征象，但无法进行床旁连续监测。近年来，陆续出现了一些新的无创性脑水肿和颅内压增高的床旁监测技术，但由于种种缺憾均无法大规模应用，下面来做简要介绍。

一、有创 ICP 监测技术

目前，此项技术均需要进行外科手术在颅骨上实施造口术以放置监测探头，因而属有创性操作，其最大的不良反应就是有导致继发感染的潜在危险，可能反而对疾病转归不利。因此，虽然此项技术已应用了 20 年，但对是否常规进行有创性 ICP 监测仍存在争议，只有当监测的目的是指导内科治疗和判断外科减压时，才被认为是合理的。一般来说，对头部创伤或其他颅内占位性病变引起的颅内结构移位的年轻患者可进行颅内压监测及脑脊液引流，而对患者检测并不具有特别的作用。总的来说，安置有创 ICP 监测仪的适应证是：①头部影像学检查显示有颅内占位性病变或脑池消失，提示有颅内压明显升高征象；②患者意识水平下降，GCS≤8 分；③病情进展迅速，需行重症监护和治疗；④暴发性肝衰竭伴 3 级或 4 级肝性脑病；⑤巴比妥诱导的昏迷；⑥多发性创伤使用神经肌肉阻滞药。有创 ICP 监测的方法及其优缺点见表 2-4。

表 2-4　有创 ICP 监测分类

ICP 监测	优点	缺点
脑室造口引流	最精确，颅内压监测的"金标准"	5 天后感染的危险增加
	可排出脑脊液以降低颅内压	有出血的危险
	可将药物直接注入脑脊液	需定期重新调零、定期冲洗
	能对颅内压力容积进行测定	若脑室受压，可能操作有难度
		不能排出脑脊液
脑实质光纤传感器	感染的风险低	5 天后可因"漂移"而使精确性下降
	比蛛网膜下腔和硬膜外传感器更精确	光纤探头可能脱出
		不能排出脑脊液，不能注入药物
蛛网膜下腔螺栓	感染的风险低	易于出错
	相对易于操作	易于堵塞，易于移位
硬膜外光纤	最不容易出现感染	不能注入药物
	较脑室造口引流术更少出现惊厥和出血	传感器必须与硬膜非常贴近，且与之相平行
	适用于有凝血功能障碍的患者	易于出现故障，出现"漂移"和移位

正常颅内压波形为搏动性，可分为收缩性和舒张性组分，随心脏及呼吸而变化，正常平均 ICP < 15 mmHg，在稳定状况，该基线或平均水平，常指颅内压，并附伴随心搏及呼吸而波动。这些组分的变化可以是颅内压开始上升的反映，压力波通过"紧张"脑使压力波的

传导增加。Lundberg 首先描述 ICP 监测到 3 种形式的颅内压波形。

1. A 波

又称高原波，颅内压增高持续数分钟，而后自发地回到新的基线。

2. B 波

最轻度的适时上升（10～20 mmHg），0.5～2Hz，其发生与呼吸波动 $PaCO_2$ 或血管运动波相关。

3. C 波

约每 10 秒与动脉压中 Tdraube-Hering-Meyer 波动一致的较迅速的正弦形波动。

颅内压波形可以每种波形的特点来评价，结合顺应性的测定，观察较长程颅内压资料的连续变化并包括谱分析、波形相关系数及系统熵等作为压力反应指数（PRx）。

二、影像学检查

1. 颅骨 X 线平片

有助于观察是否有颅骨骨折，间接提示颅内脑组织病变。

2. CT 或 MRI

可发现颅内相应的病理改变（如肿瘤、出血等），对查找颅内压增高的病变部位、性质和严重程度有重要意义。颅内压增高时 CT 或 MRI 可表现为脑沟回消失、脑室受压变小、中线移位等。中线移位的程度可通过测量松果体或透明隔的侧移尺度来表示。凡是发现第四脑室消失或在颅后窝出现任何占位灶，均属临床急症，须紧急处理。其中 CT 检查快捷、方便、应用更广，但 MRI 发现病变较 CT 更敏感，特别对颅后窝病变和颅内微小病变更具诊断意义，且 MRI 上脑水肿的出现早于 CT，水肿在 T_2 加权像上显示为白色高信号，代表细胞毒性或血管源性水肿引起的水肿组织，在 T_1 加权像上为等信号或低信号暗区。MRI 弥散加权成像（DWI）对检测脑水肿最为敏感，在病后数分钟即可发现脑水肿。当 CT 和 MRI 均正常时，必要时须行 MR 静脉成像（MRV）以排除脑静脉系统阻塞性疾病。

有学者研究了大脑中动脉脑梗死的患者在临床症状出现的最初 6 小时之内 CT 变化的预后意义，发现两个很强的死亡预报因子：大脑中动脉供血区 50% 以上出现低密度改变和局部脑水肿征（沟回消失、侧脑室受压）。虽然只有中度的敏感性（61%），但其特异性高达 94%。这些 CT 表现与有占位效应的脑水肿，由脑疝所致的死亡具有相关性。

三、脑脊液检查

腰椎穿刺可直接测定颅内压，但颅内压增高时腰椎穿刺检查脑脊液应特别慎重，以免因人为制造压力梯度而诱发脑疝甚至导致死亡。一般认为颅后窝占位性病变导致的颅内压增高，不宜行腰椎穿刺检查。对怀疑颅内压明显增高者，应先用脱水剂，腰椎穿刺测压后不放脑脊液，仅将测压管内脑脊液送检。必要时可行侧脑室穿刺取脑脊液，同时还能缓解颅内压增高症状。脑脊液检查内容包括常规、生化、细菌学和细胞学检查等，对明确颅内压增高症的病因诊断有一定帮助。

四、无创性脑水肿和颅内压床旁检测技术

1. 经颅多普勒超声（TCD）

本方法可通过床旁测定脑血流的相关指标来间接反映颅内压的变化。其中搏动指数（PI）可代表收缩期血流（反映血压）和舒张期血流（反映脑血管阻力，主要是颅内压）之间的相关关系。但是，有时 TCD 的结果可能导致对颅内压的错误判断，而且血管直径的小的改变可能使 TCD 计算得出的血流速度发生较大变化。

经颅彩色超声双向声谱图（TCCS）根据颅内静脉流速的变化与颅内压的改变具相关性的原理，进行颅内静脉血流变化的连续监测，可以预测是否有颅内压增高。有报道认为，利用此静脉 TCCS 系统监测基底静脉和直窦的流速可对卒中后脑水肿致中线移位的患者提供辅助检查手段。具体来说，卒中后脑水肿越重，则中线移位越明显，此时若基底静脉的流速越来越低，提示发生脑疝的可能性越大，预后越差；而直窦的血流在中线移位 1.5 cm 以内时流速逐渐加快，当中线移位在 1.5 cm 以上时，则其流速也逐渐降低。本方法的优点在于：无创性，连续性，可床旁进行，特别是对于需重症监护、不宜搬动进行头部 CT 或 NIRI 检查的患者。

2. 生物电阻抗法

生物电阻抗（EI）是反映生物组织、器官、细胞或整个生物机体电学性质的物理量，其测定原理主要为：将低于兴奋阈值的微弱直流和交变电流施加于生物组织后，测量其表面的电位差来间接测量 EI。在硬膜外或脑表面放置电极测定脑 EI 能灵敏地反映脑组织水分的迁移与总量变化，因而可用于检测脑水肿的变化。也有人提出电场"异物扰动"概念，即根据电磁场的基本原理，如果在头颅表面向颅内注入电流，颅内就会形成一个相对稳定的电流场，但当场中导电物质的结构和几何形状发生改变时（如出现血肿或水肿），会使电流场发生改变，从而对电流场产生扰动，这个扰动必然会引起电流场的重新分布，通过 EI 的测量就可以了解其组织生理和病理状态。本方法是一种新的无创脑水肿检测技术，具有无创性、床旁即时性、简单、成本低廉、安全性等特点，若能广泛开展用于临床，将是对目前临床上缺乏有效的床旁脑水肿无创检测技术的一个很好的补充。神经病学研究所通过该系统对100 余例脑卒中患者的脑水肿进行检测，并与头颅 MRI-DWI 或 FLARE 及 CT 相比较，发现脑出血患者血肿侧脑阻抗值与血肿周围组织水肿体积呈正相关；脑梗死患者的病侧脑阻抗值与病灶体积呈正相关，提示水肿体积越大，脑阻抗值就越高。脑 EI 的连续监测也为脱水剂的使用与否提供了理论依据：对于脑出血的早期，当血肿侧 EI 值低于对侧时，此时由于血肿占优势，水肿并不严重，故除非有严重的颅内压增高或脑疝，否则不用或慎用甘露醇；而当血肿侧 EI 值开始高于对侧，说明血肿周围组织水肿占优势，此时则应积极脱水治疗。总之，无创脑阻抗法检测脑水肿可有效补充头颅 CT 或 MRI 不能进行床旁实时、连续监测的不足，从而指导脑水肿和颅内压增高的治疗。不过，本检测系统对位于中线（如脑干）或靠近中线的病灶不敏感，对体积 15～20 mL 甚至更小的病灶也不敏感。

（陈　希）

第四节　脑水肿与颅内压增高的治疗

脑水肿和颅内压增高的治疗应是一个综合治疗的过程，包括一般处理、适当的护理、积极降颅内压等，并应针对病因进行特殊处理，如切除肿瘤、血肿清除等。临床上依据病因采用相应的治疗策略（表2-5）。

表2-5　不同类型颅内压上升的病因学及治疗策略

区间	机制	类型	治疗
脑组织	占位性病变	局灶	占位性病变的手术切除
	肿瘤		开颅减压
	脓肿		
	血肿（硬膜外、硬膜下、实质内）		
	脑组织梗死		
	脑水肿	局灶或全脑	渗透性治疗
	血管源性		皮质类固醇（肿瘤相关水肿）
	细胞毒性		开颅减压
脑脊液	脑脊液流出受阻	局灶或全脑	脑室外引流或腰椎穿刺引流
	非交通性脑积水 脑脊液吸收降低（如蛛网膜下腔出血）		手术切除引起脑脊液阻塞的占位性病变
	静脉流出阻塞（如静脉窦血栓形成）		肝素
	脑脊液生成过多		乙酰唑胺 脑室腹腔引流
	脉络丛乳头瘤	全脑	切除乳头瘤
血液	充血	全脑	避免过度降低脑灌注压
	自动调节受损（如创伤性脑损伤、暴发性肝衰竭、动脉内膜切除术）		巴比妥、异丙酚
	高碳酸血症		避免过度换气
	脑代谢增加（如痫性发作、发热）		亚低温 痫性发作治疗

一、治疗原则

（1）降低颅内压：使颅内压（ICP）降至 20 mmHg 以下。

（2）维持脑灌注压（CPP）：使 CPP 控制于 70～120 mmHg。

（3）预防脑疝。

二、一般治疗

1. 体位

头位抬高30°有利于静脉回流，从而降低脑血流量和颅内压。体位降压平均可降低颅内压0.8 kPa（6 mmHg），维持6小时左右而后又逐渐回升至原水平。值得注意的是，抬高头位在降低脑血流量的同时也可有降低脑灌注压的危险，当脑灌注压下降到使脑血流量达到缺血的临界水平时，可激活脑内血管舒张因子，反而会增加颅内压、加重病情。因此，头位抬高的利弊必须权衡，在CPP<70 mmHg时建议将头置于水平位置，条件许可应根据颅内压的监测结果来进行调整。侧卧位有利于排痰，避免头颈部位置过于扭曲。保持安静，避免用力屏气排便，以防颅内压突然变动而诱发脑疝。

2. 营养

保证足够的营养供应。清醒患者给予普通饮食；昏迷时间长或不能由口进食者给予鼻饲流质饮食；频繁呕吐者应暂禁食，以防引起吸入性肺炎，可酌情给予静脉输液及静脉营养。禁食超过3天者应给予补钾。有肝功能衰竭或肾衰竭的患者应给予特殊的饮食成分。

3. 对症处理

（1）镇静：患者由各种原因引起的紧张、挣扎等，可以通过升高胸膜腔内压、颈静脉压而使颅内压增高。交感神经兴奋引起的高血压和心动过速也可引起颅内压增高。因此，在进行其他治疗之前，躁动不安者须尽快给予镇静药，有惊厥者须及时止惊处理。这是控制颅内压的首要步骤之一。

（2）血压管理：降低动脉血压可以降低颅内压。但目前研究认为，血压升高是机体维持足够脑灌注压的代偿反应，故不主张积极降压治疗。对于重度弥漫性脑水肿，应保持平均动脉血压在正常范围内。在有监测条件的情况下，应使脑灌注压维持于70～120 mmHg；如果CPP>120 mmHg，ICP>20 mmHg，则可以使用短效的降血压药；若CPP<70 mmHg，则应使用升压药如多巴胺［从2 μg/（kg·min）开始逐渐加量］。应避免使CPP<70 mmHg，这样可以引起脑缺氧及反射性脑血管扩张，反而加重颅内压的升高，尤其对于老年患者或既往有高血压病史者，降压更应谨慎。

（3）液体疗法：液体疗法的原则是"边补边脱"，保持轻度脱水的状态，目的在于保证脑灌注、及时补充能量，应尽可能避免过度脱水引起低血容量，因低血容量可以导致脑灌注压的下降，从而造成脑组织进一步缺氧缺血。应使用等渗溶液，避免使用低渗液体如5%葡萄糖注射液、0.45%氯化钠注射液等，因可加重脑水肿。避免血清的低渗状态（渗透压小于280 mmol/L），保持轻微的高渗状态（渗透压300 mmol/L）有利于减轻脑水肿。

（4）其他：①吸氧，保持呼吸道通畅，必要时气管内插管或气管切开，进行人工通气；②积极处理发热，因发热可增加血流量，从而升高颅内压。有研究认为，卒中后发热与病死率和致残率的明显增高有关；常用对乙酰氨基酚（扑热息痛）和冰毯降温处理，也可考虑使用吲哚美辛；③积极防治感染，预防继发呼吸道感染，减少肺炎的发生；④保持水、电解质及酸碱平衡，尽量维持血压、血糖、血气等在正常范围，及时处理尿潴留和便秘等。

三、使用降颅内压药物

1. 20％甘露醇

是目前应用最广的高渗性脱水剂，可有效、快速减轻脑水肿，降低颅内压，但不应预防性使用。

（1）作用机制：①使血浆渗透压迅速增高，在血脑屏障良好的情况下，形成血液与脑组织液及血液与脑脊液之间的渗透压差，从而促使脑组织液体（包括 ECF 和 ICF）转移至血管内，最终由尿排出；②血渗透压的升高反射性减少脑脊液的产生，而吸收量暂时增加，使脑脊液容积下降；③降低血黏度，短暂性升高脑血流量，从而反射性刺激脑血管收缩，使脑血容量减少而降低颅内压；④清除组织中的羟自由基。离体实验显示，甘露醇可阻止绝大部分 N-甲基-D-天冬氨酸受体的氧化活性，但并不增加由黄嘌呤/黄嘌呤氧化酶所产生的超氧化物阴离子和过氧化物的数量。

（2）用法：通常建议应用小剂量甘露醇以避免电解质紊乱，常用 0.25～1 g/kg，30～40 分钟内滴完。一般 10 分钟即可起效，20～60 分钟达到高峰，3～6 小时作用消失。使血浆渗透压较前上升 10 mmol/L 时，甘露醇的疗效较佳。大量动物及临床研究显示，甘露醇在连续多次用药（一般在 5 次以上）后，其降压作用明显衰减，但停用一段时间后再使用又恢复疗效。因此在多次使用该药后，应注意与其他降压措施交替使用。

（3）不良反应：理论上认为，甘露醇会加重脑组织移位，因为它可能只能从正常组织中脱水。但一项前瞻性研究发现，伴有脑组织移位的脑梗死给予甘露醇 1.5 g/kg，给其做系列 MRI 检查并未发现中线移位有改变。甘露醇常见不良反应有以下四点。①充血性心力衰竭。为机体突然吸收大量组织水分使血容量骤然增多，加重心脏负荷所致。②水电解质紊乱。甘露醇有强烈的利尿、利钠、排钾、排钙、排镁等作用，故可导致脱水、低钾血症、低钙血症等。③可有反跳现象。随着甘露醇部分通过血脑屏障入脑，脑组织渗透压也跟着逐渐增高，可导致水分从血浆逆转流向脑内，使其含水量再度增高，颅内压回升，出现所谓的"反跳"现象。④长期、大剂量使用可导致肾功能损害。接受渗透性脱水治疗时，应定期监测血清渗透压，控制其在 300 mmol/L。而对于由血浆低渗所致的渗透性脑水肿来说，控制液体入量和保持水电解质平衡才是更为有效的治疗措施。

2. 甘油

为高渗性脱水剂，有 50％制剂。

（1）作用机制：主要机制与甘露醇类似，均是通过药物的高渗性，改变组织间的渗透压而发挥其降压作用。还可改善脑代谢及脑血流量，增加脂质合成，以及提高心钠素的水平。甘油在代谢中不需要胰岛素参与，对糖尿病患者尚有抗酮体作用。甘油降颅内压的开始时间与高峰时间均比甘露醇稍迟，但降压的持续时间较甘露醇持久；而且甘油的降压作用较为温和，当其透过血脑屏障时可以被脑组织代谢，因而无明显反跳现象，故常与甘露醇交替使用。

（2）用法：维持时间可长达 24 小时。但静脉内滴注甘油可能诱导溶血，因此滴注时速度不能太快。口服：50％甘油每次 1.5～2 mL/kg，6～8 小时一次，可较长期使用，极少出现不良反应，也很少会出现反跳现象，可用于轻症颅高压、颅高压恢复期，或与甘露醇交替使用。但口服甘油常使患者难以耐受。

（3）不良反应：静脉使用浓度过高或滴注速度过快可出现溶血、血尿，甚至肾衰竭。口服甘油可致腹泻，故有腹泻者慎用。另外，糖尿病患者需慎用。

3. 呋塞米

为高效利尿性脱水剂。特别适用于颅内压增高并发心力衰竭、肺水肿、肾衰竭患者。与甘露醇联合应用可延长作用时间和减少不良反应的发生。

（1）作用机制：通过增加肾小球滤过率，抑制肾小管对 Na^+、K^+、Cl^- 等的重吸收而利尿；抑制 Na^+ 进入水肿的脑组织、减少脑脊液的产生而降低颅内压。

（2）用法：每次 20～40 mg，肌内或静脉注射。静脉注射后 5 分钟起效，1 小时内发挥最大效能，维持 2～4 小时。

（3）不良反应：相对较少，以水电解质紊乱最多见，如低钠、低钾、低钙、低镁等，个别长期应用者偶可导致听力减退或肾功能损害。

4. 20% 人血清蛋白

（1）作用机制：20% 人血清蛋白可显著且较持久地提高血浆胶体渗透压，能缓慢地吸收脑组织水分进入血管内，减轻脑水肿和降低颅内压。同时可使血容量增加，血液黏度降低，有助于增加脑能量，改善脑循环，尤其适用于脑水肿伴低清蛋白血症或休克患者。有研究报道显示，清蛋白尚有抗自由基的作用，它能与血液中金属离子（如 Fe^{2+}、Fe^{3+}）相结合，阻止它们对脂质过氧化物的催化作用，也可直接与氧化剂发生作用，减少自由基的损害。本药单独使用效果并不很明显，若与高渗性脱水剂或利尿药合用，则可起到缓慢而持久的脱水与降颅内压效果。

（2）用法：人血清蛋白每天 10～20 g，静脉滴注，可连用 3～5 天。

（3）不良反应：较少，并发心力衰竭者慎用。

5. 高渗盐水

（1）作用机制：高渗盐水可使血浆渗透压迅速增高，形成血液与脑组织液及血液与脑脊液之间的渗透梯度，从而促使脑组织液体转移至血管并排出体外。高渗盐水有双重利尿作用，一是直接使尿钠增多，二是间接通过心钠素的释放来起作用。此外，高渗盐水尚可减轻脑低灌注和血管痉挛现象。目前越来越多的文献提及使用高渗盐水治疗脑水肿和顽固性颅高压，一般用于甘露醇疗效不佳或甘露醇引起急性肾衰竭的患者。高渗盐水降颅内压效果明确，且较甘露醇更不易引起反跳现象。现已不主张使用高渗葡萄糖来进行脱水治疗，因高渗葡萄糖不仅容易出现反跳现象，而且可出现脑内乳酸酸中毒和血糖增高，从而加重脑组织损害。

（2）用法：7.5% 或 10% NaCl 每次 1.5～5 mL/kg，或 23.4% NaCl 每次 0.5～2 mL/kg 静脉滴注，时间大于 30 分钟。一般认为给予 3% NaCl 可能起不到迅速降低颅内压的目的。高渗盐水应间隔多长时间重复使用尚无统一规定，须进一步研究。一项小样本（22 例）的对卒中后颅内压增高甘露醇治疗无效患者的研究显示，单次给予 10% NaCl 75 mL 静脉滴注后，所有患者颅内压均至少下降 10% 以上，在开始静脉滴注后 35 分钟左右达到最低水平，此后颅内压逐渐回升，持续 4 小时，脑灌注压则缓慢上升，对平均动脉压（MAP）无明显影响，也未发现有特殊的不良反应。

（3）不良反应：高渗盐水的潜在危害是由于血钠浓度的快速改变导致的惊厥和脑桥中央髓鞘溶解症，但目前尚无引起脑桥中央髓鞘溶解症的报道。其他可能的并发症包括心力衰

竭、肺水肿、肾功能不全、溶血和凝血异常等。

6. 巴比妥类药物

（1）作用机制：可降低脑代谢率和耗氧量，加强 Na^+-K^+-ATP 酶的功能，降低全身动脉压，使脑血容量减少，清除氧自由基，从而减轻或逆转血管源性脑水肿的形成，在高剂量时尚可降低脑容量和颅内压等。常用大剂量苯巴比妥治疗，称为"苯巴比妥昏迷"疗法。也可选用硫喷妥钠。高剂量的苯巴比妥治疗并不是标准治疗方法的一部分，只是在上述各种治疗方法均告无效时的一种选择。

（2）用法：临床试验表明，苯巴比妥钠静脉注射，每次 3～5 mg/kg，负荷量为 5～20 mg/kg，维持量为 1～4 mg/kg，使苯巴比妥的血药浓度≤60 mg/dL；硫喷妥钠的负荷量为 20 mg/kg。应达到使脑电图呈爆发抑制（此时神经细胞代谢仅够维持其生存需要）、机体各种神经反射减弱或消失的状态，才能够有效降低其他治疗无效的脑水肿和颅内压增高。使用本疗法时必须进行气管内插管和机械通气，并需静脉营养，同时应连续进行如下监测：脑电图、血气、血压、中心静脉压以及颅内压。

（3）不良反应：本疗法最容易出现的并发症是低血压，故治疗中常需给予升压药；肠梗阻也是常见并发症之一。此外，虽然苯巴比妥疗法确实能防止患者因顽固性颅内压增高而死亡，但其总体预后并不一定理想。有研究显示，苯巴比妥可使部分患者出现血管过度收缩，从而引起脑缺血导致预后不良。

7. 皮质类固醇激素

激素可改善血脑屏障的功能，降低毛细血管通透性，减少脑脊液生成，改善脑微循环，稳定溶酶体膜，同时又有强烈的抗炎、抗渗出、抗过敏、抗毒、抗休克等作用，故可用于脑水肿和颅内压增高的治疗。但是，激素并不常规用于所有类型的脑水肿。激素对肿瘤和脓肿周围水肿、硬膜下血肿、细菌性脑膜炎和结核性脑膜炎等引起的血管源性脑水肿有效，对中毒和过敏引起的脑水肿也有效，但对闭合性脑外伤和脑出血无效，而且用于缺血性脑卒中和脑外伤时可能加重病情，因为激素可增加脑组织氧耗，引起血糖增高和乳酸堆积。临床实验已经对常规剂量或大剂量激素的使用进行了评价，发现它并不能改善卒中后的转归。同时，由于不良反应大，易致感染，卒中患者应避免使用皮质类固醇激素。此外，激素对渗透性脑水肿和间质性脑水肿（脑积水）的治疗作用也不明显。常用药物为地塞米松，应在发病24小时内给药，剂量每次 8～32 mg，酌情重复使用。

由于激素存在较严重的不良反应，有学者因而提出使用非激素类抗炎药物来代替激素，此类药物如吲哚美辛（消炎痛）、布洛芬等在治疗全身炎症性疾病中疗效肯定，且比较安全，能为大多数患者所耐受。实验研究显示，非激素类抗炎药可通过减轻脑血管通透性而治疗血管源性脑水肿，且其降低程度与地塞米松相似。一项临床试验显示，静脉注入 30～50 mg 吲哚美辛可降低脑外伤患者的脑血流量和颅内压，从而改善脑灌注压，但目前尚无大规模临床研究证实。

四、过度换气

过度换气是治疗急性颅内压增高的急救措施之一。

1. 作用机制

（1）过度换气可使肺泡与血液中的二氧化碳分压下降，使细胞外液 H^+ 浓度也下降，导致低碳酸血症，从而使脑小动脉收缩，几乎可以立即引起脑血流量的下降，使脑容积缩小，颅内压降低。

（2）过度换气增加了呼吸负压，使中心静脉压下降，促进脑静脉血回流至心脏，可减少脑血容量。

（3）减少脑脊液的生成。

（4）防止高碳酸血症引起的血脑屏障功能障碍。

2. 方法

将潮气量提高到 12～14 mL/kg，使二氧化碳分压降低，一般当二氧化碳分压降低 15～20 mmHg 时，30 分钟后脑血流量可下降 40%。应避免使二氧化碳分压降低。时间以不超过 1 小时为宜。当颅内压已被控制后则应使之缓慢回升以防突然血管扩张致颅内压反跳。

3. 不良反应

过度换气时间过长，可导致缺血脑组织的血液灌注减少而引发新的损伤，同时可引起组织内乳酸堆积。过度换气对于脑血流的作用是短暂的，在脑水肿和颅内压增高远未消除时，其作用就已经不复存在。另外，快速撤下正在使用的过度换气会造成颅内压的反跳。这些因素说明，过度换气应该只能作为病情恶化时的一项紧急临时措施，必须用另一种或几种可明确控制脑水肿和颅内压的治疗方法来补充。而且，在颅内压增高的晚期，血管反应性完全消失时，此治疗方法无效。

五、亚低温疗法

1. 方法

常采用亚低温治疗，即目标温度达到 32～34℃。在已做的研究中多通过使用低温毯来降温，也有使用冰水洗胃来降低脑的温度，整个躯体的降温效果优于单纯的头部降温，但在低温治疗时要注意使用药物以防寒战发生。

2. 不良反应

温度过低或持续过久易发生心律失常、肺炎、血压下降、高凝状态等。最近一项大规模随机对照试验显示，亚低温疗法虽可降低脑外伤患者的颅内压，但总体预后并未改善。

六、手术治疗

1. 脑脊液分流术

对于脑积水不能解除的患者，特别是动脉瘤性蛛网膜下腔出血或小脑肿胀所致的急性脑积水，给予脑脊液分流术是非常必要的，能迅速降低颅内压；对于有些难治的特发性颅内压增高，也可考虑使用脑脊液分流术；对于严重颅脑外伤的患者，本方法的有效性尚有争议。

2. 开颅减压术和（或）部分脑组织切除术

对于脑肿瘤、脓肿和硬膜下血肿患者，移除肿块可明显减轻脑水肿和颅内压增高；较大的小脑梗死可行颅后窝开颅减压和（或）直接切除部分小脑，以解除脑干压迫。最近，去骨瓣减压术又开始应用于大脑半球大面积梗死的患者。该手术使水肿的脑组织膨胀至颅腔外，从而逆转脑组织移位并降低颅内压。但去骨瓣减压术仍有大量问题有待解决，如病例选择、最佳的手术时机、优势半球梗死的患者是否更应该采取这种积极的治疗措施、是否能改善预后等。对于急性缺血性脑水肿，到目前为止，还没有随机对照试验证据支持将手术减压用于急性缺血性卒中患者脑水肿的治疗，尚需要随机对照试验证据来精确评价手术减压的作用。

总而言之，在有颅内压监测的条件下，当 ICP > 20 mmHg 且超过 10 分钟时，可依次采用如下 7 个处理步骤。

（1）考虑复查头部 CT，并需注意是否须行外科手术移除占位灶或行脑脊液引流以迅速降低颅内压。

（2）静脉注入镇静药以尽快使患者进入安静状态。

（3）当 CPP > 120 mmHg 时使用降压药，当 CPP < 70 mmHg 时使用升压药。

（4）当患者处于安静状态且脑灌注压已维持在合适范围后，颅内压仍明显升高，此时应使用 20% 甘露醇 0.25 ~ 1 g/kg 快速静脉滴注，视病情每 1 ~ 6 小时重复使用。

（5）上述治疗无效时采用过度换气治疗，使二氧化碳分压降低。

（6）上述治疗仍无效时可采用苯巴比妥静脉注射疗法。

（7）以上治疗均无效时可使用亚低温治疗，使目标温度达到 32 ~ 34℃。

（赵瑞颜）

第三章

癫痫

癫痫是一组由于脑部神经元异常过度放电引起的突然、短暂、反复发作的中枢神经系统功能失常的慢性疾病和综合征。按照异常放电神经元涉及部位和放电扩散范围的不同，临床上可表现为运动、感觉、意识、自主神经等不同的功能障碍，或兼而有之。一次神经元的突然异常放电所致短暂过程的神经功能障碍称为癫痫发作，是脑内神经元过度和（或）超同步化异常电活动的临床表现。一般发作一次以上，可以在任何时间内出现，有自然缓解的特点，在发作间期，除脑电图有异常放电外，患者生活工作可以如常。2005 年国际抗癫痫联盟（ILAE）对癫痫的定义作了修订：癫痫是一种脑部疾患，其特点是持续存在能产生癫痫发作的脑部持久性改变，并出现相应的神经生物认知、心理学以及社会学等方面的后果。

第一节　癫痫的病因与发病机制

一、病因

癫痫按照病因可分为原发性癫痫、症状性癫痫和隐源性癫痫三种类型。

（一）原发性癫痫

通过详细询问病史，进行体格检查以及目前所能做到的各种辅助检查仍未能找到引起癫痫发作的原因，临床上称为原发性癫痫，又称特发性癫痫，这种癫痫的发生可能与遗传因素有关，约占全部癫痫的 2/3。

（二）症状性癫痫

任何局灶性或弥漫性脑部疾病，以及某些全身性疾病或系统性疾病均可引起癫痫。癫痫发作只是脑部疾病或全身性疾病的一个症状，故又称症状性癫痫，占癫痫患者总数的 23%~39%。

1. 局限性或弥漫性脑部疾病

（1）先天性异常：染色体畸变、脑穿通畸形、小头畸形、先天性脑积水、胼胝体发育不全、脑皮质发育不全等。

（2）头颅损伤：颅脑外伤和产伤。

（3）炎症：中枢神经系统细菌、病毒、真菌、寄生虫、螺旋体等感染，以及 AIDS 的神经系统并发症。

（4）脑血管病：脑动静脉血管畸形、脑动脉粥样硬化、脑栓塞、脑梗死和脑出血、脑动脉硬化性脑病等。

（5）颅内肿瘤：原发性脑胶质瘤、脑膜瘤、脑转移性肿瘤。

（6）代谢遗传性疾病：如结节硬化症、斯特奇—韦伯综合征、苯丙酮尿症等。

（7）变性病：如阿尔茨海默病（AD）等。

2. 全身性或系统性疾病

（1）缺氧：CO中毒、麻醉意外等。

（2）新陈代谢及内分泌障碍：尿毒症、高尿素氮血症、肝性脑病、低血糖、碱中毒、甲状旁腺功能亢进、水潴留等。

（3）心血管疾病：心脏骤停、高血压脑病等。

（4）高热：热性惊厥。

（5）子痫。

（6）中毒：乙醇、乙醚、氯仿、樟脑、异烟肼、卡巴唑、重金属（铅、铊等）中毒等。这些因素一旦去除，可能不再引起发作。

（三）隐源性癫痫

指目前虽然未找到肯定的致病原因，但随着科学技术的发展，致病原因日渐清晰，尤其是在基因和分子医学的广泛应用和快速发展情况下，随着部分癫痫在分子水平的病因被确定，隐源性癫痫将日趋减少，在2009年ILAE最新的分类中，其定义已被"未知的病因"取代。

癫痫发作受到许多因素的影响，若能对这些因素加以调整，可以减少或有利于控制癫痫发作。

1. 年龄

有60%~80%的癫痫初发年龄在20岁以前，各年龄段的病因各不相同，其分布如表3-1所示。

表3-1　各年龄组癫痫的常见原因

0~2岁	围生期损伤、先天性畸形、代谢性障碍、婴儿中枢神经系统感染
2~12岁	中枢神经系统感染、原发性癫痫、围生期损伤、热性惊厥、神经皮肤综合征
12~18岁	原发性癫痫、颅脑外伤、血管畸形、围生期损伤、先天性代谢异常
18~35岁	颅脑外伤、脑肿瘤、原发性癫痫、脑寄生虫病
35~65岁	颅内肿瘤、颅脑外伤、脑血管病、代谢障碍（如尿毒症、肝性脑病、低血糖及电解质紊乱等）、脑寄生虫病
>65岁	脑血管病、脑肿瘤（原发性、转移性）、阿尔茨海默病等

2. 睡眠与觉醒周期

癫痫发作与睡眠觉醒周期密切相关，例如，婴儿痉挛症、良性中央回—颞区棘波灶癫痫以及具有枕叶棘波的良性癫痫基本在睡眠中发作，额叶癫痫也多在睡眠中发作，强直—阵挛发作常在清晨刚醒时发作，有时持续少睡可诱发癫痫发作。觉醒时发作的癫痫最常见的是原发性全身性癫痫（IGE），如典型失神发作，青少年肌阵挛性癫痫（JME）和癫痫伴觉醒期大发作（EGMA）等。

3. 月经和内分泌

女性癫痫患者常在经前期发作增多或加重。少数仅在月经期发生癫痫或发作频率明显增加者称为经期性癫痫。妇女妊娠时癫痫发作次数增多或减少不定。少数仅在妊娠期发生癫痫者称为妊娠期癫痫。

4. 遗传因素

遗传因素可通过三种途径影响癫痫发作：①原发性癫痫者有家族史者，其患病率较普通人群增高 6～10 倍，是由遗传因素降低个体痫性发作阈值所致；②某些遗传性疾病的基因突变是引起癫痫的原因，如许多遗传性疾病以及进行性肌阵挛性癫痫等；③遗传因素与癫痫发作有关，近年的研究经过大量实验和临床资料提示基因异常是 40% 以上癫痫患者的病因，已有 6 种常见全身性癫痫的基因被克隆，141 种单基因遗传性疾病有癫痫发作，1000 种以上基因突变与癫痫发作有关。遗传因素以编码离子通道、神经递质受体以及线粒体基因起关键作用。原发性癫痫的致病基因主要集中在离子通道基因上，涉及电压依赖或配体依赖的离子通道基因，因此癫痫被认为是一种离子通道病。目前研究结果显示，特发性癫痫相关的电压依赖的离子通道基因包括：①编码 Ca^{2+} 通道的基因 CACNA1A、CACNB4、CACNA1H；②编码 Na^+ 通道的基因 SCN1A、SCN2A、SCN2B；③编码 Cl^- 通道的基因 CLCN2；④编码 K^+ 通道的基因 KCNQ2 和 KCNQ3。同时，配体依赖的门控离子通道包括：①γ-氨基丁酸（GA-BA）受体通道基因 GABRA1、GABRG2、GABRD；②乙酰胆碱受体通道基因 CHRNA4、CHRNB2、CHRNA2。这些变异基因通常是通过改变神经元兴奋性或降低发作阈值而导致癫痫发作。此外，近年来研究发现了一些非离子通道基因的突变也可以引起癫痫的表现型。例如，LGI1 基因突变引起家族性颞叶外侧癫痫，EFHCl 基因可导致青少年肌阵挛癫痫，CRH 基因引起常染色体显性遗传夜间额叶癫痫，ME2 基因突变产生特发性全身性发作。这些结果表明癫痫的遗传病因是极为复杂的，不同的发作类型可能存在不同的遗传基础。

5. 其他因素

疲劳、饥饿、便秘、饮酒、情绪激动以及各种一过性代谢紊乱和过敏反应，都能激发癫痫发作。另外，过度换气对失神发作，过度饮水对强直—阵挛发作，闪光刺激对肌阵挛发作均有诱发作用。

有些患者仅在某种特定条件刺激下发作，如闪光、音乐、惊吓、阅读、书写、沐浴、下棋等，统称为反射性癫痫。

二、发病机制

癫痫发作的机制十分复杂，但其共同点，是脑内某些神经元的异常持续兴奋性增高和阵发性放电。这些神经元兴奋性增高的原因以及这些兴奋性如何扩散至今尚不清楚，但突触间兴奋性传递障碍可能与之有关，主要有如下假设。

（一）神经递质失平衡

神经递质失平衡可能是癫痫发生的原因。γ-氨基丁酸（GABA）是中枢神经系统主要的抑制性递质，GABA 型受体介导 Cl^- 跨膜通过，发生膜的去极化，抑制神经细胞的兴奋性。

GABA-A 型受体还通过 K^+ 通道与细胞内三磷酸鸟苷的蛋白结合，特异性调节以增加细胞的去极化，因此皮质中许多 GABA 能神经元通过前置与反馈通路的相互作用控制神经细胞兴奋性活动。谷氨酸是脑内主要的兴奋性递质，它通过许多受体亚型而兴奋神经元。N-甲基-D-天冬氨酸（NMDA）受体是一种离子载受体，它的拮抗剂有抗痫作用，而它的受体协同剂则有致痫作用。因此，脑内 GABA 受体兴奋性与 NMDA 受体兴奋性的失平衡是致痫的主要递质基础，而这两种受体功能的失平衡又因神经元突触传递的离子通道异常所致。

（二）轴突发芽

可能是神经元异常放电的形态学基础，在人和动物的各个脑区，以海马 CA3 区的锥体神经元最易发生痫样活动。而齿状回的颗粒细胞上由于存在许多抑制性突触，从而抑制痫样放电的产生。海马硬化的病理改变中发现有苔藓状纤维发芽（MFS）现象。电刺激正常海马切片的颗粒细胞不能引起痫样放电，但在有 MFS 改变的海马切片中 87% 的颗粒细胞可引起痫样放电。在应用红藻氨酸处理致痫动物模型的海马切片中可以看见 MFS。若以微量谷氨酸激活齿状回的颗粒细胞，64% 的细胞出现兴奋性后突触电位频率的增高，这说明 MFS 使齿状回的颗粒细胞间建立了返回性兴奋性突触回路。局部外伤或药物刺激可能促使皮质 MFS 的形成，从而在神经元间形成返归性兴奋性突触回路而促使发生痫样活动。

（三）遗传因素

是癫痫发生的内因，外因通过内因起作用是癫痫发生的基础。众所周知，很多癫痫患者有家族倾向，许多研究已证明某些癫痫的遗传基因和基因定位。例如，良性家族性新生儿惊厥（BFNC）是由位于 20q13.3 和 8q24 位置上的 K^+ 通道基因 KCNQ2 和 KCNQ3 基因突变所致，钾电流的减弱可诱发痫性发作。常染色体显性遗传夜发性额叶癫痫（ADNFLE）患者与位于 20q13.2 上编码烟碱型乙酰胆碱受体（nAChR）Ot4 亚单位的 Ca^{2+} 通道基因（CHRNA4）突变有关。近年来又发现位于 1 号染色体上编码 nAChR β2 亚单位的 CHRNB2 基因突变也与 ADNFLE 的发生有关，位于突触前膜上的有些 AChR 具有促进末梢释放 GABA 的功能，在基因突变后 Ca^{2+} 经受体通道的内流减少，使突触的 GABA 释放减少，降低了抑制性递质而诱发痫性发作。近期的研究还发现特发性颞叶癫痫与 K^+ 通道基因改变的关系十分密切，编码内向整流 K^+ 通道的 KCNJ4 基因在特发性 TLE 患者脑内表达水平明显下调，这种改变很可能导致神经细胞对过度钾离子负荷的缓冲能力下降，细胞兴奋性增加，最终导致异常放电发生。家族性伴热性惊厥的全身性癫痫附加症（GEFS$^+$）是由 2q24-q33 位置上的 SCN1A、SDN2A、SCN3A 基因簇和 19q13.1 位置上编码 Na^+ 通道亚型 β1 亚单位的基因（SCNIB）突变，使得 Na^+ 通道兴奋失活不能、神经元的去极化不能限制而致病。另外有研究发现该综合征还与 GABA 受体变异有关，特别是编码 GABA$_A$ 受体 γ_2 亚单位的 GABRG2 基因突变是目前较为肯定的与 GEFS$^+$ 发生有关的遗传学证据。近年来的研究在散发性 GEFS$^+$ 病例中也检测到 GABRG2 基因的多态位点 C588T 等位基因频率与正常对照组比较有明显差异，突变前后其二级结构发生明显变化，破坏了 mRNA 二级结构的稳定性，引起相关蛋白表达水平改变从而影响功能。此外，尚有家族性成年肌阵挛发作与 8q、19q SCN1B 基因突变，良性中央回发作与 16q 等部位的基因异常有关。

（四）离子通道改变

离子通道改变在遗传性癫痫发病机制中的重要性不言而喻。越来越多的研究表明，离子通道的改变是引起神经元内在兴奋性不平衡的物质基础。大部分遗传性癫痫的分子机制为离子通道或相关分子的结构或功能改变，离子通道改变在继发性局灶性癫痫的发病中也起重要作用。目前研究已明确与癫痫密切相关的离子通道有以下 4 种。

1. 钾通道异常

目前在人类已证实 M 型 VGKC 病变导致良性家族性新生儿癫痫，M 型钾通道由 2 个 Q2 与 2 个 Q3 亚单位组成，任何一个亚单位突变均可导致外向性钾电流减少，出现细胞兴奋性增高和癫痫。另外，A 型钾通道可产生瞬间的外向钾电流，阻断 A 型钾通道可导致严重的癫痫发作，其在皮质异位局灶性癫痫灶中的作用已被证实。A 型钾通道调节因素的作用也逐渐在人类癫痫中证实，如 EFHC1、EFHC2 基因与青少年肌阵挛性癫痫有关。

2. 钠通道异常

SCN1A、SCN2A 基因突变可使钠通道失活延缓，从而在静息状态下产生持续性钠内流，使膜电位慢性去极化，细胞兴奋性增高。SCN1A、SCN2A 异常可导致人类的婴儿重症肌阵挛癫痫（SME）、伴热性惊厥的全身性癫痫附加症（GEFS+）、良性家族性新生儿婴儿癫痫、严重的癫痫性脑病等。而钠通道的 β 亚单位本身不构成通道，但参与通道开放的调节，SCN1B 的突变可使钠电流的时程延长，从而增加细胞的兴奋性，在人类 SCN1B 的异常可导致 GEFS+，另外 SCN1B 可能与失神、肌肉阵挛等多种特发性癫痫类型有关。

3. 钙通道异常

CACNA1H 基因突变与 T 型钙通道异常在儿童失神发作中的作用已得到临床和实验证实，目前尚无钙通道基因异常导致单基因疾病的报道。

4. 配基门控型通道

配基门控型通道又称受体，通过与外源性作用物结合，使通道开放或关闭而产生相应的离子流与兴奋性改变，如 γ - 氨基丁酸（GABA）受体亚单位突变可导致 GEFS+、SME（GABRG2 突变）、JME（GABRA1 突变）、特发性全面性癫痫（IGE）（GABRD 突变）以及儿童失神癫痫（CAE）（GABRG2 突变），还有烟碱型乙酰胆碱受体基因（CHRNA4、CHRNB2）异常导致常染色体显性遗传性夜间额叶癫痫，由于烟碱受体 α_4 或 β_2 亚基的异常，使其对激活物敏感性增加而出现癫痫（表 3-2）。

表 3-2　部分已知离子通道相关的单基因及多基因遗传性癫痫

癫痫类型	致病基因	基因产物
单基因遗传性癫痫		
良性家族性新生儿癫痫	KCNQ2，KCNQ3	M 型钾通道 Q2，Q3 单位
良性家族性新生儿、婴儿癫痫	SCN2A	Ⅱ 型钠通道 α 亚单位
伴热性惊厥的全身性癫痫附加症	SCN1B， SCN1A， SCN2A，GABAG2	钠通道 β 亚单位，Ⅰ 型、Ⅱ 型钠通道 α 亚单位，GABA-A 受体亚单位
婴儿重症肌阵挛癫痫	SCN1A	Ⅰ 型钠通道 α 亚单位
常染色体显性遗传性夜间性额叶癫痫	CHRNA4，CHRNB2	烟碱型乙酰胆碱受体 α_4、β_2 亚单位，
青少年肌阵挛性癫痫	GABRA1	GABA-A 受体亚单位
常染色体遗传性伴听觉特征的部分性癫痫（ADPEAF）	LGI1	富亮氨酸胶质瘤失活蛋白

续表

癫痫类型	致病基因	基因产物
多基因遗传性癫痫		
特发全面性癫痫	CLCN2，GABRD	氯离子通道，GABAδ 亚单位
儿童失神性癫痫	CACNA1H	T 型钙通道
青少年肌阵挛癫痫	BRD2，EFHC1，EFHC2	转录调节因子，钙感受器

癫痫的发生机制十分复杂，除上述因素外，免疫机制也参与其发生，可能是自身抗体与神经细胞突触传递中的受体结合，导致受体破坏、再生和轴突发芽而使兴奋通路错误传递。

（刘　畅）

第二节　癫痫的分类与临床表现

一、分类

国际抗癫痫联盟在过去大量工作的基础上，于1981年和1989年分别提出癫痫发作的临床及脑电图分类和癫痫与癫痫综合征的分类。这一分类因其方便实用至今仍在临床工作和国际交流中使用。

（一）癫痫发作的临床及脑电图分类

1. 部分性发作（局灶性、局限性发作）

分为单纯部分性发作、复杂部分性发作和部分性发作发展至继发全身性发作3部分。

（1）单纯部分性发作（无意识障碍）。

1）以运动症状为表现的发作。①局限性运动性发作（不进展）。②局限性运动性发作逐渐扩延（Jacksonian 发作）。③扭转性发作。④姿势性发作。⑤发音性（发声或语言中断）发作。

2）躯体感觉或特殊感觉性发作，有简单幻觉，如麻木、闪光、嗡鸣，表现为以下6个方面。①躯体感觉性。②视觉性。③听觉性。④嗅觉性。⑤味觉性。⑥眩晕性。

3）自主神经症状或体征：包括上腹部感觉、苍白、出汗、潮红、竖毛、瞳孔散大等。

4）精神症状（高级大脑皮质功能障碍）。①语言困难。②记忆障碍（似曾相识）。③认知（梦样状态、时间的歪曲）。④情感性（恐惧、发怒或其他情感状态）。⑤错觉（视物显大症）。⑥结构性幻觉（如音乐、景象）。

（2）复杂部分性发作有意识障碍，有时从单纯部分性发作开始。

1）单纯部分性发作继以意识障碍。①单纯部分性发作继之以意识障碍。②自动症。

2）开始即有意识障碍。①仅有意识障碍。②有自动症。

（3）部分性发作发展至继发全身性发作可以是全身强直—阵挛、强直或阵挛发作。

1）单纯部分性发作发展至全身性发作。

2）复杂部分性发作发展至全身性发作。

3）单纯部分性发作发展为复杂部分性发作再进展为全身性发作。

2. 全身性发作（非局限开始的发作）

（1）失神发作。①典型失神发作，仅有意识障碍；伴有轻度阵挛；伴发肌张力丧失；伴有强直性肌肉收缩；有自动症；有自主神经症状。除仅有意识障碍外，其余可以单独或合并出现。发作时脑电图上有双侧性3次/秒的棘慢波。②不典型失神发作，可以有更为明显的肌张力改变；发作开始和（或）终止均不突然。

（2）肌阵挛发作（单一或多发）。

（3）阵挛发作。

（4）强直发作。

（5）强直—阵挛发作。

（6）失张力性发作。

3. 不能分类的癫痫发作

包括因资料不全而不能分类的各种发作以及迄今所描写的类型不能包括者，如某些新生儿发作：节律性眼动、咀嚼及游泳样运动。

（二）癫痫和癫痫综合征的分类

1. 与部位相关（局灶性、局限性、部分性）的癫痫及综合征

分为特发性和症状性两个方面。

（1）特发性起病与年龄有关。

1）具有中央、颞区棘波的良性儿童癫痫。

2）具有枕叶暴发的儿童癫痫。

3）原发性阅读性癫痫。

（2）症状性分为以下2个方面。

1）慢性进行性部分性癫痫状态。

2）以特殊状态诱发发作为特征的综合征，分为：①颞叶癫痫；②额叶癫痫；③顶叶癫痫；④枕叶癫痫。

2. 全身性癫痫及综合征

分为特发性、隐源性和症状性3个方面。

（1）特发性起病与年龄有关。

1）良性家族性新生儿惊厥。

2）良性新生儿惊厥。

3）良性婴儿肌阵挛癫痫。

4）儿童失神癫痫。

5）青少年失神癫痫。

6）青少年肌阵挛癫痫。

7）具有大发作的癫痫。

8）醒觉时具有大发作（GTCS）的癫痫。

9）其他全身特发性癫痫。

10）以特殊状态诱发发作的癫痫。

（2）隐源性或症状性分为以下4个方面。

1）West综合征（婴儿痉挛症）。

2）Lennox-Gastaut 综合征。

3）肌阵挛站立不能性癫痫。

4）肌阵挛失神性癫痫。

（3）症状性分为以下 2 个方面。

1）非特殊病因。①早期肌阵挛性脑病。②早期婴儿癫痫性脑病伴有暴发抑制（大田原综合征）。③其他症状性全身性癫痫。

2）特殊综合征合并于其他疾病的癫痫发作，包括有发作及以发作为主要症状的疾病。

3. 不能确定为局限性或全身性的癫痫及综合征

（1）兼有全身性和局限性发作，分为以下 5 个方面。

1）新生儿发作。

2）婴儿严重肌阵挛癫痫（Dravet syndrome）。

3）慢波睡眠期持续棘慢复合波癫痫（ESES）。

4）获得性癫痫性失语（Landau-Kleffner 综合征）。

5）其他不能确定的癫痫。

（2）未能确定为全身性或局限性者，在临床及脑电图所见不能确定为全身性或局限性的全身性强直—阵挛发作，如很多睡眠期的 GTCS。

4. 特殊综合征与情况相关的发作

（1）热性惊厥。

（2）发作或孤立癫痫状态。

（3）仅发生于急性代谢性或中毒性事件的发作，如酒精中毒、药物、子痫、非酮性高甘氨酸血症（ILAE，1989）。

国际抗癫痫联盟关于癫痫和癫痫发作分类的方案，在临床应用中发现仅用上述两种分类很难将有些发作归入某一发作类型，随着近年来基因学与分子生物学、中枢神经递质、分子电生理及临床电生理等学科的发展，国际抗癫痫联盟于 2001 年又提出了修改上述方案的建议，新方案总结了近年来癫痫研究的进展，更为全面与完整，其目的是希望有助于了解癫痫分类学的新观点，是否适用于临床还有待于在使用中不断完善和修改。新方案由 5 个层次组成。①发作期症状学：根据标准描述性术语对发作时的症状进行详细的描述；②发作类型：确定患者的发作类型，如有可能应明确大脑定位，如为反射性发作需指明特殊的刺激因素；③综合征：进行癫痫综合征的诊断；④病因：如可能根据经常并发癫痫或癫痫综合征的疾病分类确定病因，或症状性癫痫的特殊病理基础；⑤损伤，评价癫痫造成损伤的程度。

二、临床表现

癫痫发作大多具有短时性、刻板性和间歇反复发作 3 个特点，各类发作既可单独出现，也可不同组合地出现于同一个患者身上，也可能起病初期表现为一种类型的发作，以后转为另一种类型。例如，在儿童期出现的失神发作可在青春后期转为全身性强直—阵挛发作（GTCS）；也有起初为全面性发作，以后发生复杂部分性发作等。以下介绍临床上常见的发作类型。

（一）全身性强直—阵挛发作

患者突然神志丧失并全身抽搐发作，可为原发性或继发性，但大部分属继发性。按症状经过可分为三期。

1. 先兆期

部分继发性发作的患者在发作前一瞬间可出现一些先兆症状，分为感觉性（如上腹部不适，胸、腹气上升，眩晕，心悸等），运动性（如身体局部抽动或头、眼向一侧转动等）或精神性（如无名恐惧，不真实感或如入梦境等）。先兆症状极为短暂，有的甚至不能回忆。先兆症状常可提示脑部病灶的位置。原发性发作的患者常缺乏先兆症状。

2. 抽搐期

患者突然神志丧失，发出尖叫声，跌倒，瞳孔散大，对光反射消失。又可分为两期。

（1）强直期：全身肌肉强直性收缩，颈部和躯干前屈转为反张，肩部内收，肘、腕和掌指关节屈曲，拇指内收，双腿伸直，足内翻。由于呼吸肌强直收缩，呼吸暂停，脸色由苍白或充血转为青紫，双眼上翻，持续约 20 秒。先自肢端呈现细微的震颤，震颤幅度逐渐增大并延及全身，即进入阵挛期。

（2）阵挛期：全身肌肉屈曲痉挛，继之有短促的肌张力松弛，呈现一张一弛性交替抽动，形成阵挛。发作过程中阵挛频率逐渐减少，松弛时间逐渐延长。持续 1~3 分钟，出现最后一次强烈痉挛后，抽搐突然停止。在此期内，由于胸部的阵挛活动，气体反复由口中进出，形成白沫。若舌或颊部被咬破，则口吐血沫。

3. 痉挛后期或昏睡期

在此期间，患者进入昏睡状态。在最后一次明显的痉挛后 5 秒有时可有轻微短暂的强直性痉挛，但以面部和咬肌为主，造成牙关紧闭并有再次咬破舌头的可能。在最后一次痉挛到第二次肌肉强直期之间全身肌肉松弛，包括括约肌在内，尿液可能自尿道流出造成尿失禁。呼吸渐趋平稳，脸色也逐渐转为正常，患者由昏迷、昏睡、意识模糊而转为清醒。此期长短不一，经数分钟至数小时。醒后除先兆症状外，对发作经过不能回忆，患者往往感到头痛、头昏、全身酸痛乏力。少数患者在发作后还可能出现历时长短不等的精神失常。

发作间歇期患者正常。脑电图描记约 50% 有节律紊乱，阵发性尖波、棘波或棘慢复合波。如在睡眠状态下描记及使用其他诱发试验时，可有 75% 以上显示异常。发作期因肌肉痉挛，不易进行脑电图描记，如能描记到脑电图，一般由低幅快频率的棘波开始，逐渐变为高幅尖波，最后变为慢波，抽搐停止后进入电活动抑制状态，然后再出现慢波逐渐变为正常。发作间歇期脑电图正常者往往容易控制，预后较好。若为继发性癫痫大发作，则脑电图上可能有局灶性改变。

发作时患者可能因突然神志丧失跌倒而遭受各种程度的外伤，也可能在发作时由于肌肉的剧烈收缩而发生下颌关节脱臼、肩关节脱臼、脊柱或股骨骨折，甚至颅内血肿等。患者昏迷时如将唾液或呕吐物吸入呼吸道，还可能并发吸入性肺炎。在强直期因呼吸暂停而有短暂的脑缺氧，以致造成脑组织损害，病程迁延者，这种损害更重。原发性癫痫患者一般不会发生智能衰退，预后较好。如果发作非常频繁，时间久加之原来又有脑部病变的基础，则可能发生智能衰退，甚至痴呆。

（二）非局限开始的非惊厥性发作或全脑非惊厥性发作

临床主要见于儿童或少年，有以下四种发作形式。

1. 失神发作

以 5~10 岁起病者为多，15 岁以后发病者极为少见。发作时表现为短暂的意识丧失，一般不会跌倒，也无抽搐。患儿往往突然停止原来的活动，中断谈话，面色苍白，双目凝视无神，手中所持物件可能跌落，有时头向前倾，眼睑、口角或上肢出现不易觉察的颤动。有时眼球有向上的颤动，也可能机械地从事原先的活动。一般持续 6~20 秒，极少超过 30 秒，发作突然停止，意识立即恢复。发作无先兆，也不能回忆发作经过。

因为发作时间短暂，常不易被人发觉。部分儿童因进食时发作，碗筷经常跌落或玩耍时玩具落地而引起家长注意。临床经过一般良好，智力不受影响，但发作频繁，一天可达数十次以至百余次，会影响学习。通常至青春期停止发作，也有部分转为全身性强直—阵挛发作。

失神发作的诊断标准为：①反复发作的短暂失神，深呼吸容易诱发；②脑电图上有弥漫性双侧同步的 3 次/秒的棘—慢波。

全身性强直—阵挛发作患者在服用抗痫药后没有惊厥发作，但有先兆或短暂意识不清时，应认为是强直—阵挛发作的不完全发作而不能视为失神发作。15 岁以后发生失神发作时应首先考虑颞叶癫痫。年长者还应注意与短暂脑缺血发作（TIA）鉴别。

2. 非典型失神发作

肌张力的改变比典型失神发作明显，发作和停止并不十分突然。脑电图上表现为不规则 2.5 Hz 以下的棘—慢波，往往为不对称或不同步的。

3. 失张力性（松弛性）发作

为一种复合性发作，多见于儿童，表现为突然意识障碍和肌张力消失，发作结束后意识很快恢复，肌张力消失可能使患者跌倒于地。

4. 肌阵挛发作

为一种复合性发作。以头部及上肢肌肉为主的双侧节律性肌阵挛抽动，频率为 3 次/秒，与脑电图上棘—慢波或多棘—慢波的频率一样，而且与棘波同步。对药物的反应很差。

（三）单纯部分性发作

为大脑皮质局部病灶引起的发作，通常由于损害的区域不同而引起不同的表现类型，患者意识常保持清醒。部分患者的单纯部分性发作可发展成全身性发作。

1. 单纯体感性发作

指躯体感觉性而非内脏感觉性发作，往往局限于或先从一侧口角、手指或足趾开始的短暂感觉异常，表现为麻木、触电感或针刺感，偶尔发生温热感、动作感或感觉缺失。疼痛感则极为罕见。最近有一些儿童病例发生足底、足趾、腕距小腿关节发作性疼痛的报道。病灶一般在对侧大脑半球中央后回。如果痫性活动延及其他区域，会产生运动性发作甚至全身性发作。

2. 单纯运动性发作

多从一侧口角、手指或足趾开始或局限于该处的强直性或阵挛性抽搐，由对侧中央前回神经元的异常放电所引起。发作时意识并不丧失。持久或严重的局限性运动性发作常在发作后遗留暂时性的局部瘫痪（Todd 瘫痪）。局部抽搐偶可持续数小时、数天，甚至数周，局限性运动性发作连续不断而患者意识始终清醒者称为部分性癫痫持续状态。

3. 扩延型（Jackisonian 发作）

局限性单纯体感性或运动性发作可按其感觉或运动代表区在大脑中央后回或前回的分布顺序缓慢移动，甚至扩散至对侧半身。有时局限性体感性发作不仅先有局部感觉异常，沿中央后回扩展至一侧半身，而且可以越过中央沟扩展至中央前回出现部分运动性发作。若放电再通过大脑皮质下的联系纤维而导致双侧大脑半球的弥漫性放电，就发展成继发全身性惊厥发作，此时患者的意识丧失。若局限性发作很快转化为全身性发作，这种部分性发作或感受就成为"先兆"。有时扩延非常迅速，正如前述，甚至患者还来不及"感受"或"意识"到有先兆时即失去意识，出现四肢抽搐，醒后不能回忆，临床医生常难以区别究竟为原发性还是继发性发作，有时也难于区别究竟是部分性发作还是全身性发作。

4. 其他感觉性发作

有视觉性发作、听觉性发作、眩晕性发作、嗅觉性发作和味觉性发作等。

5. 混合性发作

一种以上的上述发作形式。

（四）复杂部分性发作

多数自简单部分性发作开始，随后出现意识障碍、自动症和遗忘，也有发作开始即有意识障碍。由于症状复杂，病灶常在颞叶及其周围，涉及边缘系统，故又称精神运动性发作、颞叶癫痫或边缘（脑）发作。

这一类型的发作，多以意识障碍与精神症状为突出表现。患者在发作时与外界突然失去接触，意识模糊，出现一些无意识的动作（称为自动症），如咂嘴、咀嚼、吞咽、舐舌、流涎（口咽自动症），反复抚摸衣扣或身体某一部位，或机械地继续其发作前正在进行的活动，如行走、骑车或进餐等。有的表现为精神运动性兴奋，如突然外出、无理吵闹、唱歌、脱衣裸体、爬墙跳楼等。每次发作持续达数分钟或更长时间后，神志逐渐清醒，对发作情况多数无记忆。也可能表现为单纯部分性发作中出现精神症状，接着就与外界失去接触，并出现自动症。发作停止后，对于自动症以前出现的一些症状，常常能回忆。复杂部分性发作可以发展为全身性强直—阵挛发作。脑电图上最典型的表现为在一侧或双侧颞前部有棘波或尖波发放。由于致病灶常在颞叶内侧面或底面，有时头皮电极不易见到痫样放电而表现为阵发性 θ 波活动。睡眠描记、蝶骨电极或鼻咽电极可使局灶性棘波或尖波的阳性率增高。部分患者的异常放电灶位于额叶。

单纯部分性发作可以发展为复杂部分性发作或出现继发全身发作。癫痫发作反复发生者即为癫痫症，如儿童有反复失神发作时即成为儿童失神癫痫，其类型可参见国际癫痫和癫痫综合征分类。以下介绍其中常见的四种。

1. 婴儿痉挛症

多在生后 3~9 月龄间发生，超过 1 岁才发病者极为少见。临床表现为突然短暂的、全身性肌肉强直性抽动，往往以屈肌为主，因此每次发作时颈部屈肌痉挛呈点头状，上肢屈曲上举，下肢也卷曲，因此又称为点头或强直痉挛，或称为前冲性小发作、折刀样抽搐或West 综合征。屈曲的婴儿痉挛、智能运动发育迟滞和脑电图高峰节律紊乱构成本病的三联征。每次发作极为短暂，持续 1~15 秒，但可连续发生数次至数十次，每次痉挛时可伴口中发声，清醒及睡眠时均可发作，尤其是在入睡及清醒后不久容易发生。这种"丛集"性发作，每天可发生数次。本病严重影响患儿智力发育，病前已获得的智力功能也可能消失，智力低下严重程度与发作形式、确诊早晚及治疗手段等无明显关系。

这种病例大部分为继发性，多有脑部损害的病症，小部分为隐源性，预后取决于正确诊断与应用激素治疗的早晚，但仍伴有智能、运动发育迟缓，如发作抑制不住并发生全身性强直—阵挛发作或不典型失神发作，称为 Lennox-Gastaut 综合征，与 West 综合征一样，均属难治性癫痫之一。脑电图描记常显示弥漫性不规则的高电位尖波、棘波和慢波发放，每次发放后有一低电位的间歇期，此时可有痉挛发作，脑电图改变为高峰节律紊乱或者高峰失律。

2. 良性儿童中央—颞区棘波灶癫痫

发病多在 3~13 岁，以 9~10 岁最多。表现为睡眠中开始的一侧口唇、齿龈、颊黏膜的感觉异常，以及一侧面部、口唇、舌和咽喉部肌肉的强直性、阵挛性抽搐，使患者惊醒，但不能言语，往往在发展为全身性发作后才惊醒家长，所以很少发现其局限性口、面部抽搐而误认为单纯全身性发作，直至脑电图常规或睡眠检查才发现一侧或双侧中央区（C_3、C_4）和（或）颞叶（T_3、T_4）有高波幅尖波、棘波放电灶。一般发作稀少，数月或更长时间发作 1 次。本症占儿童期癫痫的 15%~20%，预后良好，易于药物控制，不管治疗与否，大多可在 15~16 岁自愈。以往认为预后较好的原发性全身性发作中，这种类型的癫痫占了不少比例。

3. 儿童枕叶放电灶癫痫

发病年龄自 15 月龄至 17 岁（平均为 7 岁）。常为发作性的视觉症状如黑蒙、视幻觉（移动的光点等）或错觉（视物变小等），接着可有偏侧性阵挛，偶可有大发作。发作后可有头痛。闭眼时脑电图上在枕部有高幅棘波或尖波，睁眼时消失，此为与其他癫痫如不典型失神发作的鉴别点。本症比较少见，目前被归于原发性局灶性癫痫中，基本属于良性癫痫，预后良好。

4. Lennox-Gastaut 综合征（LGS）

起病于学龄前，3~5 岁为发病高峰，患者多伴有智能发育障碍，LGS 大多可以找到病因，常继发于其他癫痫，特别是继发于 West 综合征，这部分病例大多预后不良。其他类型的癫痫发作也可转化为 LGS，如全身性强直—阵挛发作、部分性发作等。LGS 有多种发作形式，以强直发作最为常见，还有失张力发作、肌阵挛发作、全身性强直—阵挛发作等，每天发作达数次。脑电图背景活动异常，伴有 1.5~2.5 Hz 棘—慢波或尖慢波。本症治疗困难，抗癫痫药物较难控制发作，预后不佳。

5. 诱发性癫痫

约有 5% 的患者，在某些特定体内外因素如缺睡、乙醇或药物撤除等可诱发癫痫发作，某些刺激如闪光、声音，或需做出决断的活动，如弈棋等，也可诱发发作，称为感受性或反射性癫痫。抗癫痫药物的治疗效果较差，需避免诱发因素，如防止电视性癫痫可以用单眼观看或不要过于靠近电视机，室内电灯不要全关闭。

（刘 畅）

第三节 癫痫的诊断与鉴别诊断

癫痫的诊断对临床表现典型者来说一般并不困难，但发作表现复杂或不典型者，确定诊断也非易事。癫痫的诊断方法和其他疾病一样，主要是通过病史采集、体格检查与神经系统检查、实验室检查等几个方面收集资料，进行综合分析。癫痫诊断的思维程序，包括是否是癫痫，是何种类型或综合征的癫痫，由何种病因导致。癫痫的诊断需要解决或回答下列问题：①其发作性症状是癫痫性的，还是非癫痫性的；②如为癫痫性的，是什么类型的发作，是否为特殊的癫痫综合征；③是否有癫痫性病灶的证据，病因或病理变化是什么；④是否有特殊的诱发因素。

一、癫痫的诊断步骤

确定癫痫的诊断，主要依靠临床表现、脑电图波形和抗癫痫药物的效应。对一位患者来说，初步的诊断并非要求三项条件必备，但在诊断过程中，对不同的患者，三者都是重要的。尤其是最后诊断的确立，对多数患者来说，三项条件必不可少。

（一）病史采集与体检

当前虽然有了良好的实验室条件，但病史采集和临床检查是无可替代的。癫痫患者就诊时均在发作以后而且体检大多数无异常所见，因此病史十分重要。由于患者发作时多数有意识障碍，叙述不清发作中的情况，甚至根本不知道自己有发作（如夜间入睡中的发作），因此必须详细询问患者的亲属或目击其发作的人，常需要很长时间了解患者的过去和现在。应该包括详细的发作中及发作后的表现，是否有先兆，发作次数及时间，发作有什么诱因，与生理变化如月经和睡眠的关系如何，患者智力、生活能力及社会适应性如何，性格是否有变化等。但目击者往往由于缺乏医学专业培训，或是在目睹患者发作时由于惊慌等原因而不能提供充分、详尽、可靠的发作细节，甚至对患者的发病情况描述错误，最终导致临床医生误诊，将痫性发作与非痫性发作相混淆，因此，对初诊断为癫痫的患者使用带录像的脑电图作较长时程的视频脑电图（V-EEG）就变得十分必要。国外还有建议对癫痫患者设立家庭录像，以了解患者的发作情况。病史采集应注意的是：癫痫通常是慢性病过程，患者的发作常不确定，因此在就诊时对每次发作的描述常有很大变异。因此对专科医师而言，每次与患者交谈都应反复询问患者及其家属对发作的描述，以便不断地修正诊断。由于移动电话的普及，可要求患者家属在发作时用其携带的摄影功能记录其发作情况，在就诊时交给医生，这不失为简便而有效的方法。

还应了解患者过去患过什么病，是否有脑外伤史，其母亲在怀孕期间及围生期是否有异常，以及患者的习惯、工作、营养状态等。家族史也同样重要，询问其父母亲双方是否有癫痫或其他遗传病史。对上述细节的询问有助于临床医生进一步判断引起癫痫发作的可能病因。临床体检除可发现有无神经系统阳性体征外，还须注意患者的智能情况、心脏情况、皮肤和皮下结节、有无畸形、有无运动与协调功能障碍等。必须强调癫痫是临床诊断，如实验室报告与观察到的临床现象不符，则以后者为主。

（二）脑电图检查

脑电图检查对癫痫的诊断有很大的价值，脑电图已成为癫痫诊断和分型必不可少的检查方法，还广泛应用于指导选用抗癫痫药、估计预后、手术前定位，并用于阐明癫痫的病理生理。发作时记录的脑电图诊断意义最大，但这种机会甚少，大多在发作间歇期对患者进行脑电图检测。一次发作间歇期记录，历时 20 ~ 40 分钟，其发现癫痫样电活动的概率约 50%，故不能据此作为确诊有无癫痫的手段。发作间歇期放电与患者发作时的放电有很多不同之处，两者相比较，前者持续时间短暂（一般不超过 2 ~ 3 秒），甚至为单个散在出现，波形整齐，不伴有临床发作而且波形可与发作时放电完全不同，出现范围也不如后者广泛。而发作时放电持续时间通常在数 10 秒以上甚至数分钟，包括节律性及重复性成分，波形不如发作间歇期放电整齐，出现范围广泛，常合并临床发作。

脑电图可以用来鉴别发作类型和明确致痫灶部位，常规脑电图常要多次重复记录，并结合缺睡诱发和睡眠记录，可使阳性率增加至 85% 左右，其余 15% 的患者，需应用长时监测（LTM）的方法来获取更多的信息，个别复杂部分性发作的患者甚至需要做脑深部电极记录方能确诊。除去某些特殊类型如儿童失神发作和婴儿痉挛症外，由于头皮电极所记录到的癫痫样电活动可能不来自皮质，而为远处病灶的传播所致，常规记录有其性能上的局限性，应用视频脑电图（V-EEG）为较理想的方法。

长时脑电图监测的目的是通过延长脑电图记录时间获得更多的信息，包括发作时和发作间期的异常发放，用于确定癫痫的诊断，进行癫痫发作的分类，也有助于对脑内癫痫源病灶的定位，有助于患者在服用抗癫痫药物过程中监测脑电变化等。LTM 的方法可根据是在医院外还是院内监测以及所采用技术的不同而分为数种。院内的 LTM 需要患者在监测室或监测病房内，进行 24 小时、数天至数周的监测；而院外监测最常用的是携带式脑电图（AEEG），由患者随身携带一个电子盒及记录设备，一般包含 8～16 个电极。AEEG 监测的优点是允许患者在正常的环境中从事一些日常活动，同时进行脑电图记录，特别是对于门诊患者。但因为在 24 小时记录过程中缺乏同步的视频监测，对可能出现的伪差需要加以识别。其中包括眼动、眨眼、吞咽、咀嚼及其他身体运动均可产生伪差，故要求患者尽量在家中安静度过监测期。另外，在缺乏视频监测的情况下，AEEG 对于临床和脑电图之间关系的判断变得非常困难，不能仅仅通过 AEEG 的检测结果来鉴别癫痫性与非癫痫性临床发作，因为不确定的记录结果可能会给临床造成误导或误诊。24 小时脑电监测检查的适应证是：应选择在发作时可能有特征性的脑电图变化，发作时较少出现动作伪差并在发作后立即恢复正常状态的病例。脑电携带式监测为临床提供了有效的检查手段，用于癫痫及其相关发作性疾病的诊断，实现了脑电图在自然状态下的长时间监测。对于尚不能确定的病例应配合长时间视频脑电图监测。视频脑电图（V-EEG）监测对癫痫的诊断有非常重要的意义，大多可以获得有助于诊断的信息，同时有助于鉴别非癫痫性发作及假性发作。对于反复常规脑电图结果阴性的患者，长时间通过数小时、数天或数周的 V-EEG 监测，可以对少见的发作期及发作间期的异常脑电图进行分析，并通过增加电极数（包含 32 电极、64 电极甚至更多的监测电极）来进行更为准确的癫痫灶定位。发作时的视频记录还可以获得癫痫发作时的症状学信息，并将其与当时的脑电图进行对照研究。

（三）神经影像学检查

癫痫影像学检查的主要目的是寻找最可能与最重要的潜在病因，包括那些药物难治性癫痫需要接受手术治疗的患者。癫痫影像学检查方法有：常规 X 线摄影、脑血管造影、CT、MRI、正电子发射断层扫描（PET）、单光子发射断层扫描（SPECT）、功能 MRI 成像、MRS 等。

电子计算机 X 线体层扫描（CT）有助于发现肿瘤或其他可能导致癫痫发生的结构性改变，但大多数癫痫患者的 CT 扫描结果正常。MRI 较 CT 有更高的软组织分辨率，对于诊断脱髓鞘病（脑白质病变）、脑炎、脑缺血、早期脑梗死和低度分化胶质瘤等疾病，优于 CT。此外，MRI 还有多方位成像的优点，一次扫描可以分别获得横断面、冠状面、矢状面和任意方向的层面图像，MRI 一般没有骨骼和金属产生的伪影。而 SPECT 与 PET 则对脑的生理、生化、化学递质、受体乃至基因改变的研究具有独特作用。

新发癫痫患者进行脑部影像学检查的指征包括：病史或脑电图提示有局灶性起源的依据者；于婴儿期或是成人期首次发病者；神经系统体检有局灶性阳性体征者；经典抗癫痫药物正规治疗疗效不佳者；长期应用抗癫痫药物治疗癫痫得到控制，经过一段稳定期后发作再次频繁者或发作类型改变者。重复脑部影像学检查的指征有：癫痫复发，发作情况恶化，抗癫痫药物常规治疗出现难以解释的发作类型的变化，以及神经系统体检发现体征出现变化。在所有的影像学检查方法中，MRI 技术为首选，可做颅脑或海马 MRI，应该作为诊断癫痫的常规检查内容。对于部分不能接受 MRI 扫描，或是怀疑有脑部结构性损害、情况紧急的患者可以选用 CT 扫描。功能影像学检查则多用于癫痫手术时致痫灶的定位。

1. MRI

MRI 已经成为评价癫痫患者（尤其是部分性发作的癫痫患者）最为重要的影像学检查技术。高清分辨率 MRI 能够对近 80% 行颞叶切除术的患者和近 60% 行额叶切除术的患者进行手术定位。MRI 在诊断颞叶海马硬化方面具有重要作用，典型表现为与癫痫灶同一侧的中央海马不对称变小或萎缩，受累海马在 T_1 加权像为高信号。具有内侧面海马硬化（MTS）的难治性癫痫的 MRI 检出率约为 90%，轻度的 MTS 可能不被 MRI 检出。约有 90% 颞叶癫痫的 MRI 发现与脑电图改变相吻合，而颞叶外癫痫两者的一致性相对较低。其他能够被 MRI 成像检出的病变还包括：低级肿瘤、血管畸形、局限性损伤或胶质增生、脑皮质发育异常等。这些病变均是颞叶以外癫痫的重要病因，其中局部脑皮质发育异常较难被检出。

MRI 影像的采集技术对于能否发现异常病灶至关重要，一般高分辨率 MRI 所需的磁场强度至少要达到 1.5 T，分别作冠状面、横断面和矢状面扫描（层厚≤1.5 mm），T_1 加权序列、T_2 加权序列与 FLAIR 序列。根据解剖学特点，颞叶的 MRI 扫描取斜冠状位面的 T_1 加权像，扫描平面垂直于海马的长轴。

2. MRS

磁共振波谱仪（MRS）是一种评价体内组织和器官生化和代谢特征的非侵袭性与非损伤性检查方法，在颞叶癫痫的临床诊断方面具有越来越重要的作用。尽管许多原子核能够被 MRS 检测到，但用于颞叶癫痫的定侧诊断主要集中于 1HMRS 波谱分析。H 质子是生物界最普遍存在的原子核，具有绝对敏感性，代谢物信号的相对频率位置又称化学位移，受原子核局部磁场环境的影响。1HMRS 主要有 3 个共振波：N-乙酰天冬氨酸（NAA），胆碱类物质——磷酸胆碱、甘油磷酸胆碱和乙酰胆碱，肌酸和磷酸肌酸（Cr + PCr）。其他一些更为复杂的代谢物波峰如果存在也能被检测到，如乳酸、谷氨酸、γ-氨基丁酸等。NAA 被定位于神经元内。由于总肌酸（Cr + PCr）浓度在大脑不同代谢情况下基本保持不变，所以 Cr + PCr 常作为计算比值的标准，如 NAA/Cr 比值，也有用 NAA/（Cr + Cho）比值来进行比较分析的。1HMRS 用于颞叶癫痫定侧诊断的标准多种多样，有绝对浓度比较，有信号强度比值的比较，但就目前的 MRI 设备而论，只能用 NAA/（Cr + Cho）比值作为颞叶癫痫定侧诊断的标准。颞叶癫痫患者病侧颞叶 NAA 降低和（或）Cr、Cho 的升高所造成的 NAA/（Cr + Cho）比值降低较为敏感。磁共振波谱技术为颞叶癫痫的术前定位诊断提供了新的手段。

3. 功能性磁共振成像（fMRI）

近年来，功能性磁共振成像（fMRI）的应用已得到广泛开展，fMRI 采用自体血氧水平依赖（BOLD）的方法，了解特殊任务引起的局部脑血流和代谢改变，从而了解局部的脑功能。fMRI 是完全非创伤性的，而且提供了足够的任务相关信号来实现脑功能的激发研究。fMRI 对癫痫的早期研究是语言功能定侧，同时对颞叶癫痫患者术前的记忆功能评价也具有价值。fMRI 对颞叶癫痫的研究具有广阔的前景，其对手术预后的评价作用令人瞩目，对手术适应证的掌握和手术方案的选择也具有参考价值。

4. PET 及 SPECT

正电子断层显像（PET）属于功能显像范畴，采用不同的正电子显像剂进行脑部 PET 显像可反映脑功能方面的信息，包括血流、代谢及受体等功能。由此，PET 脑功能显像又可分为脑血流灌注显像（血流量、血容量）、脑代谢显像（葡萄糖代谢、氧代谢、氨基酸代谢）和脑受体显像（多巴胺、5-羟色胺、阿片等各类受体）。目前常用的方法有：用 ^{15}O-H_2O 来测定局部脑血流灌注，用 ^{18}F-FDG（去氧葡萄糖）来测定局部脑葡萄糖代谢率，用 ^{11}C-FMZ 来测定苯二氮䓬受体密度，用 ^{11}C-Diprenorphine 来测定颞叶癫痫中阿片受体的变化等。癫痫患者发作间期 ^{18}F-FDG-PET 脑代谢研究最常见的异常是局部皮质下代谢降低而呈 FDG 摄取减少，通常低代谢区与发作源的部位相一致。

单光子发射电子计算机断层扫描（SPECT）是一种核医学检查，主要反映脑功能（如脑血流灌注、代谢、受体等）的变化。SPECT 的基本原理是将能衰变放出 γ 光子的放射性核素标记化合物静脉注射、吸入或服入体内，然后用探头从不同方向或角度接受被检查者部位释放出的 γ 光子，利用计算机特殊软件综合处理，重建核素立体分布的三维图像，测定单位体积的放射性活性（即浓度）。SPECT 在癫痫中的应用主要包括癫痫的诊断、癫痫灶的手术定位、治疗后评估等。原发性局灶性癫痫在脑血流灌注 SPECT 中大多表现为发作间期局部血流灌注减少，发作期相应部位血流灌注异常增加。特别是对于发作期 SPECT 能够给予较准确的定位。

PET 或 SPECT 功能显像的最有效用途之一就是无创性帮助识别癫痫灶的定位。有一部分癫痫是难治性的，其局限性病灶需外科手术治疗，手术成功的关键在于癫痫灶的准确定位，在手术前进行 PET 或 SPECT 检查就是为了确定手术的范围。脑电图尤其是 24 小时动态脑电图有时难以准确定位，在有限的时间能否探测到癫痫发放仍是问题。CT、MRI 定位主要反映的是形态学与脑的结构性变化，对于那些仅有脑的功能或代谢改变而无形态学改变的病灶往往不能见到异常，而 PET 及 SPECT 在这方面具有明显的优越性。另外，对于复杂部分性发作的癫痫灶的探测，CT、MRI 都不及 PET 或 SPECT。PET 及 SPECT 对癫痫灶定位较为准确，与颅内脑电图吻合率较高。结合脑电图，综合应用 MRI、MRS、PET 等手段可以提高癫痫特别是顽固性癫痫致痫灶切除术前定位诊断的准确率。

5. 脑磁图检查

神经元膜的离子流动不仅产生电场，还产生磁场，形成脑磁图（MEG）。脑磁图是测量颅外磁场的方法，这个颅外磁场主要是由大脑的细胞内电流产生，场强极其微弱，只能通过特殊的感应器（超导量子干涉仪）进行测量。尽管脑磁图信号不受硬膜、头皮与颅骨等组织的影响，但是仍然会产生信号的衰减。与脑电图测量一样，估计需要 $6 \sim 8 \ cm^2$ 的脑皮质同步放电才能产生脑磁图的信号。脑磁图与脑电图均可用于皮质偶极子定位，脑磁图和脑电图的产生基础相同，但是脑磁图信号是由磁场组成的，方向与颅骨垂直，磁场由与皮质表面呈切线方向的流动偶极子产生，而径向位辐射电流对脑磁图信号作用不大。脑电图信号是由切线位和径向位两种偶极子成分共同作用的结果。同相应的脑电波形相比，脑磁图波形活动较局限。大量研究结果表明，对癫痫起源的成功模拟在于脑电图和脑磁图各自优势的互补、联合，两者的最高灵敏度方向互相垂直，脑电图对水平、径向位偶极子敏感，脑磁图对垂直、切线位偶极子敏感。但脑磁图描记要求在较短时间内完成，因为患者必须安静地躺卧或坐在杜瓦瓶下保持不动，不能像脑电图描记那样可以长时间监测。另外，信号大小严重影响脑磁图的描记结果，为此采取的屏蔽措施与倾斜仪器等价格昂贵，大大限制了其使用，因此，目前脑磁图偶极子定位的应用仍具有局限性。

（四）其他实验室检查

1. 催乳素（PRL）

癫痫发作，特别在强直—阵挛发作后，血清 PRL 的水平明显升高，在发作后 20～30 分钟达到高峰，随后 1 小时内逐渐降低回到基线。另外，垂体病变、药物使用、外伤、中毒等都可能影响 PRL 水平，须注意假阳性的可能。

2. 神经元特异性烯醇化酶（NSE）

NSE 特异性地定位于神经元和神经内分泌细胞，主要参与糖酵解，在神经元坏死或损伤时进入脑脊液和血液。在癫痫发作后 NSE 明显升高。

（五）抗癫痫药物治疗反应

抗癫痫药物的治疗反应是癫痫最后诊断的一项根据。当然，不能认为一次药物治疗效果不好就否定癫痫的诊断。因为选药不当、药物剂量不足、代谢障碍以及患者对药物敏感性的差异等均可影响疗效。经验证明，正确的药物治疗可使 90% 以上的患者获得满意的效果。临床怀疑癫痫，但发作表现不典型，而脑电图检查又为阴性的病例，抗癫痫药物治疗反应，往往成为确定诊断的主要依据。

二、鉴别诊断

判断某种发作性疾病是否为癫痫，是诊断中的重要问题，临床上要鉴别患者出现的发作性事件是否为癫痫，应注意与以下疾病相鉴别（表 3-3）。

表 3-3　癫痫的鉴别诊断

1. 脑氧利用率下降	睡眠肢体周期运动综合征
青紫型屏气发作	5. 与精神障碍有关的发作
反射性缺氧发作	假性癫痫发作
晕厥	杜撰的癫痫发作
心律失常	过度换气综合征
2. 偏头痛	惊恐发作综合征
3. 一过性脑缺血（TIA）包括一过性全面遗忘症	交叉擦腿综合征
低血糖	儿童手淫
低血钙	6. 运动疾患
4. 睡眠障碍	婴儿良性肌阵挛
夜间恐怖	良性阵发性眩晕
梦游	阵发性斜颈
梦话	发作性舞蹈手足徐动
梦魇	战栗反应
睡眠呼吸暂停	惊恐反应
发作性肌功能障碍	眼球运动失用症
发作性睡病	抽动
磨牙病	一侧面肌痉挛
夜间遗尿	7. 脑干受压的强直发作
良性婴儿睡眠肌阵挛	8. 胃食管反流

（玄明文）

第四节 癫痫的治疗

症状性癫痫患者如能明确病因则应针对病因治疗，本节所讨论的是针对癫痫发作的治疗，主要的治疗手段包括药物治疗和手术治疗，此外还有生酮饮食与迷走神经刺激术等辅助治疗手段，除少数患者外，大多数患者均需要长期使用抗癫痫药物治疗。患者对战胜疾病的信心、积极乐观的情绪，有规律的工作、学习和生活，周围和社会的理解、支持与关心，都是使治疗取得成功的重要条件。此外，尚需注意适当的体育锻炼，避免烟酒等刺激物，不要从事高空或水上作业，以及驾驶，在高速转动的机器旁等工作，以免发生危险。除脑部本身已有病损者，未给予及时治疗，未按照发作类型选用药物，药物虽然选择恰当但剂量不足，服药不规则或经常更换药物，过早地停用药物或减量等，常是发作控制不佳的主要原因，均应设法避免及纠正。

抗癫痫药物治疗的目标是：①尽可能控制发作；②最大限度地减少使用抗癫痫药物而产生的不良反应；③提高患者的生活质量。

癫痫诊断的建立需要至少两次非激发性的发作，一般而言，已建立癫痫诊断者均应开始治疗，但以下情况：某些外界因素引起的激发性发作，某些药物引起的偶尔发作，或某些疾病如脑血管病等引起的急性期单次发作，发作频率稀疏如 1 ~ 2 年有一次发作，以及某些类型的癫痫如良性儿童中央区—颞叶棘波灶癫痫等，可以权衡治疗利弊包括经济负担等因素，在与患者及其家属充分沟通后，采取随访观察，可以暂不予药物治疗。

一、发作时的处理

1. 全身性强直—阵挛发作的处理

注意防止跌伤和碰伤，应立即使患者侧卧，尽量让唾液和呕吐物流出口外，不致吸入气道。在患者张口时，可将折叠成条状的小毛巾或手帕等塞入其上下臼齿之间，以免舌部咬伤。衣领及裤带应该放松。抽搐时不可用力按压患者的肢体，以免造成骨折。发作大多能在几分钟内终止，不必采取特殊的治疗措施，也不要采取所谓"掐人中"的方法，因为此举不仅不能终止发作，还有可能对患者造成新的伤害。对自动症发作的患者，在发作时应防止其自伤、伤人或毁物。

2. 癫痫持续状态的治疗

癫痫持续状态是一种严重而紧急的情况，必须设法于最短时间内使其中止，并保持 24 ~ 48 小时不再复发。应保持气道的通畅和正常换气。在积极治疗病因的同时，选用以下药物之一进行静脉注射（均为成人剂量）。这些药物对呼吸循环功能都有不同程度的抑制，使用时必须严密观察。

（1）地西泮：10 mg，于 5 ~ 10 分钟内静脉注射，由于分布快，血浓度很快下降，故作用持续时间较短，可以每隔 15 ~ 20 分钟重复应用，总量不超过 100 ~ 200 mg。地西泮注射偶可产生呼吸抑制，呼吸道分泌大量增加或血压降低。应注意观察并及时采取相应措施。

（2）苯妥英钠：文献报道，因地西泮作用时间较短，故在静注地西泮后应给予作用较持久的药物，一般用苯妥英钠 0.5 ~ 1.0 g 静脉注射，目标总量至少 13 mg/kg 甚至 18 mg/kg，每分钟注射不超过 50 mg。有心律不齐、低血压和肺功能损害者应谨慎。用苯妥英钠对局部刺激明显，国外现已有新一代制剂磷苯妥英钠（FDPH），可以减少这一不良反应。

（3）氯硝西泮：1～4 mg 静脉注射，但此药对心脏、呼吸的抑制作用均较地西泮为强。

（4）氯羟西泮：4～8 mg 静脉注射。于2分钟内注完，效果较佳，作用较地西泮持久，对心脏和呼吸系统抑制较地西泮为弱。

（5）丙戊酸钠：静脉注射，5～15 mg/kg 推注，1次注射以3～5分钟推完。每天可以重复2次。也可静脉维持，0.5～1.0 mg/（kg·h）。

（6）异戊巴比妥：0.5～0.75 g，溶于注射用水 10 mL 内缓慢静注，根据患者的呼吸、心律、血压及发作情况控制注射速度，如出现呼吸抑制现象时应立即停止用药。但目前国内无此药物。

（7）咪达唑仑：先予 0.1 mg/kg 静脉注射后再予 0.1 mg/（kg·h）静脉持续滴注，如癫痫再发作，加用咪达唑仑 0.1 mg/kg 静脉注射并以 0.05 mg/（kg·h）幅度加量，直到惊厥控制，如果给药剂量达 0.6 mg/（kg·h）时，癫痫未控制考虑无效，不再加大用药剂量。如持续 24 小时无癫痫发作，予以逐渐减量，每 12 小时以 0.05～0.1 mg/（kg·h）减量直至停用。静脉注射后，有 15% 患者可发生呼吸抑制。特别当与阿片类镇痛剂合用时，可发生呼吸抑制甚至停止，部分患者可因缺氧性脑病而死亡。

少数患者如仍难以控制，则可应用利多卡因甚至全身麻醉。在发作基本被控制后，根据患者的意识状态采用口服或鼻饲给药，用间歇期的药物剂量。

反复的全身性强直—阵挛发作会引起脑水肿，后者又能促使癫痫发作，可静脉注射 20% 甘露醇等以消除脑水肿。还应注意维持患者的呼吸道畅通，防止缺氧，必要时作气管切开并人工辅助呼吸。还应保持循环系统的功能，预防和治疗各种并发症，如使用抗生素治疗继发性感染等。

二、发作间歇期抗癫痫药物的应用

抗癫痫药物的应用必须遵循下列原则：①有2次非激发性发作以上开始用药；②单药，小剂量开始，逐步达到有效浓度；③服药后不应随意更换或停药，换药应逐步进行；有良好控制并持续3～5年没有发作者方可考虑逐步撤减药物直至停药；④药物选择必须依发作类型或癫痫综合征而异，药物选择不当不仅不能控制癫痫，有时反能加剧发作，如卡马西平用于肌阵挛发作；⑤合并用药应当选用作用机制不同的药物；⑥不选用有相同不良反应的药物；⑦不选用同一类型的药物，如扑痫酮和苯巴比妥，丙戊酸钠与丙戊酸镁以及癫痫安等；⑧合并用药以两药联合为宜，除某些状态如换药外，不要同时使用三种以上药物。

抗癫痫药物的血清浓度测定有助于调整剂量和了解患者是否按要求服药。所有药物均与血清蛋白结合，但比例不同，起抗痫作用的是不与蛋白结合的这部分"游离"药物。常规测定的血药浓度为药物总浓度，是间接了解药物是否达到治疗范围的方法。但肝、肾功能差的患者可能与蛋白结合的这部分药物异常减少而"游离"药物浓度相对较高。在血浓度很低的情况下就能出现毒性反应。偶尔也可发生相反的情况，血浓度已经很高，患者却依然发作如旧，连药物的"生理性"不良反应也不出现。然而，所有的抗癫痫药物都有它的毒性、允许剂量和一定的有效浓度及严重不良反应。

1. 全身性强直—阵挛发作

具体根据患者对哪种药的不良反应为最轻而选用，一般首选丙戊酸钠。

（1）丙戊酸钠：常用剂量为 0.2 ~ 0.4 g，3 次/天，最大剂量为 1.8 ~ 2.4 g，分次口服。主要不良反应为食欲缺乏，少数出现肝功能损害，尤其是年龄较小者。有效血浓度为 60 ~ 100 μg/mL。

（2）苯妥英钠：优点为安全，可以控制发作而不引起镇静或智力影响，缺点是该药的代谢遵循饱和代谢动力学，且治疗剂量与中毒剂量接近，存在较大的个体差异。常用剂量为 0.3 ~ 0.4 g/d，3 次/天分服，口服吸收需要 8 ~ 12 小时，有效血浓度为 10 μg/mL。与血清蛋白结合率高，与 VPA 竞争同一结合位点。部分患者在剂量偏高时使失神或大发作增多。主要不良反应为齿龈增生，毛发增生，偶有粒细胞减少。长期过大剂量可有中毒性小脑损害。

（3）苯巴比妥：一般无上述全身反应，但有产生镇静和反应迟钝的缺点。扑痫酮为去氧苯巴比妥，在体内代谢为苯巴比妥，体内代谢产物为苯巴比妥与苯乙基二酰胺（PEMA），最大的不良反应为镇静，常使患者因此而不能依从医嘱。若以小剂量（扑痫酮62.5 ng，1/4 片，1 次/天）开始，逐渐增加剂量，可达到治疗目的而无镇静不良反应。苯巴比妥在儿童可能引起活动增多、过度兴奋或失神发作增多。该药另一缺陷是对认知功能尤其是儿童和青少年影响较明显。

（4）卡马西平：常用剂量为 0.1 ~ 0.2 g，3 次/天服用，最大剂量为 1.2 g/d，分次口服。主要不良反应为皮疹、粒细胞减少，罕有再生障碍性贫血。有效血浓度为 4 ~ 12 μg/mL。

2. 其他全身性发作

失神可选用乙琥胺或丙戊酸，但前者目前国内无药。苯妥英钠、苯巴比妥、卡马西平、扑痫酮等均可加重失神发作。

非典型失神发作和肌阵挛发作较难控制，选用丙戊酸钠，也可应用氯硝西泮，但易于产生耐药性，氯硝西泮若与丙戊酸钠同用可能会触发失神发作持续状态，应当慎重。

3. 部分性发作

卡马西平、奥卡西平为治疗首选药物，苯妥英钠、扑痫酮、苯巴比妥也可能有效。丙戊酸钠的反应不一。复杂部分性发作一般难以控制，单药治疗常常无效而需合并用药，常用的组合有卡马西平、奥卡西平与丙戊酸钠，或者使用新一代抗癫痫药如拉莫三嗪、左乙拉西坦、托吡酯等。

这些药物在大剂量时都有神经毒性，在治疗范围血浓度常会出现眼球震颤，更高血浓度可出现共济失调、眩晕、震颤、健忘、精神错乱、意识障碍等。

4. 婴儿痉挛症

常规抗癫痫药多选用 VPA，口服，50 mg/kg，2 次/天口服，10 ~ 14 天后无效则增至 100 mg/kg，分 2 次口服，10 ~ 14 天后如仍无效则代之以激素治疗，泼尼松每晨服 30 ~ 40 ng，4 ~ 6 周后减至 5 mg，以后每 2 ~ 4 周减 5 mg，达隔日 5 mg，总疗程 10 ~ 12 个月。也可激素和氯硝西泮合用。口服维生素 B₆ 300 mg，3 次/天，部分患儿可获显效。对伴结节硬化病者非尔氨酯效果较好，可惜国内无此药物。

5. 新型抗癫痫药

近十多年已有十余种新药上市，部分如托吡酯、拉莫三嗪、奥卡西平、加巴喷丁、左乙拉西坦等，在国内已用于临床，其余如唑尼沙胺等，已在国内完成临床试验并即将上市，不久即可应用于临床。

（1）非尔氨酯：口服吸收好，经过肝脏代谢。抗癫痫谱广，对 Lennox-Gastaut 综合征的非典型失神发作、强直发作、肌阵挛发作、失张力性发作等也有效，还能减少复杂部分性发作、继发性全身性强直—阵挛性发作。动物实验显示毒性较低，远高于控制发作的剂量，在动物中无致畸作用。但 5%~10% 的患者因不良反应而终止用药。

（2）加巴喷丁：结构与 γ-氨基丁酸（GABA）相近，但未发现它对经由 GABA 介导的抑制过程有何影响。与其他抗癫痫药物不同，在体内不代谢，以原型经肾脏排出体外，不与蛋白结合。与其他抗痫药无相互影响。半衰期短，每天必须服用 3~4 次。已用于治疗复杂部分性发作或继发性全身性强直—阵挛发作。但近年来多个国际性临床试验的结果发现其疗效一般，故已有用于治疗神经痛的趋势。

（3）拉莫三嗪：为广谱抗癫痫药，口服吸收好，经肝脏代谢。对复杂部分性发作、原发或继发性全身强直—阵挛性发作有效。单独应用时半衰期为 24 小时，与苯妥英钠或卡马西平共同使用时半衰期为 15 小时。丙戊酸钠能抑制其代谢，合用时半衰期延长至 60 小时，故必须将拉莫三嗪剂量减少 50% 以维持原来的血浓度。

（4）氨己烯酸：口服后很快吸收，它不与血浆蛋白结合，也无代谢产物。血浆半衰期为 5~7 小时。对部分性发作的疗效较好。但因有引起视野缺失的不良反应而使其应用受到限制。

（5）托吡酯：它能阻断钠离子通道，在 GABA-A 受体上增强 GABA 活性，又可以抑制红藻氨酸/AMPA 受体，并可部分抑制碳酸酐酶活性，是一种有效的抗癫痫新药。国内常用剂量从 25 mg/d 开始，逐步增加，每 2~4 周增加一次，多数在 200 mg/d 分次服用时有效，最大剂量可达 400~800 mg。主要不良反应为嗜睡、头昏，少数有找词困难、认知功能障碍与体重减轻。

（6）奥卡西平：为卡马西平的 10-酮基衍生物，口服吸收完全，生物利用度达 96%，半衰期仅为 1~2 小时，故达稳态快，无药物代谢自身诱导作用，并极少出现药物动力学相互作用，作用机制和临床特征同卡马西平。

（7）唑尼沙胺：作用于钠离子通道及 T 型钙通道，口服吸收好，生物利用度高，半衰期为 27 小时，非线性药物动力学，临床上用于部分性发作、全身性强直—阵挛发作、失张力发作、不典型失神发作及肌阵挛发作。

（8）替加宾：选择性抑制神经元及神经胶质细胞对 GABA 的重吸收，使突触间隙部位的 GABA 浓度增高。口服吸收快，生物利用度为 95%，在肝中代谢但不影响肝酶，蛋白结合率 96%，半衰期为 4~8 小时，可应用于复杂部分性发作及继发性 GTC。但该药也因为有视野缺失的不良反应而使其应用受限。

（9）左乙拉西坦：口服吸收快，进食不影响其生物利用度，为线性动力学，半衰期 6~8 小时，蛋白结合率低，不被细胞色素 P450 代谢，66% 以原型从肾脏排出。主要不良反应为嗜睡、乏力、头昏，另外可见行为异常、激动、焦虑、不安、抑郁、幻觉、健忘、共济失调等。

（10）普瑞巴林：是一种与抑制性神经递质 γ-氨基丁酸（GABA）结构相类似的物质，可与中枢神经系统中电压门控钙通道辅助性亚单位结合，使钙离子在神经末梢处的内流减少，从而使一些神经递质（谷氨酸、去甲肾上腺素、5-羟色胺、多巴胺及 P 物质）的释放减少，通过这些活性和效应可起到抗惊厥、抗焦虑和止痛作用。

近年来随着循证医学的理念不断被接受，一些癫痫治疗的指南如 AAN、NICE、ILAE 等常被临床用以指导临床选药，中国抗癫痫协会（CAAE）综合上述指南也编制了《癫痫诊治指南》。

三、癫痫的外科治疗

频繁的癫痫发作经规范抗癫痫药物治疗两年而控制发作，影响生活质量且无器质性脑病的患者，可进行包括颅内埋藏电极的详细脑电图检查。若能明确为起源自一侧颞叶深部结构的致痫者，手术切除该侧颞叶可在 60% 以上的患者中获得发作终止或明显改善。致痫灶始自颞叶或其他新皮质者，手术切除也有助于发作的改善，但效果不如前者显著。

四、生酮饮食治疗

生酮饮食最早是由模仿饥饿时产生酮病状态设计发展而来，是指高脂肪、低蛋白质和低碳水化合物的一种饮食，使患者体内产生酮体并维持酮酸中毒，从而控制癫痫发作。目前主要有 3 种类型。最常用的是传统类型，即脂肪主要以长链三酰甘油饮食为主。第二种为中链三酰甘油饮食，脂肪以中链三酰甘油为主，由于其对肠道刺激而不常用。第三种是改良型中链三酰甘油饮食，30% 为中链三酰甘油，40% 为长链三酰甘油。

作为当药物单独控制无效时的另一种治疗手段，生酮饮食多用于儿童，大量临床报道证实其对儿童癫痫，包括 Lennox-Gastaut 综合征在内的多种形式发作的综合征及难治性癫痫，尤其是肌阵挛发作、失张力发作或猝倒发作以及不典型失神发作最为有效。以往认为生酮饮食用于成人不易获得持久稳定的酮病状态，但近年来也开始不断有关于生酮饮食治疗成人难治性癫痫的报道。临床应用需特别注意其禁忌证：各种脂肪、酮体代谢障碍性疾病或线粒体病，成人糖尿病，心脑血管疾病等。此外，一些抗癫痫药物可能加重生酮饮食的某些不良反应，包括乙酰唑胺、托吡酯、唑尼沙胺，它们都可能导致酸中毒以及肾结石。

（玄明文）

第四章

神经痛

国际疼痛研究协会将由于神经系统原发性损害所引起的疼痛定义为神经病理性疼痛，其中多数为周围神经病所致，依原发损害发生在神经内的位置不同，神经病理性疼痛分为来源于周围和中枢两类。神经痛是指以沿某周围神经通路及其分布区疼痛为主要特征的一种临床综合征，是由于周围神经根、神经节、神经丛、神经干或其分支的原发性或继发性损害而引起。至于各种局部病变刺激末梢感受器所产生的局部痛，内脏病变时所出现的牵涉性痛，以及中枢神经系统病变侵及感觉传导通路或皮层中枢所引起的中枢性痛等，均不属于神经痛的范畴。

第一节　神经痛的解剖、生化基础

一、周围神经系统的解剖

周围神经系统是中枢神经（脑和脊髓）以外的神经成分，该系统包括脊神经根组成的脊神经、脑干腹外侧发出的脑神经（嗅神经和视神经除外）及自主神经，广泛分布于头面部、躯干、四肢及内脏，并可形成神经网络彼此联系。

（一）痛觉感受器和初级传入纤维

一般认为，痛觉感受器就是薄髓 δ 纤维和无髓 C 纤维的游离神经末梢，前者主要感受快痛，后者感受慢痛。各种高强度的机械、化学、温度刺激均可兴奋 C 纤维的游离神经末梢，因此，又称其为"多型伤害性感受器"。感受器的功能活动受邻近其他感受器状态以及脑的下行性调控影响，痛觉感觉器的敏感度还受局部血液供应和组织内环境的理化变化影响。

近年来发现一类特殊的 C 纤维伤害感受器，在生理状态下对常规的伤害性刺激不反应，但在组织炎症时，可产生强烈的持续性反应。有人将这种感受器称为"寂静性感受器"，这类感受器分布普遍，占 C 类传入纤维的 20% ~ 50%。在炎症状态下，这类感受器对各类机械刺激变得敏感，甚至连关节的运动都能导致其持续性强烈发放。

躯体性组织器官的痛觉初级传入纤维主要存在于三叉神经和脊神经内。内脏组织器官的痛觉初级传入纤维经由下列途径传入中枢：①经舌咽神经、迷走神经传入脑干孤束核和三叉神经脊束核；②经交感神经、脊神经传入脊髓；③经盆神经传入腰骶髓。

内脏传入神经全部由细纤维组成，其末端除形成游离末梢之外，还未发现其他类型的特定感受器，解剖学还不能将伤害性、非伤害性的内脏传入纤维完全区分开。

（二）疼痛在中枢神经系统中的传导途径

1. 躯体痛的中枢传导途径

躯干和四肢的躯体痛二级神经元位于脊髓后角，向高位中枢传递伤害性信息的神经元分两类：①只传递伤害性信息的特异性伤害感受神经元；②对伤害性、非伤害性刺激均起反应的非特异性伤害感受神经元。头面部躯体痛的二级神经元位于脑干三叉神经核。

（1）新脊髓丘脑束（图4-1）：后根内痛觉纤维进入脊髓，在后角换元后，二级纤维经中央管前交叉到对侧，在前外侧索集中上行，抵达丘脑腹后外侧部腹侧基底复合体〔包括腹后外侧核（VPL）和腹后内侧核（VPM）〕，细胞腹尾侧核，后核组。

（2）旧脊髓丘脑束（图4-1）：在新脊髓丘脑束深层上升，在脑干网状结构、中脑被盖、导水管周围灰质等处中继或终止，换元后传至丘脑板内核群、下丘脑、边缘系统等。该束纤维分布弥散，长短不一。其功能与痛反应及痛觉调制有关。

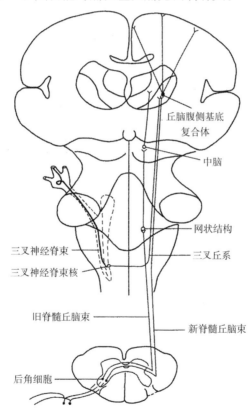

图4-1 脊髓丘脑束及三叉丘系

（3）脊髓颈束（图4-2）：该束起自脊髓后角，沿外侧索的背内侧部上行，在脊髓第1～第2颈节外侧颈核中继后，投射到丘脑腹侧基底复合体，进而继续上行至大脑皮质感觉区，其功能与痛觉调控有关。

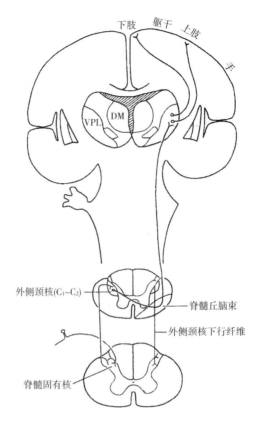

图 4-2　脊髓颈束

（4）三叉神经脊束核（图 4-1）：头面躯体痛觉信息经三叉神经传到此核，此核自三叉神经主核向下延续到脊髓胶状质，包括吻侧核、极间核和尾侧核。三叉神经的痛觉、温度觉、触压觉传入纤维在脊束核外侧集中下行，形成三叉神经脊束，传导痛觉的纤维终止于尾侧核。发出的二级纤维交叉至对侧，上升至丘脑核团。

2. 内脏痛的中枢传导途径

尚不十分明确，提出的可能途径包括以下三条（图 4-3）。

（1）经脑神经传递的内脏信息传导通路：由舌咽神经、迷走神经传递的内脏伤害性信息传至孤束核。解剖学与生理学研究均证明孤束核向臂旁核有纤维投射，经臂旁核（PBN）中继后投射到丘脑腹侧基底复合体、下丘脑、杏仁核。电生理学也证明，腹侧基底复合体有半数以上的神经元对内脏刺激起反应。

（2）经脊髓传递的内脏信息传导路：Willis 对大鼠进行在体电生理研究发现，VPL、薄束核、突触后神经元均可因结肠、直肠的伤害刺激而呈现强烈的动作电位发放；毁损后索则大大降低前两类神经元对伤害的反应强度，而突触后背束（PSDC）神经元可以因电刺激薄束而被逆行激活，说明突触后背束（PSDC）—薄束核（NG）—腹后外侧核（VPL）有可能是盆腔内脏伤害性信息的重要传导通路。其后的形态学研究印证了生理学的发现。因此，通过后索传递的伤害性信息有两条纤维通路：DRG—PSDC—NG—VPL 和 DRG—NG—VPL。临床实践证明，切断后索能有效缓解盆腔脏器的癌痛。经交感神经传入的胸腹腔脏器的伤害性信息，在脊髓中继后可经脊丘束上传到臂旁核或直达丘脑腹后外侧核等处。

（3）内脏痛的皮质中枢：大脑岛叶很早以前即被证明与内脏信息的感知有关，胃肠道机械性感受器的激活可以引起此区神经元的强烈发放。辣根过氧化物酶（HRP）顺行和逆行追踪研究证实岛叶与丘脑腹侧基底复合体存在纤维联系，但这种联系是否与内脏伤害性信息的感知有关，有待进一步深入研究。

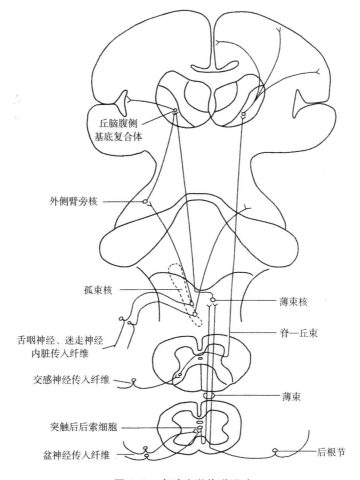

图 4-3　内脏痛觉传递通路

大脑皮质在疼痛中的作用：痛信息传至大脑皮质广泛区域，在皮质形成意识，皮质对疼痛有定位、定性、调节、记忆等功能，但直接刺激大脑皮质并不引起痛觉。由此看来，大脑皮质对痛觉的主要作用表现为"分辨作用"。

二、神经痛的生化基础

仅有神经纤维分布尚不足以引起疼痛，要引起疼痛感觉，必须有神经介质即疼痛物质的参与。目前，已较明确证实的疼痛物质有两种。①炎症介质：各种炎症介质如组胺、缓激肽、前列腺素以及它们的中间产物，在低浓度时可引起瘙痒，在高浓度时则可引起疼痛。②氢离子（H^+）：体内氢离子的浓度决定了局部酸碱度的高低。H^+浓度越高，pH 越低，酸度越大，越容易引起疼痛。

疼痛的调节有两个基本生理机制：一是由传入性冲动产生的外周调节机制；二是中枢下行调节系统，其主要的中枢位于脑干，由延髓、脑桥、中脑三者组成。也就是说，疼痛的产生，主要决定于刺激神经纤维的不同种类和中枢的功能结构特征。即目前较为流行的闸门控制学说（图4-4），该学说认为细纤维的兴奋，可以打开"闸门"，让疼痛性神经冲动通过；粗纤维兴奋则使"闸门"关闭，将疼痛性神经冲动的传递阻断。此外，中枢控制系统下行性冲动也能以突触前抑制的方式来控制这个闸门的开关。当中枢传递细胞的冲动发放达到并超过阈值时，即能引起作用系统活动。所谓作用系统，是指接受中枢传递细胞发出冲动的较高级中枢结构，包括感觉分辨和反应发动两个系统。感觉分辨系统产生痛的感觉，反应发动系统产生痛的反应。一般情况下，两种控制形式是联合进行活动的。

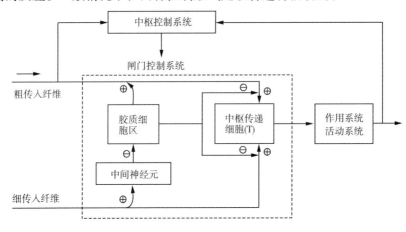

图4-4　闸门控制学说

三、疼痛的内在抑制

已有研究证明，人脑内存在着阿片受体及其内源性配体，此类配体的释放，可减轻疼痛的程度。至于为什么同样程度的疼痛刺激，会引起不同个体的不同疼痛反应，除已知因素外，还与内源性阿片类物质的产生量相关。

（王　伟）

第二节　神经痛的分类和各种神经痛

一、分类

（一）根据疼痛部位分类

1. 脑神经痛

以三叉神经痛最常见，舌咽神经痛、喉上神经痛和一些非典型性神经痛（自主神经痛）均少见。

2. 脊神经痛

以腰骶神经痛（坐骨神经痛）、颈胸神经痛（臂神经痛）与颈枕神经痛最为多见，而其余的脊神经痛以及因交感神经干、神经节和富有交感纤维神经损害所致的自主神经痛等，则比较少见。按其病变的解剖部位又可进一步分为根性、丛性和干性三种，其中绝大多数是根性脊神经痛，而且多与脊椎病有关。

（二）根据病因分类

1. 原发性神经痛

是指原发于周围神经的病变，主要是间质性神经炎及病因暂时未明确者，除三叉神经痛外，临床较少见。

2. 继发性神经痛

由于周围神经通路受邻近组织病变损害而起病，临床多见。

（三）根据疼痛的性质分类

1. 刺痛或锐痛

其特点为定位明确，疼痛感觉的形成及消失均十分迅速，常不会引起明显的情绪反应，又称为快痛或第一痛。多被认为与外周神经中的 δ 纤维传导有关。

2. 灼痛

又称慢痛或第二痛。它的特点是定位不太明确，而且疼痛往往难以忍受。痛觉的形成比较缓慢，常常在受到刺激后 0.5～1 秒才出现。去除刺激后，还要持续数秒后才逐渐消失，常伴有心血管和呼吸等自主神经功能变化，并一过性地影响思想情绪。多被认为是由于外周神经中的 C 类纤维活动所致。

3. 钝痛

此种性质的疼痛是躯体深部组织和（或）内脏器官受到伤害性刺激时所产生。疼痛通常呈持续性，并且部位固定，有时伴有烧灼感。但是疼痛的性质很难描述，感觉定位差，痛源（痛觉产生部位）很难确定。常伴有明显的内脏和躯体反应，并可引起较强的情绪变化。对这种性质的疼痛，目前普遍认为两种神经纤维均参与其中，即外周神经中的 δ 纤维和 α 纤维。

二、各种神经痛

（一）枕神经痛

枕神经痛是指发生于头部和颈后的一种发作性疼痛，是由枕大、枕小或耳大神经本身的炎症、损伤，或者由于其他疾病刺激、压迫这些神经引起。

1. 解剖基础

（1）枕大神经：由 C_2 神经的后支纤维所构成，通过颈 1～2 椎体之间出椎管，分布于枕后和顶部的皮肤（图 4-5）。

（2）枕小神经（C_2，C_3）：由胸锁乳突肌后缘穿出至皮下，继而上行并分布于枕外侧部、乳突及耳前后侧面的上部分皮肤。枕小神经司这些区域的感觉。

（3）耳大神经（C_2，C_3）：在枕小神经的下方出胸锁乳突肌后缘，分布于下部分耳郭的前后侧、乳突及腮腺区皮肤，其末梢与枕大、枕小神经相吻合。

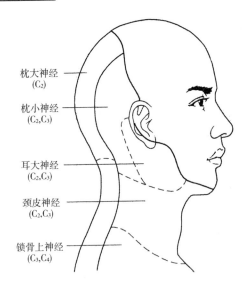

枕大神经
(C₂)

枕小神经
(C₂,C₃)

耳大神经
(C₂,C₃)

颈皮神经
(C₂,C₃)

锁骨上神经
(C₃,C₄)

图 4-5　枕神经分布

2. 常见原因

（1）颈椎病变：如炎症、肿瘤等。

（2）椎管内病变：如上颈髓肿瘤、枕骨大孔内肿瘤、蛛网膜炎等。

（3）枕部病变：如环枕部脱位、颅底凹陷症、环枕融合、枕部韧带或关节损伤、骨折等。

（4）其他病变：呼吸道感染、风湿病、糖尿病及酒精中毒、铅中毒等。

3. 临床表现

多呈针刺样或刀割样放射性痛，主要位于一侧的枕下及乳突后，并向枕上、耳及顶部放射，甚至可波及前额与眼眶区。疼痛常呈发作性出现，或自发或因旋转头部，尤其是向对侧旋转而被诱发，其他的头颈部活动或咳嗽、打喷嚏等也可诱发或加剧疼痛。多数患者在疼痛间歇期仍感到病区钝痛。体检时常见颈肌紧张乃至强迫头位，患侧的枕大神经出口处枕小神经（胸锁乳突肌上端后缘）有压痛。

4. 诊断及鉴别诊断

根据疼痛的部位、特定区域压痛等，枕神经痛可诊断，但需注意对其病因进行鉴别，临床以继发性枕神经痛较为多见。

（1）感染：发病较急，常与受凉关系密切，且疼痛范围较广泛。

（2）骨关节病：多于紧张劳动、外伤后出现，部分为在慢性基础上突然加重，并且疼痛比较局限，头颈部活动和位置对疼痛的程度具有较大影响。其中颈椎病的发病年龄多较大，并常合并有慢性颈痛和僵硬、眩晕、颈枕部跳痛、臂痛或麻木等其他颈椎病的表现。

（3）畸形：多有较特殊的外貌特征，且常在青少年时期发病。

（4）其他：如结核、肿瘤等，常出现双侧性枕神经痛，且颈椎的局部压痛较显著。

（二）面神经痛

临床所见的面神经痛表现为两组异质性症状：其一为短暂、发作性的剧痛，疼痛多局限于受累神经的分布区内，又称典型面神经痛；其二表现为疼痛部位较为广泛，并非局限于受累神经的分布区，且疼痛持续时间长，呈灼烧样痛或不适感，并常伴有自主神经症状，如膝状神经节痛、鼻睫神经痛、疱疹后神经痛、颈交感神经节损害所致面痛及血管神经节面痛等，其产生原因主要为自主神经受损，又称非典型面神经痛，现将膝状神经节痛介绍如下。

1. 解剖基础

膝状神经节是面神经的一个组成部分，即中间神经的神经节，位于颞骨岩部的面神经管内。面神经是混合性神经，其本身相当于运动根，中间神经近似感觉根（内含副交感纤维），膝状神经节则相当于脊神经的后根神经节或三叉神经的半月节。中间神经感觉纤维的细胞体位于膝状神经节内，其中枢突经中间神经如脑干，传导外耳部痛温觉者终止于三叉神经脊束核，传导面部深感觉者进入三叉神经中脑核；周围突则主要加入岩大浅神经和岩小浅神经，另有少量纤维随面神经主干出颅到达外耳，并与迷走神经耳支共同传导一部分外耳道、鼓膜和耳郭的一般感觉。

2. 病因

多由于病毒尤其是疱疹病毒感染神经节所致，也可因颅底骨折、动脉瘤、周围组织感染致该神经节及其感觉纤维受损所引起。

3. 临床表现

膝状神经节痛是一种发作性撕裂样疼痛。疼痛位于耳的深部，向耳郭放射。偶尔疼痛呈慢性逐渐起病，持续性钝痛，其中伴短暂锐痛。膝状神经节痛可伴随同侧眶部、鼻腔及面部弥散性疼痛。触摸外耳道前壁或鼓膜可以激发疼痛。如伴随带状疱疹感染，可以在外耳道、耳郭及口腔发现疱疹。疱疹在4天内消退。另外还可合并面瘫、听力下降、耳鸣或者眩晕。

4. 诊断与鉴别诊断

耳部疼痛原因众多，鉴别诊断须做详细病史采集和检查。必要时请耳科医生协作诊断。中耳炎、急性外耳道炎、颞下颌关节活动障碍等易于鉴别，其他疾病如鼻咽癌、外耳道囊腺癌、茎突过长都可能导致耳部痛。鉴别时对耳部痛觉传入神经的解剖需有足够的了解。第Ⅴ、第Ⅶ、第Ⅷ、第Ⅸ、第Ⅹ对脑神经和第2、第3脊神经后根都有神经末梢在耳部分布。枕神经痛不宜与膝状神经节痛相混淆。迷走神经痛少见，疼痛部位主要在咽部及颈部，有时疼痛部位不典型，可以在甲状软骨膜处用利多卡因阻滞喉上神经，如疼痛缓解说明是迷走神经痛。

（三）三叉神经痛

三叉神经痛是脑神经疾病或神经痛疾病中较常见的一种神经痛。以面部三叉神经分布区内出现反复发作性触电样短暂而剧烈疼痛为其临床特征。本病多发生于45岁以上的中老年人，女性发病多于男性。

（四）肩臂神经痛

肩臂神经痛指构成肩臂部神经的颈胸神经根、臂丛或其各周围神经干，由于不同原因而受损（原发性或继发性损害）所产生的上肢疼痛的总称，是一个以臂痛为主要表现的临床综合征。本综合征比较常见，在各种脊神经痛当中，其发生率仅次于坐骨神经痛之后，居第二位。

1. 解剖基础

（1）颈神经：颈髓共有8对颈神经，颈神经根较短，几乎呈水平方向离开脊髓向椎间孔延伸，但在下颈部则稍向尾侧偏斜，神经根也相应变长。C_1、C_2 神经位于关节突的后外侧，其余均介于后关节前面和钩椎关节之间。每一颈神经在出根间孔后皆分出前支、后支和脊膜支，并有来自椎旁交感神经干的灰交通支加入。由于大部分颈髓的侧角并无交感神经细胞，因而可能除 C_8 神经根外，其余各颈神经根内均无交感神经的节前纤维及其所组成的白交通支。$C_1 \sim C_4$ 神经前支组成颈丛，而 $C_5 \sim T_1$ 神经前支则组成臂丛。

（2）颈椎旁交感神经干：颈交感神经干位于颈脊柱前外侧，交感神经节的数目变异较大，每侧 $2 \sim 4$ 个，颈上和颈下神经节一般恒定，而颈中及颈中间神经节常缺如。

（3）臂神经丛：位于锁骨上下，由经椎旁直至腋窝下界之间的区域内，主要由 $C_5 \sim T_1$ 神经的前支组成。组成臂丛的各脊神经由相应的椎间孔穿出后，经中、前斜角肌间隙向下逐渐集合，横越第 1 肋骨上到达腋区。在锁骨上窝先合并为 3 个干，至锁骨下上、中、下三干又各分为前、后股，进而夹腋动脉形成三束，最后在腋下区重新组合形成上肢的各周围神经。其中，由上、中干前股形成的外侧束分出肌皮神经和正中神经外侧部，下干前股组成的内侧束分出正中神经内侧部、尺神经及上肢内侧皮神经，而由三干后股合成的后束则延续为桡神经及腋神经。这些神经支配上肢的运动及感觉。此外，臂丛尚发出肩胛背神经、肩胛上神经、肩胛下神经、锁骨下神经、胸前神经及胸长神经等而分布于肩胛带的肌肉。

2. 病因

（1）根性肩臂神经痛：指组成臂丛的 $C_5 \sim T_1$ 神经根由于原发性或继发性损害所产生的疼痛综合征。其中绝大多数是由这些神经根的继发性病变所致，并且常为 $C_5 \sim T_8$，尤其是 C_6、C_7 神经根受累，而 T_1 神经根损害则少见。常见病因包括：①颈椎病变，最常见于颈椎病，如颈椎间盘突出、颈椎骨关节韧带退行性变、钩椎关节骨刺形成，是引起根性肩臂神经痛的最常见原因；其他如各种感染性脊椎炎、颈椎损伤、颈椎肿瘤及颈椎畸形等，也可导致神经根的继发性损害；②颈脊髓脊膜病变，如颈髓肿瘤、脊髓空洞症、脊髓蛛网膜炎、硬脊膜周围炎等，在病程发展阶段可产生根性肩臂神经痛；③颈胸神经根炎症，如感染性多发性神经根神经炎、血清性多发性神经根神经炎、中毒或变态反应性炎症，可累及胸神经根而致痛。

（2）丛性肩臂神经痛：由于不同原因致使臂神经丛损害而产生的疼痛综合征。在临床上，易与颈胸神经根痛相混淆。其实，两者的症状虽相似，但其发病原因却有很大的区别：如颈胸神经根痛常因颈椎及椎管内病变所引起；而臂神经丛痛则主要由锁骨上、下窝的各种病变所致。因此，有必要将两种疼痛综合征分开，以利于病因诊断及治疗。

引起丛性肩臂神经痛的常见病因如下。①臂丛损伤，为较为常见的病因。如刺伤、肋骨颈部骨折、肩关节脱位、锁骨骨折以及新生儿产伤、剧烈牵拉手臂、头固定时臂部过度运动或臂固定时头部过度运动等，均可引起臂丛损伤。②胸廓出口异常，如颈肋、第 1 肋骨畸形，前斜角肌异常，锁骨下动脉病变等，可致臂丛受压而致痛。③肿瘤与淋巴结病变，如肺上沟肿瘤可侵犯臂丛，颈根部及锁骨上、下窝的淋巴结肿大可刺激或压迫臂丛。④肩关节炎与肩关节周围炎，偶尔可侵犯部分臂丛而产生肩臂神经痛。⑤感染、中毒与变态反应性臂丛神经炎症，单独侵犯臂丛的原发性臂神经丛炎极为少见，多因臂丛周围组织的炎症扩散受累。

（3）干性肩臂神经痛：指上肢某周围神经干的原发性或继发性病变所产生的疼痛综合征。但须注意，上肢的桡神经、正中神经和尺神经较易受损，但引起神经痛者少见。大多以运动功能受损为主,明显的神经痛症状主要见于正中神经损害。常见病因包括:①周围神经损伤,如刺伤及神经干附近的骨折或脱位等,正中神经损伤可发生于肱骨髁上骨折、前臂骨折、腕关节骨折或脱位;②局部受压,如正中神经在腕横韧带下的腕管内受压,即可产生腕管综合征;③周围神经肿瘤,如神经鞘瘤、神经纤维瘤等;④周围神经炎症,感染,中毒或变态反应性单神经炎。

3. 临床表现

(1)根性肩臂神经痛:多表现为单侧的单根或少数神经根受损症状,常于颈部扭伤、紧张劳动或受凉后急性或亚急性发作,病程较长,可反复发作。疼痛为最主要的自觉症状,起初为间歇性短期发作,之后可逐渐加重并转为持续性。多为某一侧颈根部疼痛,严重时向肩部、臂部以及手指放射,可表现为钝痛、刺痛或灼痛,夜间明显,头颈部活动、咳嗽或用力时加重,常伴有颈部僵硬及局部麻木、寒冷等感觉异常。下颈椎棘突、横突、锁骨上窝可有压痛,而且可向臂部乃至手指放射。臂丛神经牵拉试验多为阳性,压头试验、屈颈试验及增加腹压试验等也可为阳性。感觉、运动及反射障碍一般不明显,少数患者可有根性分布的痛温觉过敏或减退区,肩臂部肌肉松弛、萎缩及相应的腱反射减弱等。另外,部分患者可出现 Horner 综合征、椎动脉供血不足及脊髓受压症状。

(2)丛性肩臂神经痛:疼痛是患者主要症状,发病初期疼痛多呈间歇性,继而可转为持续性并阵发性加重。疼痛部位开始主要位于锁骨上下窝的臂丛解剖区域,不久即可扩展至肩后部,并向上臂、前臂及手部放射。性质可呈钝痛、刺痛或灼痛,并可伴有较弥散的酸、沉、麻、冷等异常感觉。上肢外展、上举等牵拉臂丛的动作往往可诱发或加剧疼痛。锁骨上下窝、肩胛冈上方、上肢各周围神经干等处常有明显压痛。臂丛神经牵拉试验常呈阳性。神经功能障碍程度不一,多数较轻,严重者可出现臂丛麻痹。

上臂丛麻痹表现为臂丛上干损害症状,如上肢外侧痛,感觉过敏、减退或缺失,三角肌、肱二头肌、肱桡肌、胸大小肌等麻痹甚至萎缩,肩臂下垂,上臂外展、外旋及前臂屈曲旋后等运动障碍。

下臂丛麻痹表现为臂丛下干受累症状,如前臂内侧及手部尺侧疼痛及感觉障碍,手部无力及手内肌萎缩,可见"爪形手",常伴有上肢供血不足症状,如手部皮肤发凉、苍白或青紫,桡动脉搏动减弱等。

(3)干性肩臂神经痛:大多数周围神经是混合性神经,内含感觉、运动和自主神经三种纤维,因此它们受损后,即可出现相应部位的周围性运动麻痹、感觉障碍及自主神经功能紊乱等症状。在上肢的神经当中,以正中神经内所含自主神经纤维最丰富,故在其受损后往往发生剧烈的疼痛及显著的神经血管和营养障碍。

正中神经损害的临床表现,依其病因及损害程度不同而异。如该神经部分损伤时,常出现剧烈的上肢灼性神经痛,如于腕管内受压,则主要症状为第2、第3、第4手指麻木、刺痛等异常感及鱼际肌群萎缩。正中神经完全麻痹的典型症状为前臂不能旋前,手屈腕和握举运动无力,拇指、示指不能屈曲也不能过伸,拇指不能对掌、外展,鱼际肌群萎缩,拇指呈内收及伸展状,呈"猿手"。常伴有桡侧手掌及三个半手指的感觉障碍。

4. 诊断

肩臂神经痛的诊断步骤包括三步,即是否是肩臂神经痛(定向),是根性、丛性还是干性肩臂神经痛(定位),由什么原因引起(定性)。诊断需根据病史、临床表现及辅助检查结果做出。

（1）病史：需详细询问疼痛的部位、范围、程度、性质、持续时间、诱发及缓解因素、伴随症状等。

（2）临床表现与检查：需注意观察患者是否有 Horner 征，颈部肌肉有无紧张或萎缩，双臂及双手肌肉有无萎缩或其他营养障碍，辅以臂丛神经牵拉试验、压颈试验等。椎动脉点、枕神经、颈椎间盘等处压痛点检查阳性较具诊断意义。感觉、运动、反射及自主神经检查对于病因鉴别较具价值。

（3）辅助检查：颈椎 X 线摄片、脊髓造影等对于病因诊断具有价值。

5. 鉴别诊断

（1）定向诊断。①肩关节周围炎。多见于老年人。疼痛常局限于肩关节周围，肩关节外展、外旋运动受限较显著。压痛点位于肩关节周围。②肱骨外上髁炎。疼痛为局限性，以肱骨外上髁处为重，旋转前臂、屈腕等动作可诱发或加剧疼痛。肱骨外上髁，尤其内下方压痛较显著。无神经功能障碍体征。③心绞痛。疼痛多始于胸骨后或心前区，继而向肩部及上肢尺侧放射。同时无神经干压痛，发作持续时间较短，常伴其他心脏体征，心电图检查多有异常，服用硝酸酯类药物或休息后疼痛明显减轻。④自主神经—血管疾病。包括雷诺病、红斑肢痛症等。多呈发作性，以血管功能性障碍为主，长期反复发作者可能引起血管器质性改变。主要表现为发作性疼痛与麻木，多局限于肢端部位，常伴有局部皮肤颜色及温度改变。病程长者还可出现神经营养障碍。

（2）定位诊断。①神经根病变。疼痛主要位于颈部，压痛点为颈椎棘突、横突，感觉障碍区呈根性分布，伴颈肌紧张，肌萎缩、运动障碍、反射改变及血管营养障碍少见或程度较轻，脑脊液可有椎管梗阻及蛋白、细胞数增加。②上臂丛病变。疼痛主要位于肩部，锁骨上窝及神经干有压痛，感觉障碍区分布于肩部和上肢外侧，伴上臂肌紧张，可有肩胛带肌肉萎缩，上臂及前臂无力，肱二头肌反射减弱或消失，血管营养障碍多不明显，脑脊液正常。③下臂丛病变。疼痛主要位于手部，压痛点位于锁骨上窝及神经干，一般不伴肌紧张，前臂及手部尺侧可有感觉障碍区，前臂屈肌和手内肌可有萎缩，可伴手和手指无力，肱三头肌及桡骨膜反射减弱或消失，血管营养障碍等，脑脊液正常。

（3）定性诊断。①根性肩臂神经痛需与颈椎病、颈膨大部脊髓肿瘤、粘连性脊髓蛛网膜炎及脊髓空洞症、颈胸神经根炎等疾病鉴别。②丛性肩臂神经痛需与颈肋、前斜角肌综合征，锁骨上窝脓肿及变态反应性臂丛神经炎相鉴别。③干性肩臂神经痛需排除腕管综合征、灼性神经痛及周围神经干神经鞘瘤等疾病。

（五）腰腿痛

腰腿痛是临床常见的综合征，往往呈慢性病程，并严重影响患者的工作能力及生活质量。导致腰腿痛的病因多样，与神经系统相关者以坐骨神经痛最为常见。此外，股神经痛、隐神经痛、股外侧皮神经痛、髂腹股沟神经痛、臀上皮神经痛等也是导致腰腿痛的原因。

1. 坐骨神经痛

坐骨神经通过梨状肌下孔出骨盆后，在股骨大转子与坐骨结节中间偏内下行至股后部，先由股二头肌覆盖，以后介于股二头肌和内收大肌之间，行至腘窝上角处分为胫神经与腓总神经。有时此二神经也可有于股中部、股上部或直接由骶丛分出等变异情况。其中胫神经在分出膝关节支和腓肠内侧皮神经后，沿小腿后侧与胫后动脉向下伴行，至内踝后方分为足底内侧神经与足底外侧神经，分布于足底的内、外侧皮肤；腓总神经在腘窝处分出腓肠外侧皮神经后，绕腓骨头转向小腿前外侧，再分为腓深神经与腓浅神经。腓深神经分布于第1趾间背侧皮肤，腓浅神经分布于足背皮肤；腓肠神经由来自胫神经的腓肠内侧皮神经和来自腓总神经的腓肠外侧皮神经吻合而成，分布于足外缘及小趾背侧皮肤。

坐骨神经痛分为以下3种临床类型：①根性坐骨神经痛或上段坐骨神经痛——腰骶神经根损害；②丛性坐骨神经痛或中段坐骨神经痛——骶丛病变；③干性坐骨神经痛或下段坐骨神经痛——坐骨神经干及其分支损害。

此外，J. A. Sicard 及 L. Ramond 将坐骨神经痛分为脊膜神经根炎、神经节神经根炎、神经根炎、神经丛炎及神经炎。

（1）病因。

1）根性坐骨神经痛：过去曾认为腰骶神经根病多由感染所致。而近些年研究认为，绝大多数反复发作性坐骨神经痛均由脊椎病所致。换言之，除一些脊椎破坏性病变、椎管内肿瘤以及炎症等之外，一般急性或亚急性发生的腰骶部单神经病或多数单神经病，多为脊椎退行性病变所致，而感染、受凉或过度疲劳等因素，仅对发病具有一定的诱因作用。其病因可分为：①先天性畸形、隐性脊椎裂、椎弓峡部裂与脊椎滑脱、关节突与横突异常（如小关节面异常、横突粗大或钩状畸形等）、椎管狭窄等；②压迫与损伤，如脊椎病、椎间盘突出症、增生性脊椎炎、黄韧带肥厚等；脊椎损伤；脊椎骨折与脊椎滑脱；脊椎肿瘤；骨肿瘤、转移瘤；③畸形及破坏性脊椎病变，如类风湿脊椎炎、感染性脊柱炎（脊柱结核、化脓性脊柱炎）、骨质疏松症等；④炎症，如感染、中毒及变态反应性炎症，如脑脊膜炎、脊髓炎、脊髓蛛网膜炎、神经节神经根炎（带状疱疹）、硬脊膜外周围炎、感染性多发性神经根神经炎、血清性多发性神经根神经炎等；⑤脊髓肿瘤，如神经鞘瘤、脊膜瘤、转移癌、皮样囊肿等；⑥其他脊髓疾病，如脊髓血管疾病、局限性蛛网膜下腔出血、脊髓空洞症、多发性硬化以及某些医源性疾病，如鞘内注射某种药物等。

2）丛性坐骨神经痛：多为继发性，而原发性感染或中毒罕见。原因包括骶髂关节炎、骨盆肿瘤、骨盆外伤、梨状肌损伤或炎症、盆腔器官疾病（如子宫附件炎等妇科病）等。

3）干性坐骨神经痛：临床少见，多为坐骨神经干继发的反应性炎症所致，其中梨状肌损伤最为多见。另外，坐骨神经本身的局限性损伤也可引起干性坐骨神经痛。

（2）临床表现：本病男性青壮年多见，单侧为多。疼痛程度及时间常与病因及起病缓急有关。

1）根性坐骨神经痛：起病随病因不同而异。最常见于腰椎间盘突出，常在用力、弯腰或剧烈活动等诱因下，急性或亚急性起病，少数为慢性起病。疼痛常自腰部向一侧臀部、大腿后、腘窝、小腿外侧及足部放射，呈烧灼样或刀割样疼痛，咳嗽及用力时疼痛可加剧，夜间更甚。患者为避免神经牵拉、受压，常取特殊的减痛姿势，如睡时卧向健侧，髋、膝关节屈曲，站立时着力于健侧，日久造成脊柱侧弯，多弯向健侧；坐位时臀部向健侧倾斜，以减轻神经根的受压。牵拉坐骨神经皆可诱发疼痛，或疼痛加剧，如 Kernig 征阳性（患者仰卧，先屈髋及屈膝成直角，再将小腿上抬。由于屈肌痉挛，因而伸膝受限而小于130°并有疼痛及阻力）；直腿抬高试验（Lasegue 征）阳性（患者仰卧，下肢伸直，患肢上抬不到70°而引起腿部疼痛）。坐骨神经通路可有压痛点，如腰旁点、臀点、腘点、踝点及跖点等。患肢小腿外侧和足背常有麻木及感觉减退。臀肌张力松弛，伸蹬及屈蹬肌力减弱。跟腱反射减弱或消失。

2）丛性坐骨神经痛：大多数患者在下腰椎（常为 L_4、L_5）的患侧棘突区有明显的压痛点，且在压迫时疼痛常由局部向该侧下肢放射。有时患侧的臀部坐骨大孔区也有压痛，臀以下的坐骨神经压痛则一般表现较轻或不明显。常出现直腿抬高试验阳性。在急性期常有痛区感觉异常、过敏，病程较长者，可有感觉减退乃至缺失的现象，大多位于 L_5 或 S_1 的神经根分布区，即小腿和足的外侧部。个别较严重者，可有部分腓骨肌无力，以及臀部、小腿肌肉松弛和萎缩现象。急性期患侧的跟腱反射正常或亢进，而长期反复发作者，其跟腱反射可减弱或消失。

3）干性坐骨神经痛：起病缓急随病因不同而异。如受寒或外伤诱发者多急性起病。疼痛常从臀部向股后、小腿后外侧及足外侧放射。行走、活动及牵引坐骨神经时疼痛加重。压痛点在臀点以下，Lasegue 征阳性而 Kerning 征多阴性，脊椎向患侧侧弯以减轻对坐骨神经干的牵拉。

（3）诊断及鉴别诊断。

1）诊断。坐骨神经痛的诊断包括以下 3 个步骤：是否为坐骨神经痛（定向诊断），根性、丛性还是干性坐骨神经痛（定位），引起坐骨神经痛的病因是什么（定性）。需要根据详细的病史采集、体格检查及必要的辅助检查做出诊断，病因鉴别十分重要。①病史采集：需了解患者的一般情况（年龄、性别、职业等），疼痛的部位、性质、范围、程度、持续时间、诱发与缓解因素、伴随症状等。②体格检查：需注意患者的姿势、步态、脊柱活动及肌肉萎缩等情况，并常规进行运动、感觉、反射等检查。压痛点检查对于诊断病变的部位及性质具有重要意义。坐骨神经牵拉试验及其加强试验阳性具有诊断价值。骨盆挤压试验、4 字试验等有助于鉴别诊断。③辅助检查：对可疑脊髓肿瘤、粘连性蛛网膜炎等椎管内病变患者，可进行腰椎穿刺检查。腰骶椎 X 线检查有助于排除骨折、关节脱位及某些腰骶部先天性畸形，必要时可行脊髓碘油造影及 MRI 检查。

2）鉴别诊断。包括定向诊断、定位诊断和定性诊断。

定向诊断：即判断疼痛是否为坐骨神经痛，因多数的腰腿痛并非由坐骨神经受累所引起，而仅仅在疼痛的部位方面和坐骨神经痛有某种相似之处，应首先加以排除。①肌痛：由肌纤维组织炎所引起，可急性或慢性起病，间歇性病程，其症状常与天气变化有密切关系，疼痛与压痛的范围多较广泛，有时也可为游走性痛。患区的活动因疼痛往往受限，肌肉紧张、僵硬，偶可触及肌肉硬结节或条索，压迫时较敏感。检查无感觉、运动及反射等神经功能障碍，疼痛并不沿坐骨神经干放射而位于肌肉内。②蜂窝织炎所致疼痛：由于皮下浸润物以及逐渐发生纤维化，可压迫神经末梢而产生局部疼痛。此种疼痛多位于臀部和大腿，小腿一般不受累，而且通常在活动时出现，范围较广，无自发痛。患区皮下有时可触及圆形扁平的浸润结节，质硬，与皮肤粘连，压迫时较敏感，可产生较持续的疼痛。无神经损害的体征。③腰肌劳损：腰部的肌肉、筋膜、韧带及关节囊等软组织可因长期的紧张体力劳动，以致发生慢性损伤，或因急性腰扭伤未愈而转为慢性过程者。实为腰椎退行性改变的一种早期表现，紧张劳动或外伤仅起一定的外界诱因作用。本病的临床特点为长期的腰部酸胀和钝痛，但疼痛并不向下肢放射，清晨起床时较重，稍事活动后减轻，劳累与天气变化对疼痛的影响也较大。检查时往往腰部活动受限，单侧或双侧的腰背肌紧张、压痛。无神经系统损害体征。④关节痛：髋关节、骶髂关节等病变，如不累及神经丛或神经干，则可产生单纯的关节痛。但关节痛疼痛及压痛以关节部位最明显，关节向各方运动均引起疼痛，直腿抬高试验时疼痛位于关节区，相应的各种关节试验阳性，无神经损害的体征等。⑤内脏病变所致的腰腿牵涉性痛：某些内脏疾病的疼痛可牵涉至腰腿部，易与坐骨神经痛相混淆，但具有胃肠、胆、胰、肾或盆腔器官疾病史，疼痛及压痛以病灶附近为剧，有原发病的典型症状和体征，无神经体征。

定位诊断：即明确为坐骨神经痛后，判断为根性、丛性或干性坐骨神经痛。①根性坐骨神经痛：疼痛位于腰骶部，沿坐骨神经放射；棘突旁压痛较明显，而坐骨神经干压痛较轻，脐旁及股神经无压痛；直腿抬高试验、交叉直腿抬高试验、屈颈试验等均为阳性；感觉障碍呈根性分布；踝反射可减弱或消失；常伴有脑脊液改变。②丛性坐骨神经痛：疼痛位于骶部，沿坐骨神经放射并可至股前、会阴部；棘突旁无压痛，坐骨神经干压痛明显且常有脐旁及股神经压痛；直腿抬高试验多呈弱阳性，交叉直腿抬高试验、屈颈试验阴性；感觉障碍呈一支以上周围神经干型分布；膝反射及踝反射常有减弱或消失；脑脊液检查正常。③干性坐骨神经痛：疼痛位于臀部以下，并沿坐骨神经放射；坐骨神经干压痛明显，棘突旁、脐旁及股神经无压痛；直腿抬高试验阳性，交叉直腿抬高试验、屈颈试验阴性；感觉障碍呈周围神经干型分布；膝反射多正常，踝反射可减弱；脑脊液正常。

定性诊断：即坐骨神经痛的病因鉴别。

根性坐骨神经痛的病因如下。①腰椎间盘突出。患者常有较长期的反复腰痛史，或重体力劳动史，常在一次腰部损伤或弯腰劳动后急性发病。除典型的根性坐骨神经痛的症状和体征外，还有腰肌痉挛、腰椎活动受限和生理屈度消失，椎间盘突出部位的椎间隙可有明显压痛和放射痛。X 线摄片可有受累椎间隙变窄，CT 检查可确诊。②马尾肿瘤。起病缓慢，逐渐加重。病初常为单侧根性坐骨神经痛，逐渐发展为双侧。夜间疼痛明显加剧，病程进行性加重，并出现括约肌功能障碍及鞍区感觉减退。腰椎穿刺有蛛网膜下腔梗阻及脑脊液蛋白定量明显增高，甚至出现 Froin 征（脑脊液黄色，放置后自行凝固），脊髓碘水造影或 MRI 可确诊。③腰椎管狭窄症。多见于中年男性，早期常有间歇性跛行，行走后下肢痛加重，但弯腰行走或休息后症状减轻或消失。神经根或马尾受压严重时也可出现一侧或双侧坐骨神经痛症状及体征，病程呈进行性加重，卧床休息或牵引等治疗无效。腰骶椎 X 线摄片或 CT 可确诊。④腰骶神经根炎。因感染、中毒、营养代谢障碍或劳损、受寒等因素发病。一般起病较急，且受损范围常常超出坐骨神经支配区域，表现为整个下肢无力、疼痛、轻度肌肉萎缩，除跟腱反射外，膝腱反射也常减弱或消失。⑤腰椎结核、椎体转移癌等。干性坐骨神经痛时，应注意有无受寒或感染史，以及骶髂关节、髋关节、盆腔和臀部病变，必要时除行腰骶椎 X 线摄片外，还可行骶髂关节 X 线摄片、妇科检查以及盆腔脏器 B 超等检查以明确病因。

丛性坐骨神经痛的病因如下。①骶髂关节炎。疼痛与压痛主要位于关节区，如继发神经丛损害，可产生坐骨神经痛，但多伴有股神经和闭孔神经等受累表现，4 字试验阳性，X 线检查可见病变。②盆腔疾病。如盆腔慢性炎症所致盆腔粘连可累及腰骶神经丛，表现为腰骶部疼痛，并向下肢放射，但常伴有其他原发病表现。

干性坐骨神经痛的病因如下。①梨状肌综合征。疼痛位于臀部，下肢旋转时疼痛加剧，并可沿坐骨神经向下放射。可有梨状肌压痛及异常改变。②下肢静脉曲张。表现为久站后疼痛加重，走路或患肢抬高时症状减轻，可见下肢静脉曲张或痔疮。③血栓闭塞性脉管炎。常伴有小腿乏力、足冷等感觉，可测量足背动脉搏动以鉴别诊断。

2. 腰神经痛

是指组成腰丛的脊神经根、神经丛及其各分支损害所产生的疼痛综合征。腰丛由 $L_1 \sim L_3$ 和部分 L_4 神经的前支所组成，大约一半的人 T_{12} 神经的部分前支也加入该丛。腰丛为腰骶丛的上部分，位于腰椎的横突前、腰四方肌和腰大肌之间。其主要分支为髂腹下神经、髂腹股沟神经、生殖股神经、股神经、臀外侧皮神经及闭孔神经。此外，由 $L_1 \sim L_3$ 神经的后支组成臀上皮神经。

腰神经痛发病率远较坐骨神经痛为低，其中比较常见的有股神经—隐神经痛、股外侧皮神经痛以及臀上皮神经痛。

（1）解剖基础。

1）股神经：为腰丛最大的分支，由 $L_2 \sim L_4$ 神经组成。起始于腰大肌后方，沿髂腰肌沟下行，于腹股沟韧带下进入股三角。发出终支包括运动支（支配髂腰肌、缝匠肌、耻骨肌和股四头肌）和感觉支（股前皮神经、隐神经）。

2）隐神经：为股神经最长的分支，分出后经腘窝管，最终与大隐静脉伴行至内踝及足内缘。支配膝内侧、小腿前内侧及部分足内缘的皮肤感觉。

3）股外侧皮神经：为感觉神经，始于 L_2、L_3 脊神经后根，终于股前外侧皮肤，司该区皮肤感觉。

4）臀上皮神经：为感觉神经，由 $L_1 \sim L_3$ 脊神经后支的外侧支发出，分布于臀上外侧以至股骨大转子区，司该区皮肤感觉。

（2）病因：引起各种腰神经痛的病因复杂，包括脊椎病、脊髓病变、腰骶部周围神经病变、腰骶部先天性畸形、脊椎与脊髓损伤、脊椎炎症、脊椎肿瘤、腰骶神经周围软组织病变及骨盆与盆腔脏器病变等。

（3）临床表现：主要表现为相应神经支配区的疼痛及压痛，神经牵拉征阳性，病情较重、病程较长者常可伴有感觉、运动及反射障碍。

1）股神经痛：疼痛位于腹股沟区，并向股前、小腿内侧放射，腰部运动及咳嗽等可使疼痛加重；压痛点多位于腹股沟韧带中外 1/3 处、膝关节内侧、内踝及足内缘，股神经牵拉试验可为阳性；常伴有股神经分布区内感觉过敏、异常或感觉减退。

2）隐神经痛：如损害位于内收肌管内，表现为股下部和小腿前内侧痛，股下 1/3 内侧隐神经出口处有压痛，常伴有膝内侧及小腿前内侧的皮肤痛觉过敏或减退。

3）股外侧皮神经痛：表现为股前外侧皮肤疼痛，可伴有各种异常感觉，如麻木、僵硬、刺痒、烧灼感等；压痛点位于髂前上棘内侧或其下方，股前外侧皮肤常有感觉减退。

4）臀上皮神经痛：主要表现为腰臀部疼痛，范围较为弥散，以髂骨嵴中部附近较明显，并可向大腿后侧扩散，髂骨嵴中部及其上下部位常有压痛。

（4）诊断与鉴别诊断：根据病史、临床表现及必要的辅助检查进行诊断，主要需鉴别的疾病因疼痛部位的不同而异。如股神经痛需与髋关节炎及腰大肌炎进行鉴别，股外侧皮神经痛则需注意盆腔脏器病变等。

（六）偏侧肢体痛（丘脑性痛）

偏侧肢体痛表现为偏侧躯体弥散性、自发性灼痛，常伴有痛觉异化、痛觉过敏或减退、感觉异常，以及受累区的神经系统阳性体征。严格地说，其属于中枢性疼痛而非典型的神经痛，但因其症状与神经痛相似，故在此进行介绍。

1. 解剖基础

丘脑为巨大的"中央灰质核"，呈卵圆形，左右各一，分别位于两侧大脑半球的下内侧。左右丘脑间于中线处被第三脑室所隔。

躯体的多种感觉与感官上行冲动（除嗅觉外）在到达大脑皮质前，均先到达丘脑，丘脑各核借其联系与相应皮质区形成各个功能单位，每一核与相应的皮质区发生关系。

丘脑含多个核团，其中腹后外侧核和背外侧核与躯体感觉密切相关，其内存在着意识性外感受与内感受性通路，接受内侧丘系、脊髓丘脑束及三叉神经丘脑束的传入纤维，并有相应的躯体代表部位，发出纤维投射到顶叶感觉皮质。

丘脑痛产生的确切机制尚不明确，Head学说认为疼痛是丘脑的释放症状。Lhermitte学说认为丘脑是一"选择性过滤器"，可留下一些冲动，并让另一些冲动通过而到达皮质。当丘脑损害时，则可让强的刺激通过而产生疼痛。

2. 病因

任何导致丘脑腹后外侧核损害的原因均可导致丘脑痛，80%为脑出血或脑梗死，也可继发于外科手术、肿瘤、外伤或多发性硬化的并发症。大脑脚、脑桥、延髓和丘脑附近的损伤，也可产生类似症状，但疼痛发生在同侧面部和对侧肢体。这些区域最常见的原因为小脑后下动脉闭塞、大脑后动脉或其供应脑干的分支闭塞、延髓出血或延髓空洞症、肿瘤、多发性硬化、外伤和立体定向外科手术。延髓损伤可产生面部疼痛，偶有半球局限性损伤产生中枢性疼痛。

3. 临床表现

本病多见于40岁以上的心脑血管疾病患者，部分患者有卒中史，疼痛多于病后几周至两年内发生。疼痛多累及大脑病变对侧的一侧身体。单独面和头部或头部受累少见（但单下肢较常见），有时为上肢，可包括或不包括头部，最常见的是整个对侧身体或上下肢一起受累，偶见一侧面部和对侧肢体受累（脑干损伤）。疼痛呈自发性持续性灼痛或棘痛，程度不一。大多数患者疼痛发生在皮肤、肌肉或骨骼。整日持续，加剧无明显诱因，可由非伤害性刺激诱发，如轻触、冷、热、运动、经皮神经电刺激等，也可因视听刺激（如声、光）、内脏活动（如排尿）而诱发或加剧，或因焦虑和激动加重。常伴各种神经系统的症状和体征，以轻瘫较多见。受损区多有运动障碍和感觉缺失，轻触觉减退。几乎均有感觉异常或感觉过敏，可存在血管运动和泌汗障碍。焦虑和抑郁常见。

4. 诊断及鉴别诊断

诊断主要依据病史，疼痛的部位、特点和伴随症状及辅助检查，其中头颅CT及MRI等影像学检查见丘脑或大脑脚等部位病变较具诊断价值。

如患者表现为半侧躯体疼痛，需要与躯体化障碍鉴别；如疼痛仅限于头部或单个肢体，则应与其他神经系统疾病鉴别。脊髓损伤产生的疼痛不属于本病范畴。

（七）全身痛

引起全身痛的病因多样，感染（病毒、细菌）、中毒、外伤等均可导致持续性或发作性全身痛，其中与神经系统疾病相关的全身痛常见于带状疱疹后神经痛、糖尿病性神经病变及脑卒中、外伤、严重中枢神经系统感染后所致中枢性疼痛。

全身神经痛的临床表现为非特异性，起病可呈急性、亚急性或慢性，疼痛性质可呈刺痛、胀痛、灼烧痛等，程度可轻可重，部分患者症状可自行缓解，也可能需要依赖于药物控制疼痛发作。

其诊断主要依据详细的病史采集，包括感染史、卒中史、外伤史等，结合全身神经痛的临床表现，诊断不难，但病因鉴别及针对病因的治疗尤为重要。

（刘中华）

第三节　神经痛的治疗

正确地对神经痛及其相关症状进行评估是指导最优治疗的前提，神经痛的病因诊断及治疗十分必要，必须强调，神经痛"继发于神经病变或损伤"，因此对于所有神经痛患者，只要病因可纠正，均应首先针对病因进行治疗，再通过药物、物理、手术等治疗疼痛，并同时进行社会、心理等综合治疗使患者获得全面的疗效。目前治疗神经痛的方法众多，包括药物治疗、物理治疗、封闭治疗、按摩治疗、手术治疗和心理治疗等。

一、药物治疗

（一）治疗原则

（1）药物从低剂量开始，每 3~7 天增量 1 次，直至疼痛缓解 50% 以上或出现不可耐受的不良反应。

（2）尽可能使用单一药物治疗，如疗效不佳或不良反应太大，则可联合另一种药物（如抗抑郁药联合阿片类药物）。

（3）如疼痛缓解 50% 以上且不良反应可耐受，则推荐长期治疗。对于长期治疗，每 6 个月尝试逐步减药 1 次，并评价其疼痛状态和是否需继续用药，约 1/3 患者不需继续用药，1/3 需低剂量用药，1/3 需按原剂量维持用药。

（二）药物种类

近年来基于临床随机试验（RCT）结果推荐药物如下：①一线推荐的药物包括某些种类的抗抑郁药，如三环类抗抑郁药（TCAs），5-羟色胺及去甲肾上腺素双重再摄取抑制药，钙通道 α_2-δ 配体（如加巴喷丁、普瑞巴林）及利多卡因贴剂；②二线推荐应用而某些特殊情况可考虑一线应用的药物包括阿片类药物及曲马多；③推荐三线使用，而某些特殊临床情况可考虑二线应用的药物包括某些抗癫痫药及抗抑郁药、美西律、N-甲基天冬氨酸受体拮抗药及辣椒碱贴剂。需要注意的是，任何一种药物均需权衡其可能的效果、不良反应及患者的病情、经济状况等采取个体化的治疗方案。

1. 一线药物

（1）抗抑郁药。

1）三环类抗抑郁药：通过抑制再摄取而增加突触间隙去甲肾上腺素和 5-羟色胺水平。有证据表明，5-羟色胺和去甲肾上腺素双重再摄取抑制药阿米替林与选择性去甲肾上腺素再摄取抑制药地昔帕明同样可缓解神经痛，而选择性 5-羟色胺再摄取抑制药（SSRIs）则与安慰剂疗效相似。提示 TCAs 对神经痛的疗效主要取决于去甲肾上腺素能。此外，TCAs 也可通过阻断钠离子通道、组胺受体、胆碱能受体、N-甲基-D-天冬氨酸受体和激动阿片受体发挥镇痛作用。

适应证：为中枢性神经病理性疼痛及 AIDS 的首选药物，对于慢性感觉迟钝性疼痛、带状疱疹后神经痛、糖尿病性神经病理性疼痛、三叉神经痛、偏头痛、紧张型头痛和幻肢痛也有疗效。

用法：起始量 10 mg/d 睡前服用，以后每 5 ~ 7 天增量 10 mg/d 或 25 mg/d，直至见效或出现不可耐受的不良反应或 75 ~ 150 mg/d。1 ~ 2 周起效，4 ~ 6 周疗效显著。如用 75 mg/d 以上 2 周无效，可换用另一种 TCAs 治疗。

不良反应：常见镇静、轻度认知障碍、视物模糊、口干、心动过速、直立性低血压、排尿延迟、便秘及体重增加。

禁忌证：包括窄角性青光眼、良性前列腺肥大和急性心肌梗死。

2）度洛西汀和文拉法辛：为 5-羟色胺和去甲肾上腺素双重再摄取抑制剂，对毒蕈碱、组胺和肾上腺素作用很弱。临床试验对各种神经痛有效，但疗效略逊于 TCAs。20% ~ 30% 的患者可出现较重的胃肠道不适，从而限制其用量。

（2）钙通道 α_2-δ 配体。

1）加巴喷丁：与电压依赖性钙通道的 α_2-δ 配体亚基相连，减少谷氨酸、去甲肾上腺素及 P 物质的释放。

适应证：RCT 证明加巴喷丁可明显减轻疱疹后神经痛、糖尿病性周围神经病性神经痛、幻肢痛、GBS 神经痛、神经病理性癌痛及急性或慢性脊髓损伤所致疼痛。在某些 RCT 中，加巴喷丁尚被证明具有改善睡眠、情绪及提高生活质量的作用。

不良反应：加巴喷丁不良反应较少且较轻，常见者包括眩晕及嗜睡，使用时无需监测血药浓度，与其他药物也无相互作用。

用法：起始量为 300 mg/d，每 3 ~ 7 天增量 1 次，直至疼痛缓解或出现不可耐受的不良反应或用量大于 6 000 mg/d。有效量通常为 2 100 ~ 3 600 mg/d，维持量为 900 ~ 1 800 mg/d。

2）普瑞巴林：作用机制及临床适应证与加巴喷丁相似。

不良反应：与加巴喷丁相似，但肾功能减退者需减量使用，且作为新药，其长期的安全性及不良反应发生情况尚有待进一步研究。

用法：起始量 150 mg/d，1 ~ 2 周后剂量可增至 300 mg/d，一般于 2 周后达目标剂量 300 ~ 600 mg/d，并可取得最佳临床疗效。

3）利多卡因贴剂：RCT 已证实利多卡因贴剂可明显缓解包括糖尿病性周围神经病在内的多种周围神经病的疼痛及感觉异常症状。

适应证：被推荐于周围神经病的治疗，但中枢性神经病理性疼痛则不推荐使用该药物治疗。

不良反应：不良反应轻微，唯一的不良反应为轻度的局灶性皮肤症状（如红斑、皮疹）。使用最大剂量（12 小时 3 剂或 18 小时 4 剂）时，血液中利多卡因浓度仍然极低。但对于同时服用第 1 类抗心律失常药（如美西律）及严重肝病患者，其血药浓度可能很高，需减量使用。

2. 二线药物

阿片类药物及曲马多在多项 RCT 已证实对神经痛有效，当一线药物单独或联合使用无明显疗效时，阿片类药物可单独或与一线药物联合使用。在某些特殊情况下，阿片类止痛药及曲马多尚可考虑一线使用，包括一线药物加用到可耐受的最大剂量疼痛仍无明显缓解甚至加重者、反复发作的剧烈神经痛、急性神经痛以及癌性神经痛。

（1）阿片类药物。

1）适应证：吉兰—巴雷综合征，75%的患者需使用阿片来缓解疼痛，在有通气设备的监护室中，严重疼痛者最好静脉滴注吗啡或氢化吗啡，而无通气设备时则须小心增加口服剂量，以防止呼吸抑制；在恢复期，被动和主动锻炼常引起突然肌痛及关节痛，为增加锻炼合作性，在锻炼前 1~2 小时可服用即释可待因或吗啡，一般至 8 周后不再需要此类药物。阿片类药物还可治疗中枢性疼痛、带状疱疹后神经痛、神经损伤性疼痛、腰痛、脊柱压缩性骨折痛、围术期疼痛、炎症及癌性疼痛。阿片类对非神经痛疗效优于神经痛。

2）用法：在多数情况下低剂量即有效，如美沙酮 1.0~1.5 mg/d 和长效氧可酮 30~60 mg/d，但神经损伤性疼痛所需剂量可能较高。多数疼痛呈慢性，故最好使用长效制剂，如缓释氧可酮、缓释吗啡、美沙酮等。

3）依赖：与一般人群不同，疼痛患者用阿片类药物不易发生依赖，据 Parter 等报道，对 12 000 例内科患者用阿片治疗，仅 4 例无物质滥用史的患者发生依赖。

（2）曲马多：为 μ 阿片受体激动剂及去甲肾上腺素和 5-羟色胺双重再摄取抑制剂，但它既不属于阿片类又非抗抑郁药。已有 RCT 证实可减轻糖尿病性多发性神经病和其他原因所致神经痛的疼痛症状，并能改善患者的生活质量。最常见的不良反应包括嗜睡、便秘、眩晕、恶心和直立性低血压，多发生于加量过快时。在老年患者，可导致进行性的认知障碍及步态异常。对于有癫痫史或正在使用增加神经兴奋性药物的患者，曲马多有导致癫痫的风险。与其他 5-羟色胺能的药物联合应用（如 SSRIs 及 SNRIs），可能增加 5-羟色胺综合征的发生概率，需要注意。

3. 三线药物

此类药物常规推荐三线使用，但在某些特殊情况（如有使用阿片类药物的禁忌证）可二线应用，此类药物包括某些抗癫痫药（如卡马西平、拉莫三嗪、奥卡西平、托吡酯、丙戊酸）和抗抑郁药（如丁螺环酮、帕罗西汀、西酞普兰）、美西律、N-甲基-D-天冬氨酸受体拮抗药及辣椒碱贴剂。

（1）抗癫痫药。

1）卡马西平：为钠通道拮抗药，是治疗三叉神经痛最有效的药物之一，还可用于治疗多发性硬化、幻肢痛、糖尿病性神经病和卒中后疼痛。因其可抑制血常规，故不用于癌性疼痛的治疗。有效量为 200~400 mg，每天 3 次。

2）拉莫三嗪：为钠通道拮抗药，已报道可用于治疗三叉神经痛和糖尿病性多发性神经病性疼痛及神经损伤性疼痛。

3）丙戊酸：为 γ 氨基丁酸能激动药，能预防部分偏头痛发作，有恶心、头晕和震颤等不良反应，但易于耐受，使用时需监测肝功能及血常规。

（2）抗抑郁药：SSRIs 中，西酞普兰及帕罗西汀在 RCT 中证实对糖尿病性多发性神经病性神经痛疗效有限，而氟西汀未见效果。丁螺环酮通过抑制去甲肾上腺素及多巴胺的再摄取发挥作用，被证明对多种中枢性及周围性神经病理性疼痛具有一定疗效。一般当使用 TCA 或 SNRI 无明显疗效时，考虑作为阿片类及曲马多的添加应用药物。

（3）美西律、NMDA 受体拮抗药和辣椒碱贴剂：美西律为口服第 1 类抗心律失常药，多项 RCT 证实其效果从无效至中度，效果不一，但仅当其使用大剂量时才可产生中度疗效，故使用时需充分考虑可能产生的严重不良反应。

右美沙芬及美金刚可阻断 NMDA 受体，早期 RCT 证明其对于神经痛有效，而最近的 RCT 证实其无效或效果不佳。

对于辣椒碱贴剂，各项 RCT 结果不一。

二、物理治疗

物理治疗通常是指应用自然界和人工的各种物理因素作用于机体，以达到治疗和预防疾病的方法。常用的自然理疗法有日光疗法、海水浴疗法、矿泉疗法等，常用的人工物理疗法有电疗法、磁疗法、水疗法、超声疗法以及光疗法等。

（一）作用机制

物理治疗是利用各种物理能量，包括光能、电能、热能及机械能等作用于机体，首先并且最容易接受刺激的是兴奋阈值最低的组织，同时也可作用于某些致痛物质。所以，物理治疗的作用机制至少包括两个方面：第一是针对机体组织器官和（或）致病因子的直接作用。第二是神经体液的反射作用。即当外界刺激（物理治疗）作用于机体时，可引起各种感受器兴奋，这些兴奋又立即传入到神经系统。首先兴奋沿着传入神经纤维传到相应的脊髓节段，再由脊髓向上传到脑干和大脑皮质下中枢，最后到达大脑半球的皮质。在这里进行综合分析，然后再发出冲动，沿传出神经传达到颜面部、躯干、四肢、内脏和各种腺体等组织，产生各种反应。同时，在物理治疗的直接作用下，也引起血液、淋巴和激素等的改变。如温热疗法可引起血管扩张和增加局部血液循环，从而使致痛的化学介质迅速排出，起到减轻和（或）消除疼痛的作用。

（二）治疗方法的选择

物理治疗已经成为目前医疗手段中较重要的方法之一。目前市场上有各种理疗仪，但值得注意的是，虽然物理治疗可取之处很多，但也不是万能的。各种物理治疗方法既有共性也有特殊性，不同的疗法虽然可以治疗相同的疾病，但有的疗法只具有独特的效能，其他疗法不能将它取代。所以，在选择物理治疗方法时要充分了解该种物理治疗中的物理因素究竟有什么作用。只有如此，才能充分利用该物理因素的特殊性和共同性。目前，较常用于神经痛的物理治疗方法有：电疗法、光疗法、超声波疗法、针灸疗法、拔罐疗法、运动疗法和温热疗法等。

（三）物理治疗的注意事项

在进行物理治疗时，操作人员要具备触电后的急救知识，应该备有橡皮手套、绝缘钳等用品。另外，某些物理因素可以加重病情，应注意适应证和禁忌证。对高热、恶性肿瘤和有出血倾向的疾病，一般不宜使用；妊娠、月经期以及空腹、过度疲劳和饭后 30 分钟内，一般也不宜使用。此外，理疗一般有疗程，一个疗程结束后需要一定的休息时间，以利于物理因素作用的充分发挥。

（四）四种常用的物理治疗方法

在了解了物理治疗的作用机制、物理治疗方法的选择和物理治疗的有关注意事项后，应了解常用的物理治疗方法。

1. 红外线疗法

就是用红外线照射局部痛处，将红外线释放出来的热能短时间内传到痛处，从而使照射处温度提高、血管扩张、血液循环加快。同时缓和交感神经的兴奋性，使疼痛得到缓解。一般每天照射 1 次，每次 10～20 分钟。

2. 短波疗法

它是通过超短波治疗机和电波治疗机输送高频电流通过人体组织时，所产生的热量及特殊的生物学作用治疗神经痛的。一般也是每天 1 次，每次 15～20 分钟，一般 15～20 次为 1 个疗程。

3. 电疗法

将正、负两个电极放在患处周围，然后接通电流。电压从 20V 起逐渐升高，直到患者可忍耐的最高限度。这种疗法以电流刺激机体组织，产生兴奋而起镇痛效果。

4. X 线疗法

大剂量地照射 X 线可引起白细胞下降、骨髓抑制和机体抵抗力下降等，但小剂量的 X 线照射，却可以使白细胞增加，从而增强机体抵御外来侵害的能力。而且，小剂量 X 线还能扩张局部血管，促进局部血液循环，因而可起到缓解疼痛、增加组织活力的作用。

三、针灸治疗

针灸是中医学重要的组成部分。自古以来，针灸治疗疼痛具有较好疗效，几乎可以治疗各种性质的疼痛。从中医传统的观点看，针灸治痛不外乎通过 3 个方面来实现：第一，病因治疗，纠正和消除使气血瘀滞、运行障碍的因素；第二，病机治疗；第三，症状治疗。三者往往相辅相成，同时发挥作用。但通经络、调气血是解除疼痛的关键，也是针灸治疗的共同机制，在针灸治疗学中起着决定性的作用。其取穴因不同部位的疼痛而异。

四、封闭治疗

神经痛在常用药物治疗和（或）针灸治疗等方法治疗后，仍疼痛难忍时，常采取封闭方法进行治疗。一般将封闭治疗分成三大类，即压痛点封闭、神经阻滞封闭和蛛网膜下腔和硬膜外阻滞封闭。

1. 压痛点封闭

颈部、肩部、背部、腰部以及腿部有疼痛的患者，常常在病变部位有压痛。这是由于局部病变组织刺激感觉神经末梢所致。病程较长者，一般药物疗效不佳，常需要配合压痛点的封闭治疗。通常所用的药物有普鲁卡因、利多卡因、泼尼松等。

在进行激素封闭以后，一般 24 小时之内症状即可有明显改善，但每个人的治疗效果以及疼痛缓解时间的长短不同。此外，部分患者在进行封闭治疗以后，常可感觉局部疼痛症状反而加重。这种情况一般只持续几小时，极少数可达几天，可发生在封闭中的任何一次，但在某一封闭部位，通常只发生一次。注意休息，必要时也可采取局部冷敷等措施。

2. 神经阻滞封闭

是治疗神经痛的一种常用封闭法，其疗效显著，但由于药物的作用时间有限，止痛效果常不能持久。有些患者需要经过 2～3 个疗程才能达到满意的治疗效果。目前临床常用的有三叉神经阻滞、肋间神经阻滞、椎旁神经节阻滞以及坐骨神经和闭孔神经阻滞等。

3. 蛛网膜下腔和硬膜外阻滞封闭

对于恶性肿瘤引起的神经痛或非恶性肿瘤但伴有持续性节段性疼痛的患者，可采用该疗法进行阻滞封闭治疗。于蛛网膜下腔或硬膜外隙注入神经破坏性化学物质，致使神经脱髓鞘，从而使神经在后根神经节等部位发生退行性改变。经过相当长时间再逐渐自行恢复，以希望镇痛时间能够延续到 3~6 个月。但这种方法必须严格控制适应证，对于操作者的要求也比较高，否则可能造成严重的不良反应。

五、手术治疗

有顽固性疼痛或使用其他治疗方法均告失败的患者，疼痛成为其主要的问题或急需解决的唯一问题。为了阻断异常痛觉冲动的产生、传导或感知，可以考虑进行手术治疗。目前较常用的手术方法有感觉神经根切断术、经皮脊髓束切断术及丘脑破坏术等。较理想的解除疼痛的手术应达到以下 4 个要求：①止痛效果明显，而且不易复发；②手术创伤较小，能够被年老体弱的患者所耐受；③手术破坏正常组织及功能（尤其是功能）的程度最小；④手术后无异常感觉及中枢性疼痛发生。遗憾的是，到目前为止，还没有一种止痛手术能够达到以上所有的要求。所以，对于神经痛的患者，只有其他治疗均不能达到满意效果的情况下，才考虑选择手术治疗。

六、心理治疗

心理及精神状态对于患者来说非常重要，因此精神心理治疗在神经痛的治疗中占有重要地位。心理治疗的目的是降低交感神经兴奋性，增加躯体活动，改善姿势和躯体力学，恢复睡眠，稳定情感和预防医源性损害。心理治疗的方法包括教育、松弛技术、催眠、应激处理和家庭及职业的应急咨询等。

（张红旭）

第五章

脑血管病

第一节 概述

脑血管病（CVD）是指各种原因导致脑血管损害从而引起的脑组织病变。急性发病并迅速出现脑功能障碍的脑血管疾病称为急性脑血管病，又称脑卒中或脑血管意外，多表现为突然发生的脑部受损征象，如意识障碍、局灶症状和体征。

一、脑部血液供应及其特征

脑的血管系统大体可分为动脉系统和静脉系统。动脉系统又可分为颈动脉系统和椎—基底动脉系统，颅脑的血液供应主要来自颈前的两根颈总动脉和颈后的两根椎动脉（图5-1）。脑血管的最大特点是颅内动脉与静脉不伴行。

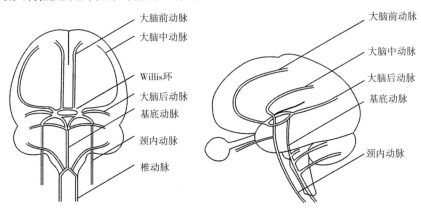

图5-1 脑的主要供血动脉

（一）颈动脉系统（前循环）

颈动脉系统包括颈总动脉、颈外动脉和颈内动脉及其分支（图5-2）。

颈总动脉，左右各一根，分别提供一侧颅脑的供血。右侧的颈总动脉起自头臂干动脉，左侧的颈总动脉直接起自主动脉弓。双侧颈总动脉在气管两侧向上走行，在甲状软骨略上水平分为颈内动脉和颈外动脉，在颈部可以触摸到颈总动脉及其分叉部。

颈外动脉在其经过途中发出9个分支。向前3支：甲状腺上动脉、舌动脉和面动脉。向后 3 支：胸锁乳突肌动脉、枕动脉和耳后动脉。向内 1 支：咽升动脉。向上 2 支：上颌动脉与颞浅动脉。颈外动脉分支供应头皮、颅骨、硬膜及颌面部器官，颈内动脉则向上走行穿颅骨进入颅内，分支供应垂体、眼球及大脑等。

颈内动脉的主要延续性分支为大脑前动脉和大脑中动脉，此外还有眼动脉、脉络膜前动脉等。颈动脉系统主要供应大脑半球前 3/5 的血液，故又称为前循环。颈内动脉包括颈内动脉颅内段和颈内动脉颅外段，颈内动脉颅外段没有分支，但通常不是笔直的，而是有一定的弧度。在颅外段的起始处有梭形膨大，为颈动脉窦，是压力感受器，可调节血压。在颈总动脉分叉处后壁上，有一扁椭圆形小体借结缔组织附于壁上，是颈动脉体，可感受血液中的 O_2 和 CO_2，调节呼吸。

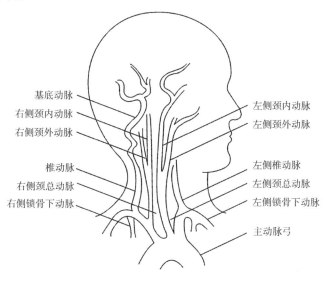

图 5-2　颈部血管

大脑前动脉于视交叉外侧、嗅三角后方，以近乎直角的方向自颈内动脉发出，向中线走行，直至大脑纵裂，后在胼胝体上方折向后走行。左右大脑前动脉由前交通动脉相连。大脑前动脉皮质支供应大脑半球内侧面、额叶底面的一部分和额叶、顶叶上外侧面的上部，中央支供应内囊前肢、部分膝部、尾状核、豆状核前部等。

大脑中动脉是颈内动脉的直接延续，在颈内动脉的分支中最为粗大。大脑中动脉在视交叉外下方向外横过前穿质进入大脑外侧沟，再向后外，在岛阈附近分支。大脑中动脉皮质支供应大脑半球上外侧面的大部分和岛叶，中央支供应尾状核、豆状核、内囊膝和后肢的前部。

脉络膜前动脉从颈内动脉或大脑中动脉主干向下发出，沿视束下面向后行，经大脑脚与海马旁回沟之间进入侧脑室下角，终止于脉络丛。供应外侧膝状体、内囊后肢的后下部、大脑脚底的中 1/4 及苍白球等。

（二）椎—基底动脉系统（后循环）

椎—基底动脉系统的主要来源血管为椎动脉，左右各一。

右侧椎动脉发自头臂干动脉，左侧椎动脉发自左锁骨下动脉。椎动脉逐节穿过颈椎横突孔向上走行，至颅骨和第一颈椎之间进入颅内。两侧的椎动脉入颅后汇合形成基底动脉。椎动脉主要分支有脊髓前、后动脉和小脑后下动脉。小脑后下动脉供应小脑下面后部。

基底动脉在脑干的前方向上走行，至大脑半球的底部分叉为双侧的大脑后动脉。主要分支有：①小脑下前动脉，供应小脑下部的前部；②内听动脉，供应内耳迷路；③脑桥动脉，供应脑桥基底部；④小脑上动脉，供应小脑上部。

大脑后动脉在脑桥上缘，由基底动脉发出，绕大脑脚向后，沿海马旁回的沟转至颞叶和枕叶内侧面。皮质支供应颞叶的内侧面、底面和枕叶，中央支供应背侧丘脑、内侧膝状体、下丘脑和底丘脑等。

（三）脑动脉的侧支循环

1. 脑底动脉环

（1）Willis 环（大脑动脉环）：位于脑底面下方、蝶鞍上方，下视丘及第三脑室下方，灰结节、垂体柄和乳头体周围，由前交通动脉、两侧大脑前动脉始段、两侧颈内动脉末段、两侧后交通动脉和两侧大脑后动脉始段吻合而成（图5-3）。将颈内动脉和椎—基底动脉相互联系，继而将前后循环以及左右两侧大脑半球的血液供应相互联系，对调节、平衡这两大系统和大脑两半球的血液供应起着重要作用。当某一动脉血流减少或被阻断时，血液借此得以重新分配和平衡。

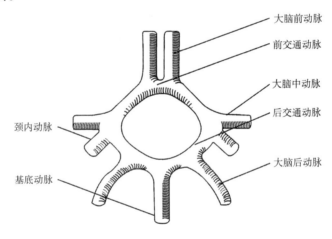

图 5-3 Willis 环

（2）延髓动脉环：延髓动脉环为左右椎动脉与脊髓前动脉共同构成。因脊髓前动脉细小，代偿潜能不大。

2. 软脑膜内吻合

在大脑半球软脑膜内，大脑前动脉、大脑中动脉、大脑后动脉皮质支末梢存在着丰富的侧支吻合，吻合网呈带状分布，位于 3 条大脑动脉供血的交错区。

在小脑，一侧小脑上动脉、小脑下前动脉和小脑下后动脉分支之间存在着广泛吻合。两侧对应的小脑动脉之间也存在着丰富的吻合。

此外，大脑前动脉胼胝体动脉和大脑后动脉的胼胝体背侧动脉于胼胝体背侧也有侧支血管吻合，称为胼周吻合。

3. 脑内动脉吻合

大脑各动脉的中央支从脑底进入脑的深部，供应基底节、后脑、内囊等部位，各中央支之间存在侧支血管吻合，但这些吻合血管属于微动脉吻合和前毛细血管吻合，不足以建立有效的侧支循环，临床上某中央支突然闭塞常表现出相应的功能障碍。若闭塞形成缓慢，可发展侧支循环起到一定的代偿功能。

4. 颈内动脉和颈外动脉分支间的吻合

头皮、颅骨、硬膜和脑的动脉系统既相对分隔，又存在着广泛的吻合。在正常情况下，这些吻合血管的血流量很小。当某些血管狭窄或闭塞时，这些吻合血管则起到一定的代偿作用，是调节脑部血液分配的另一重要途径。如颈内动脉分出的眼动脉与颈外动脉分出的颞浅动脉相吻合，大脑前、中、后动脉的皮质支与脑膜中动脉相吻合（图5-4）。

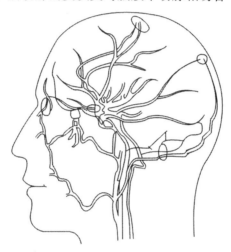

图5-4　颈内动脉和颈外动脉分支间的吻合

5. 颈内动脉与基底动脉间的胚胎遗留血管

在人类胚胎早期，颈内动脉系统和椎—基底动脉系统之间有原始三叉动脉、原始耳动脉和原始舌下动脉等，这些动脉有的可保留到生后。

（四）静脉系统

脑静脉多不与动脉伴行，其管壁较薄，且无瓣膜。大脑的静脉分为浅深两组，浅组收集脑浅层的血液，深组收集脑深部实质内的血液，两组静脉经硬脑膜静脉窦最终回流至颈内静脉。

浅组分为3组：大脑上静脉有6~12条，引流大脑半球上外侧面和上内侧面的血液，入上矢状窦，其中以中央沟静脉（Golando静脉）和上吻合静脉（Trolard静脉）较为粗大；大脑中静脉有浅、深之分，大脑中浅静脉引流外侧裂附近的静脉血注入海绵窦，大脑中深静脉引流脑岛的血液注入基底静脉，大脑中浅静脉还借上吻合静脉（Trolard静脉）注入上矢状窦，借一些吻合支与大脑下静脉相连；大脑下静脉有1~7条，引流半球上外侧面、内侧面和下面的血液，注入海绵窦、横窦、岩上窦和基底静脉。

深组主要有3个大干：大脑大静脉（Galen静脉）由两侧大脑内静脉合成一条粗短的深

静脉干，最后注入直窦；大脑内静脉由透明隔静脉和丘脑纹状体静脉汇合而成，位于第三脑室顶部两侧的脉络丛内，左右各一，收集胼胝体、透明隔、尾状核、豆状核、丘脑、侧脑室和第三脑室脉络丛的血液；基底静脉又称 Rosenthal 静脉，由大脑前静脉和大脑中深静脉汇合而成，最后注入大脑大静脉。

人的硬脑膜静脉窦可分为后上群与前下群。后上群包括上矢状窦、下矢状窦、左右横窦、左右乙状窦、直窦、窦汇及枕窦等；前下群包括海绵窦，海绵间窦，左右岩上、岩下窦，左右蝶顶窦及基底窦等。

二、脑血管病的分类

临床常见的急性脑血管病，主要是动脉血管的病变，分为两大类：缺血性脑血管病和出血性脑血管病。前者依据发作形式和病变程度分为脑梗死和短暂性脑缺血发作；后者根据出血部位不同，主要分为脑出血和蛛网膜下腔出血。静脉血管的病变以静脉窦血栓形成较常见。

三、脑血管病的危险因素

与脑血管病发生有密切因果关系的因素称为危险因素，其可以是一种疾病或生理状态。脑血管病的危险因素又可分为可干预因素和不可干预因素两种，其中可干预的危险因素根据证据强度的不同，又分为证据充分的可干预危险因素、证据不充分或潜在的可干预危险因素。

不可干预的危险因素是指不能控制和治疗的危险因素，包括：①年龄，是最重要的独立危险因素，如 55 岁以后，每增加 10 岁，脑血管疾病发病率增加 1 倍以上；②性别，男性脑血管疾病的危险度较女性高；③低出生体重；④人种/种族，如黑种人脑血管疾病的发生率明显高于白种人，亚洲人群脑血管病发病率也相对较高；⑤遗传，家族中有脑血管疾病的子女发生脑血管疾病的可能性明显升高。

证据充分的可干预危险因素包括：①高血压，血压和心血管病的风险呈线性相关，且独立于其他危险因素；②吸烟，吸烟导致脑血管疾病的危险性与吸烟的量呈正比，最高可达不吸烟人群的 6 倍，戒烟可以降低脑血管病的危险性；③糖尿病，是脑血管病常见的独立危险因素，糖尿病患者发生缺血性脑血管病的危险性是普通人群的 2~3 倍；④心房颤动，心房颤动可以单独增加卒中的风险 3~4 倍；⑤其他心脏事件，其他类型心脏病也可能增加血栓性卒中的危险，包括扩张型心肌病、瓣膜性心脏病（例如二尖瓣脱垂、心内膜炎、瓣膜修复），以及先天性心脏缺陷（如卵圆孔未闭、房间隔缺损、房间隔动脉瘤）；⑥血脂异常，是脑血管病的重要危险因素；⑦无症状颈动脉狭窄，当狭窄程度加重或发生血流动力学改变时，可发生缺血性脑血管病；⑧镰状细胞病，20 岁镰状细胞病患者卒中的发生率至少为 11%，其中相当一部分是通过大脑磁共振发现的"静息"卒中；幼童时期卒中的发生率最高；⑨绝经后激素疗法，绝经后如大量使用激素治疗，卒中危险性升高约 40%；⑩饮食和营养，钠的摄入量多伴随卒中危险性增高，同时钾摄入量的增多伴随卒中危险性降低；增加水果和蔬菜的摄入量与降低卒中的危险性之间存在着剂量效应方式；⑪缺乏锻炼，体育锻炼被证实对卒中能够起到有益的作用，体育活动的部分保护效应可能是通过降低血压、控制心血管疾病其他危险因素、控制糖尿病等机制发挥作用。

证据不充分或潜在的可干预危险因素包括：①代谢综合征，代谢综合征能够预测冠心病，心血管疾病（包括冠心病和卒中）以及因此产生的死亡率，然而并没有关于卒中特异性危险方面的充分证据；②酗酒，长期、轻中度饮用葡萄酒可以降低卒中的危险度，而重度饮酒增加其危险度；③药物滥用，包括可卡因、苯丙胺、二醋吗啡，与卒中的危险性增加有关；④口服避孕药，与卒中危险性的相关性不高，一些女性特别是既往有血栓病史，可能表现出高危险性；⑤睡眠呼吸型态紊乱，和一系列其他卒中危险因素相关，对心血管事件不利并且独立作用于卒中危险性；有效地治疗呼吸睡眠暂停综合征可以降低血压，有可能预防卒中；⑥偏头痛，在年轻女性中偏头痛和卒中之间存在关联；⑦高同型半胱氨酸血症，流行病学和前瞻性研究表明血浆同型半胱氨酸水平和卒中之间存在正相关；⑧高脂蛋白 a，脂蛋白 a 类似低密度脂蛋白微粒，可以促进动脉粥样硬化的形成；⑨脂蛋白相关性磷脂酶 A_2 升高，脂蛋白相关性磷脂酶 A_2 是一种与人血浆中的低密度脂蛋白相关的钙依赖性血清脂肪酶，脂蛋白相关性磷脂酶 A_2 在血浆中水平升高会导致心血管意外的增加，也可能是卒中的危险因素；⑩高凝状态，缺血性卒中的年轻女性患者血中抗磷脂抗体浓度容易较高；大量的病例对照研究并没有发现其他遗传性血液高凝状态和卒中的关系；⑪炎症，在动脉粥样硬化性心血管疾病病理生理学机制中，炎症反应所起的作用正在研究中；⑫感染，尽管在冠状动脉及颈动脉的斑块中发现了多种细菌，但使用抗生素治疗并未被证实可以降低卒中的风险。

四、脑血管病的诊断

脑血管病的诊断依赖于准确的病史采集、临床表现及辅助检查。但脑血管病的诊断与其他疾病存在一些差异。

（一）病史采集

1. 系统的病史采集

系统的病史采集对于判断脑血管病的病因、发病机制以及采取个体化的诊断和治疗是必不可少的。在脑血管病的病史采集中，应着重下列四点。

（1）要问清首次发作的起病情况：确切的起病时间；起病时患者是在安静的状态还是在活动或紧张状态；是急性起病，还是逐渐起病；有无脑血管病的先兆发作——短暂脑缺血发作；患者有多少次发作，如为多次发作，应问清首次发作的详细情况，以及最近和最严重的发作情况，每次发作后有无意识障碍、智力和记忆力改变、说话及阅读或书写困难、运动及感觉障碍、视觉症状、听力障碍、平衡障碍以及头痛、恶心、呕吐等症状。

（2）询问前驱症状及近期事件：在脑血管病的形成过程中，常有脑血液循环从代偿阶段到失代偿阶段的变化过程，代偿阶段的改变表现在临床上就是本病的前驱症状。如能仔细询问这些前驱症状，找到症状的诱发因素以及病因线索，给予合理治疗，有时可避免或延缓完全性卒中的发生，或可延缓病情进展。

（3）伴随疾病：患者有无原发性高血压、糖尿病、心脏病、高脂血症、吸烟和饮酒情况、贫血等。

（4）用药情况：对有脑血管病病史的患者询问服用药物情况，有些药物可诱发低血压和短暂脑缺血发作，如降压药、吩噻嗪类衍生物；有的药物可并发脑内出血，如抗凝剂；有时可并发高血压危象和脑血管病。还有一些药物如乙醇、降血糖药、黄体酮类避孕药等也可引起脑血管病，故在询问脑血管病患者时，要仔细询问服用药物情况。

2. 快速判断卒中方法

急诊处理时，由于时间紧迫，难以进行详细的病史采集，当患者或其家属主诉以下情况时，常提示卒中的可能，应及时采取有效的处理措施，待病情平稳后，再进行详细的病史采集。

提示患者卒中发作的病史如下。

（1）症状突然发生。

（2）一侧肢体（伴或不伴面部）无力、笨拙、沉重或麻木。

（3）一侧面部麻木或口角㖞斜，说话不清或理解语言困难，双眼向一侧凝视。

（4）一侧或双眼视力丧失或视物模糊。

（5）视物旋转或平衡障碍。

（6）既往少见的严重头痛、呕吐。

（7）上述症状伴意识障碍或抽搐。

（二）脑血管病的特殊检查

脑血管病除了必须进行内科系统检查及神经科查体外，还有以下特殊检查。

1. 神经血管检查

是临床脑血管病检查的最基本内容，是血管检查的开始。标准的临床神经血管检查包括：①供血动脉相关的触诊，主要是颈动脉和桡动脉的触诊，获得动脉搏动强度和对称性的信息；②双上肢血压的同时测量，了解双上肢血压的一致性；③脑血管的听诊，选择钟形听诊器对脑动脉主要体表标志进行听诊，主要听诊区包括颈动脉听诊区、椎动脉听诊区、锁骨下动脉听诊区和眼动脉听诊区，了解血管搏动的声音对称性以及有无杂音。听诊时要注意找到准确的体表标志、杂音的最强部位，通过适当加压可以判断。

2. 临床严重程度的检查与评估

准确记录患者的病情严重程度，是有效观察患者病情变化的前提。临床上，常采取一些量表来记录患者的病情。如美国国立卫生研究院卒中量表（NIHSS）是一个省时方便、可信有效且内容较全面的综合性脑卒中量表，它所评定的神经功能缺损范围大，在脑血管病的病情判断中被广泛采用。

3. 影像学检查

脑血管病的影像学检查最近几年来得到了长足进步，尤其在急性期，早期、快速的影像学检查对急性脑血管病患者的诊治至关重要。脑血管病的影像学检查，不仅需要进行结构影像学的评估，还应进行血管影像学与灌注影像学的评估，主要的检查方法有以下4种。

（1）头颅 CT：平扫 CT 由于应用广泛、检查时间短、检查费用较低，以及可准确检出蛛网膜下腔出血和脑实质出血等优点，是评估急性脑血管病最常用的影像学方法。平扫 CT 还有助于提示由于动脉再灌注损伤而出现的出血转化。在大多数情况下，CT 能为急诊治疗的决策提供重要信息。

多模式 CT 可以提供更多信息，细化脑血管病的诊断。多模式 CT 通常包括 CT 平扫（NCCT）、CT 灌注成像（CTP）和 CT 血管成像（CTA）。CTP 有助于显示梗死区和缺血半暗带。CTA 有助于显示颈内动脉、大脑中动脉、大脑前动脉、基底动脉和大脑后动脉的血管狭窄或闭塞状况，显示颅内动脉瘤和其他血管畸形。

（2）磁共振：在急性脑血管病中，MR 平扫用于排除脑内出血以及其他病变，明确有无新梗死灶。磁共振因为限制因素较多，一般不作为检查脑内出血的首选检查。

在急性脑血管病，尤其是缺血性脑血管病中，多模式 MRI 可以提供更多信息，改善脑血管病的诊断。多模式 MRI 通常包括 T_1 加权成像（T_1WI）、T_2 加权成像（T_2WI）、T_2WI、FLAIR、MR 血管成像（MRA）、弥散加权成像（DWI）和灌注加权成像（PWI）。MRA 能显示潜在的脑动脉形态异常。PWI 有助于显示梗死区和缺血半暗带。

CEMRA 用以显示主动脉弓至颅内动脉的形态异常。

MRV 用于显示上矢状窦、直窦、横窦、乙状窦及大脑大静脉的狭窄或闭塞的部位和程度。

（3）超声检查：颈动脉彩色超声检查和经颅多普勒超声检查用于筛查动脉血管内病变。

（4）数字减影血管造影（DSA）：DSA 能动态全面地观察主动脉弓至颅内的血管形态，包括动脉和静脉，是脑血管检查的金标准。

目前，随着影像学技术的快速发展，影像学资料可以为急性脑血管病，尤其是缺血性脑卒中患者的个体化治疗方案提供越来越多的依据。

五、治疗

急性脑血管病起病急、变化快、异质性强，其预后与医疗服务是否得当有关。急性脑血管病的处理应注意：①遵循"循证医学（EBM）与个体化分层相结合"的原则；②按照"正确的时间顺序"提供及时的评价与救治措施；③系统性，即应整合多学科的资源，如建立组织化的卒中中心或卒中单元系统模式。

1. 临床指南

循证医学是通过正确识别、评价和使用最多的相关信息进行临床决策的科学。循证医学与传统医学相比，最大特点是以科学研究所获得的最新和最有力的证据为基础，开展临床医学实践活动。以循证医学为指导，能够保证临床决策的规范化。但再好的证据也不一定适合所有患者。临床决策的最高原则仍然是个体化。循证医学时代衡量临床医生专业技能的标准是能否将个人的经验与所获取的最新证据有机地结合起来，为患者的诊治做出最佳决策。合格的临床医生应该对研究对象、研究方案、研究结果进行辩证的分析和评价，结合具体病例采用有效、合理、实用和经济可承受的证据。必须真心诚意地服务于患者，临床决策时理应充分考虑患者的要求和价值取向。

2. 急诊通道

急性脑血管病是急症，及时的治疗对于病情的发展变化影响明显。

缺血性卒中溶栓治疗的时间窗非常短暂。脑卒中发病后能否及时送到医院进行救治，是能否达到最好救治效果的关键。发现可疑患者应尽快直接平稳送往急诊室或拨打急救电话由救护车运送至有急救条件的医院。在急诊室，应尽快采集病史，完成必要的检查，做出正确判断，及时进行抢救或收住院治疗。通过急诊绿色通道可以减少院内延误。

因为紧急医疗服务能提供最及时的治疗，所有发生急性卒中的患者应启用这一服务，如拨打 120 或 999 电话。患者应被快速转运到能提供急诊卒中治疗的最近机构以便评估和治疗。对于疑似卒中的患者，紧急医疗服务（EMS）应当绕过没有治疗卒中资源的医院，赶往最近的能治疗急性卒中的机构。但据调查，急性卒中患者接受 EMS 的比例较低，仅约 29%。

初步评价中最重要的一点，是患者的症状出现时间。

不能为了完成多模式影像学检查而延误卒中的急诊治疗。

3. 卒中单元

卒中单元是一种多学科合作的组织化病房管理系统，旨在改善住院卒中患者管理，提高疗效和满意度。卒中单元的核心工作人员包括临床医生、专业护士、物理治疗师、职业治疗师、语言训练师和社会工作者。它为卒中患者提供药物治疗、肢体康复、语言训练、心理康复和健康教育。

卒中单元被认为是治疗脑卒中最有效的办法。哥本哈根一项权威性的临床对照研究试验证实：卒中单元和普通病房比较，住院期死亡的危险性降低了 40%，丧失生活能力的危险性降低 50%，并且缩短了患者的平均住院时间 2 周。卒中单元对任何卒中患者都有好处，治疗和康复的有效性明显，这与溶栓、抗凝及神经保护剂等受治疗时间窗限制明显不同。Meta 分析发现在目前所有缺血性脑卒中的治疗中，最为有效的方法是卒中单元，其次是溶栓、抗血小板和抗凝。另外，卒中单元有利于二期预防的宣教。

按照收治的患者对象和工作方式，卒中单元可分为以下 4 种基本类型。

（1）急性卒中单元：收治急性期的患者，通常是发病 1 周内的患者。强调监护和急救，患者住院天数一般不超过 1 周。

（2）康复卒中单元：收治发病 1 周后的患者。由于病情稳定，康复卒中单元更强调康复，患者可在此住院数周，甚至数月。

（3）联合卒中单元：又称综合卒中单元，联合急性和康复的共同功能。收治急性期患者，但住院数周，如果需要，可延长至数月。

（4）移动卒中单元：又称移动卒中小组，此种模式没有固定的病房。将患者收到不同病房，由一个多学科医疗小组去查房和制订医疗方案，因此没有固定的护理队伍。也有学者认为，此种形式不属于卒中单元，只是卒中小组。

六、预防

与卒中的治疗相比，脑血管病的预防对人类健康的影响更大。Sacco 在 2006 年的 Feoberg 论坛上，提出了新的脑血管病的预防策略。应进行全面的血管危险评估，完善如下 3 个方面的评价。

（1）心脑血管疾病传统的危险因素（如吸烟、缺乏锻炼、原发性高血压和糖尿病等）。

（2）亚临床事件的评估，包括亚临床脑损害（如无症状脑梗死、白质高信号和微出血等）和亚临床血管疾病（如颈动脉斑块、动脉内—中膜增厚等），这些亚临床的表现可能是从无症状性血管事件至症状性血管事件的中间环节，有利于准确评估疾病的进展情况。

（3）与血管疾病相关的生物标志物和基因指标（如纤维蛋白原、C 反应蛋白、同型半胱氨酸等），也有利于对血管危险因素的全面评估。

根据全面的血管评估结果，建议一个准确预测卒中发生的测量方法，有利于识别哪些人群是卒中的高危人群，并对所有可干预的危险因素进行适当的干预。

脑血管病的预防包括一级预防和二级预防。

一级预防是指发病前的预防，即通过早期改变不健康的生活方式，积极主动地控制各种危险因素，从而达到使脑血管病不发生或推迟发病年龄的目的。我国是一个人口大国，脑血管病的发病率高，为了降低发病率，必须加强一级预防。

脑卒中的复发相当普遍，卒中复发导致患者已有的神经功能障碍加重，并使死亡率明显增加。首次卒中后 6 个月内是卒中复发危险性最高的阶段，所以在卒中首次发病后有必要尽早开展二级预防工作。

二级预防的主要目的是为了预防或降低再次发生卒中的危险，减轻残疾程度，提高生活质量。针对发生过一次或多次脑血管意外的患者，通过寻找脑卒中发生的原因，治疗可逆性病因，纠正所有可预防的危险因素，这在相对年轻的患者中显得尤为重要。

此外，要通过健康教育和随访，提高患者对二级预防措施的依从性。

（郝　莉）

第二节　脑梗死

因脑动脉急性闭塞所致的脑组织坏死称为脑梗死。脑梗死不是一类同质性的疾病，因为导致脑梗死的疾病可以完全不相同，例如心脏疾病、脑动脉自身疾病以及血液系统疾病都可以导致脑梗死。因此，在脑梗死发生之前心脏、脑动脉或血液系统已经有异常改变，尽早发现这些异常改变可更有效地采取预防卒中的措施。在急性脑梗死发生后，要尽快采取相应检查进行病因学诊断，才能更好地进行急性期治疗和采取更适宜的二级预防措施。

一、病理生理基础

（一）造成脑组织缺血损伤的血管壁及血管内病理

造成脑组织缺血损伤的血管壁及血管内病理改变包括动脉粥样硬化、小动脉玻璃样变（又称小动脉硬化）、其他原因引起的血管壁改变以及血栓形成。颅外颈部动脉的粥样硬化好发于主动脉弓、颈内动脉起始处、椎动脉起始处和锁骨下动脉起始处。颅内动脉粥样硬化好发于大脑中动脉、颈内动脉虹吸段、椎动脉颅内段、基底动脉和大脑后动脉起始处。发出穿支的载体动脉的粥样斑块可堵塞穿支动脉。穿支动脉口也可发生微小粥样斑块并会堵塞穿支动脉。高血压引起的脂质玻璃样变或纤维玻璃样变主要累及穿支动脉，造成中膜增生和纤维样物质沉积，致使原本很小的管腔更加狭窄。还可以有其他原因导致的血管壁改变，如外伤性或自发性血管壁撕裂引起的动脉夹层、动脉炎、肌纤维营养不良（内膜与中膜过度增生）、烟雾病（内膜层状增厚、中层变薄）、感染等。

血栓形成发生在血管壁和血管内，损伤血管的表面可继发血栓形成，如上述提到的动脉粥样硬化、动脉夹层、动脉炎、肌纤维营养不良、烟雾病、感染等所致的动脉病变处都可继发血栓形成；血管明显狭窄或收缩会继发血栓形成（极度狭窄处血流紊乱，可引起血流缓慢，尤其在系统性低灌注时，局部血流更加缓慢，更易导致血栓形成）；血管局部扩张也会导致血栓形成（局部扩张处血流缓慢）；凝血系统改变可继发血管内血栓形成（红细胞增多症、血小板增多症或全身高凝状态）。

动脉粥样硬化性血管损害是最常见的血管壁损害类型，其基本损害是大中型动脉内膜局部呈斑块状增厚，由于动脉内膜积聚的脂质外观呈黄色粥样，因此称为动脉粥样硬化。脑动脉粥样硬化的进展是一个动态的病理过程，从内中膜增厚、粥样斑块形成、血管重塑、斑块破裂、斑块表面或腔内血栓形成、斑块体积间断增加至最终形成重度狭窄。动脉粥样硬化斑块有稳定斑块和易损斑块两种类型，易损斑块是指将会变成"罪犯斑块"的斑块。颈动脉易损斑块的病理特点主要包括薄纤维帽，大脂核，斑块表面溃疡、破裂，血栓形成，斑块内出血，炎症浸润等。管腔狭窄、大脂核以及斑块内新生血管床形成可能是颅内动脉粥样易损斑块的病理特点。

（二）导致脑组织损伤的心脏病理

心脏的很多疾病都有导致脑栓塞的风险，临床上称为心源性栓塞或心源性卒中。心源性栓塞是来源于心脏的栓子或经过心脏异常分流的栓子随血流进入脑循环阻塞脑动脉而导致梗死。这些可能已经存在的心脏疾病包括：①心律失常，特别是心房颤动和病态窦房结综合征；②心脏瓣膜疾病，特别是二尖瓣狭窄、人工心脏瓣膜、感染性心内膜炎和非细菌性心内膜炎；③心肌疾病或心内膜病，特别是心肌梗死、心内膜炎和扩张性心肌病；④心内病变，如黏液瘤、左心室室壁瘤、左心室附壁血栓；⑤右向左分流，特别是房间隔缺损和卵圆孔未闭，来源于深静脉的栓子可经此通道进入体循环引起反常栓塞。

（三）导致脑组织缺血损伤的机制

导致脑组织缺血损伤的机制有栓塞及低灌注。栓塞可来源于心脏（心源性）和动脉（动脉源性）。心脏的栓子脱落后随血循环进入到脑动脉，栓塞了脑部的某一条或多条动脉导致脑组织损伤。起源于大动脉的栓子，例如主动脉弓、颅内大动脉的栓子，顺血流脱落到远端堵塞脑部的一条或多条动脉导致脑组织损伤。栓塞还可来源于静脉系统，但静脉系统的血凝块常在心脏由右向左分流，例如房间隔缺损或卵圆孔未闭时才有可能入脑。由于栓塞而堵塞的脑动脉本身可以没有病变，如心源性栓塞堵塞了右侧大脑中动脉导致大面积梗死，被栓塞的大脑中动脉本身没有病变。如由于颈内动脉或大脑中动脉粥样硬化斑块表面形成的血栓、斑块碎片、胆固醇结晶等脱落堵塞同侧大脑中动脉分支导致该分支供血区梗死，被堵塞的这条大脑中动脉分支本身没有病变。还有一些比较少见的栓子，例如空气、脂肪、肿瘤细胞等进入心脏然后栓塞到脑动脉。不同大小、性质和来源的栓子可堵塞不同动脉。来源于心脏的大栓子可栓塞颅外大动脉，来源于心脏或外周血管中形成的较小栓子，以及来自于主动脉弓和颈动脉的较小栓子常栓塞颅内主干动脉和（或）其分支，如大脑中动脉、大脑前动脉、大脑后动脉、椎动脉和基底动脉。最常栓塞的动脉是大脑中动脉及其分支。来源于颅内主干动脉如大脑中动脉、椎动脉和基底动脉的较小栓子可栓塞其远端的分支动脉。更微小的栓子可栓塞小穿支动脉、眼动脉及视网膜动脉。

低灌注性脑缺血包括两种：一种是系统性低灌注，即全身灌注压下降导致脑组织的血流减少，常见的原因为心脏泵衰竭（心肌梗死或严重心律失常）和低血压；另一种是颈部或颅内大动脉严重狭窄或闭塞后低灌注导致的脑缺血。动脉支配的交界区低灌注更明显，因此，低灌注梗死常发生在上述区域，称为分水岭梗死。

在动脉粥样硬化性狭窄导致脑梗死的发病机制中，斑块不稳定导致的动脉栓塞较单纯低灌注导致的梗死更常见。一些发生在分水岭区的梗死灶还有可能是微小栓子栓塞与低灌注协同作用所致。

对于颈内动脉起始处和椎动脉颅外段病变而言，斑块表面的血栓形成会加重狭窄程度，继而可能导致完全闭塞。颈动脉粥样硬化血栓形成性狭窄或闭塞有以下3个特点：①如果斑块碎片或血栓形成不脱落，而且 Willis 环侧支代偿良好的话，不出现梗死灶；②如果斑块碎片或血栓形成不脱落，但 Willis 环侧支代偿不好，在血压下降等诱发血流灌注不足因素存在的情况下，可能会导致分水岭梗死；③如果斑块碎片或血栓形成脱落至远端，则可能导致该动脉供血区域内各种梗死类型的发生，包括皮质、区域性梗死，分水岭区梗死或多发梗死。椎动脉病变梗死的发病机制类似颈内动脉颅外段。

对于颅内大动脉，例如大脑中动脉，斑块表面形成的血栓会加重狭窄程度，继而可能导致完全闭塞。大脑中动脉粥样硬化血栓形成性狭窄或闭塞有以下四个特点：①如果斑块碎片或血栓不脱落，也没有堵塞穿支动脉，而且皮质软脑膜侧支代偿良好，供应穿支动脉区的新生侧支血管丰富，整个大脑中动脉供血区经历了长时间缺血耐受，因此即使完全闭塞，在其供血区可以不出现梗死灶；②如果斑块碎片或血栓不脱落，也没有堵塞穿支动脉，但侧支代偿不够丰富，在血压下降等诱发血流灌注降低因素存在的情况下，可能会导致分水岭区梗死；③如果血栓形成堵塞穿支动脉口，则造成穿支动脉区梗死灶；④如果斑块碎片或血栓脱落到远端，则可能导致该动脉供血区域内各种梗死类型的发生，包括皮质、区域性梗死，分水岭区梗死或多发梗死。基底动脉病变梗死的发病机制类似大脑中动脉。

（四）脑组织缺血损伤的组织病理

1. 梗死灶病理改变

当局部脑组织血流下降时，受累脑组织能否存活取决于缺血的程度、持续时间和侧支循环的代偿能力。动物实验提供了以下脑缺血阈值：CBF 降至 20 mL/（100 g·min）脑组织时脑电活动开始受到影响，降至 10 mL/（100 g·min）脑组织以下时，细胞膜与细胞正常功能受到严重影响，降至 5 mL/（100 g·min）脑组织以下时，神经元会在短时间内死亡。脑组织缺血后会发生一系列代谢改变，钾离子到细胞外，钙离子进入细胞内并导致线粒体功能衰竭，缺氧导致的氧自由基生成可使细胞内或细胞膜中的脂肪酸发生过氧化。缺氧还会使葡萄糖发生无氧代谢，从而导致乳酸堆积而引起酸中毒，进一步损伤细胞的代谢功能。此外，缺血脑组织中兴奋性神经递质活性增高加大细胞死亡风险。上述代谢改变引发恶性循环，最终使神经元损伤程度不断加重甚至死亡。当达到某一个阈值时，即使缺血脑组织得到富含氧气和葡萄糖的血液再灌注，脑组织损伤也不可逆。在某些情况下，缺血程度不足以引起神经元坏死，但有可能引起细胞凋亡。

某一动脉供血区血流量下降发生脑缺血后，供血区域内的不同部位缺血程度不同，血流量最低部位缺血损伤最严重，成为梗死核心；而在梗死核心的周围，由于侧支循环的存在和建立，血流量尽管已经降低到可能导致脑细胞膜电衰竭，但未达到神经元死亡的阈值，此区域称为"缺血半暗带"。

2. 缺血事件严重程度影响因素

影响缺血事件严重程度的因素有血管堵塞速度、侧支代偿能力、责任动脉或被栓塞动脉内局部变化、血糖、血氧含量、全身灌注情况等。①如果血管闭塞（无论是颅外动脉还是颅内动脉）是逐渐缓慢形成的，则往往已建立丰富的侧支循环，接受其供血的脑组织可能不发生严重缺血。如果血管堵塞是突然的，尤其是颅内动脉突然堵塞，往往导致其供血区严重缺血。②Willis 环侧支代偿不足（先天发育不良或参与代偿的动脉有病变）、皮质软脑膜侧支建立不好以及穿支小动脉代偿不足（侧支不足或小动脉玻璃样变）会影响缺血程度。③无论责任动脉壁（如动脉粥样硬化或动脉夹层）的血栓形成还是来自近心端（心源性或动脉源性）的血栓栓塞都可能沿管腔向近端或远端进一步生长，尤其是血栓栓塞不会一直黏附于血管壁，血栓会溶解，如果顺血流继续脱落到远端则造成更多血管床的缺血，进一步生长的血栓还有可能堵塞潜在的侧支而加重缺血程度。管腔突然被堵塞还可能引起反应性血管痉挛进一步加重狭窄程度。④高血糖会对缺血脑组织造成损伤，但低血糖也会增加脑细胞死亡的风险。⑤低氧血症可使脑损害加重。⑥全身灌注不足，如心力衰竭、低血容量以及血黏度增高均可能降低脑血流量。

二、临床表现

从症候学角度出发，急性脑梗死可以导致运动障碍（如偏瘫）、语言功能障碍（包括各种类型的失语以及构音障碍）、感觉异常、共济失调、头痛、眼动障碍、视物异常、眩晕、不自主运动、癫痫和意识障碍等。急性起病的上述症状需要警惕脑梗死的可能。反复脑梗死或者慢性期患者可以出现痴呆、精神行为异常及步态异常等症状。

与其他非血管性疾病不同的是，脑梗死的临床表现多数符合血管分布区特点。以下分别从不同供血动脉梗死角度出发，以血管解剖综合征形式描述脑梗死的症状。

（一）大脑中动脉梗死

1. 皮质支梗死

完全的皮质支闭塞典型表现为突发起病的偏侧面瘫及肢体瘫痪（上肢重、远端重）、偏身感觉障碍，优势半球可出现失语（混合型失语或者运动型失语）、Gerstmann's syndrome（左右失认、手指失认、失算和书写困难），非优势半球可出现视空间障碍。此外可以出现对侧偏盲、象限盲或者凝视障碍等。根据受累分支不同，上述症状可以单独或者合并出现。

2. 豆纹动脉梗死

又称深穿支动脉梗死。豆纹动脉主要的供血区域包括内囊前肢的上半部、整个内囊和放射冠的上半部、外囊、豆状核以及尾状核头和体的上半部分，因此相应的穿支闭塞可以导致以下腔隙综合征的表现，如纯运动偏瘫、偏身感觉运动障碍、构音障碍—手笨拙综合征、构音障碍—面瘫综合征，少见的还有失语、偏侧忽视以及结构性失用等，后者有时与皮质支梗死不好鉴别，一般来说出现这些症状往往提示病灶范围较大。如果病变位于尾状核，还可以出现舞蹈症等不自主运动。

（二）大脑前动脉梗死

肢体瘫痪是大脑前动脉梗死最常见的症状，下肢突出，上肢症状相对轻，一般不出现面瘫。如果大脑前动脉的分支 Heubner 动脉梗死累及尾状核头、壳核以及内囊前部时，临床症状也可以面瘫和上肢瘫痪突出，不同于常见的大脑前动脉梗死，也可出现偏身感觉异常。此外皮质分支受累尚可以表现额叶的部分症状，如无动性缄默症、精神行为异常、遗忘、病理性抓握现象以及言语障碍等，因为临床上无肢体瘫痪等症状，急性起病时常需要与脑炎等其他疾病鉴别。此外大脑前动脉梗死可以累及旁中央小叶从而导致尿失禁或尿潴留。

（三）脉络膜前动脉梗死

脉络膜前动脉起源、解剖走行和供血区域变异较大，常见供血区域包括视束、视放射、外侧膝状体、内囊后肢的后 2/3、苍白球以及大脑脚的中 1/3 部分，另外也供应侧脑室后角旁的放射冠区域。经典的临床症状三联征包括偏瘫、偏身感觉障碍和同向偏盲，但是多数患者仅表现为上述症状的一部分，临床并无特异性，以不伴失语、意识改变等与大脑中动脉梗死鉴别。尽管不多见，有时还可以表现皮质受累的症状。多数脉络膜前动脉梗死临床仅表现单一的腔隙综合征。少见的症状包括偏瘫对侧的上睑下垂，眼球上下视障碍等（累及中脑）。

（四）大脑后动脉及分支梗死

临床症状依赖于大脑后动脉闭塞部位。大脑后动脉起始部闭塞可以累及中脑、颞顶枕叶及丘脑，临床表现为不同程度的意识改变、不自主运动、动眼神经麻痹、对侧偏瘫、偏身感觉障碍和偏盲，后三者如果单独出现似大脑中动脉梗死，临床需要鉴别。大脑后动脉后交通动脉发出以远闭塞时，临床常无偏瘫出现（因中脑未受累），以此与近端病变鉴别。大脑后动脉远端闭塞累及皮质时最常见的症状是对侧视野缺损，多为同向偏盲，也可为象限盲，症状轻重取决于梗死范围，黄斑区保留，因此视力常不受累。双侧大脑后动脉梗死临床少见，表现为双侧颞枕叶症状如皮质盲，言语障碍或者认知行为异常等。

丘脑梗死临床常见，因为丘脑血供主要来源于大脑后动脉。外侧丘脑梗死最常见（丘脑膝状体动脉梗死），临床常表现 3 组体征：单纯对侧偏身感觉障碍，症状较轻；偏身感觉（包括深感觉）及运动障碍；症状广泛时可以同时出现异常运动如舞蹈—手足徐动症及共济失调（累及锥体外系及小脑束），但是认知和行为能力相对保留。丘脑旁中央梗死（丘脑穿动脉供血）临床表现急性起病的意识障碍、精神异常及眼球垂直凝视障碍。脉络膜后动脉梗死常见的症状是累及外侧膝状体所致的视野缺损。

（五）椎—基底动脉及其分支梗死

后循环梗死特征性的临床症状包括眼球垂直运动障碍、复视、脑神经症状及交叉瘫等。急性椎—基底动脉闭塞可表现意识障碍、四肢瘫痪、共济失调、高热及眩晕呕吐等，临床出现上述症状时要高度警惕危及生命的后循环梗死可能。

1. 基底动脉穿支闭塞

可以出现中脑或脑桥梗死，中脑旁中央动脉梗死临床常出现动眼神经麻痹或者眼球垂直运动障碍，可表现以下综合征：①Weber 综合征表现为同侧动眼神经麻痹和对侧肢体偏瘫；②Claude 综合征表现为同侧动眼神经麻痹和对侧小脑症状；③Benedikt 综合征表现为同侧动眼神经麻痹和对侧不自主运动（震颤或者舞蹈症）。脑桥旁中央梗死，常累及皮质脊髓束、皮质—桥—小脑束以及皮质—核束，临床表现包括构音障碍—手笨拙综合征、纯运动偏瘫、共济失调性偏瘫、凝视障碍（双眼凝视向偏瘫侧）等。脑桥梗死可出现以下综合征：①Millard-Gubler 综合征表现为同侧外展和面神经瘫痪，对侧偏瘫；②Foville 综合征表现为同侧凝视麻痹、周围性面瘫和对侧偏瘫。针尖样瞳孔是脑桥病变特征性的体征。

2. 基底动脉尖端综合征

该综合征 1980 年由 Caplan 首次报道，基底动脉末端分出双侧小脑上动脉和大脑后动脉。基底动脉尖端综合征临床症状与累及部位（包括中脑、小脑上部、丘脑、颞叶内侧及枕叶）有关，可表现为眼球垂直运动障碍及瞳孔异常，动眼神经麻痹，核间性眼肌麻痹，意识水平下降，病变对侧偏盲或者皮质盲以及严重的记忆障碍。临床上急性出现上述部分症状时需要高度警惕基底动脉尖端综合征的可能性，及时的诊断有利于及时的治疗。

3. 小脑及其供血动脉梗死

小脑上动脉梗死，常同时合并脑干受累，常见症状包括同侧辨距不良、同侧 Honer 征、对侧偏身痛温觉减退及对侧滑车神经麻痹；小脑前下动脉供应脑桥背侧、小脑和小脑中脚等，可表现眩晕、呕吐、耳鸣和构音障碍，体格检查可发现同侧面瘫、听力减退、三叉神经感觉障碍、Horner 征、辨距不良和对侧躯干肢体痛温觉减退。小脑后下动脉闭塞综合征，又称延髓背外侧综合征（Wallenberg syndrome），临床最常见表现眩晕、呕吐和眼球震颤（前庭神经核）、交叉性感觉障碍（三叉神经脊束核及交叉过来的脊髓丘脑束）、同侧 Horner 征（下行的交感神经纤维受累）、饮水呛咳、吞咽困难和声音嘶哑（疑核）、同侧小脑性共济失调。但是临床常见的多为不全延髓背外侧综合征，因为小脑后下动脉解剖变异很多。

三、卒中的评估

卒中患者的评估是个体化治疗干预的基础，应该在卒中患者就诊后立即进行。

（一）临床评估

详细的病史询问和神经病学体格检查是建立卒中诊断的基础。对于已经疑诊卒中的患者要注意心血管系统的体格检查，包括双侧血压测量、颈部血管听诊和心脏听诊。此外，要进行神经功能缺损评分，常用的为 NIHSS 评分。由于后循环的临床评估在现有评分系统中欠敏感，对疑诊后循环的卒中要进行包括脑干和小脑的体征的尽可能详尽的检查。

（二）卒中专科评估

1. 危险因素

在人群范围内，常见的卒中高危因素包括年龄、高血压、糖尿病、高脂血症、心脏疾病（如心房颤动）、不良的生活方式（如吸烟）等。除了年龄以外，这些高危因素均可以进行有效干预。因此，仔细的逐项排查这些卒中高危因素非常重要。在常规检查的同时，部分基础疾病只有通过一定的监测才能诊断，如阵发性心房颤动。在中国人中，夜间孤立性高血压并不少见（10%），通过 24 小时血压监测可以明确诊断。

2. 血液检查

卒中患者常规的血液检查包括血常规、肝肾功能、电解质、血糖、血脂和凝血检查。对于有心源性卒中可能、冠心病病史的患者可考虑补充心肌酶谱的检查。作为少见卒中原因的筛查，可以进行红细胞沉降率、同型半胱氨酸、免疫、感染等相关指标的检测。

3. 脑结构影像学检查

所有疑诊 TIA 或卒中患者应尽快完成诊断性脑结构影像学检查。头颅 CT 是国内最普及的影像学手段，可以迅速排除脑出血，但是它对于后循环的脑梗死缺乏敏感度。有条件的医院可以做头 MRI（T_1、T_2、Flair、DWI 和 SWI/T_2），其中弥散成像（DWI）最重要。与 CT 和常规 MRI 相比，DWI 的主要优点是：①最快可以在梗死后数分钟内显示超急性期缺血病灶；②能发现 T_2 加权像无法识别的小皮质梗死或脑干梗死，结合常规 MRI 区别新旧梗死灶。SWI 或 T_2 能够敏感探测微量出血的存在，其与高龄、高血压、脑小血管病等因素相关。

脑梗死病灶图案的分类有助于分析判断导致脑梗死的源头从而有助于最终的病因诊断。例如，若梗死灶同时累及双侧颈内动脉系统或者前后循环系统，通常考虑来源于心脏或主动脉弓的栓塞；若仅限于一侧颈内动脉系统，表现为多发梗死，则来源于大脑中动脉、颈内动脉可能性大，但是主动脉弓以及心脏也有可能；若为单发基底节病灶，则穿支动脉病变或其载体动脉病变堵塞穿支的可能性最大。

4. 血管评估

卒中患者的直接血管评估包括颈部和颅内动脉，少数患者需要评估主动脉弓；作为患者全身粥样硬化评估的一部分，必要时下肢血管和冠状动脉也可以进行评估。常见评估方法有数字减影血管造影（DSA）、常规 MRA、CTA、增强 MRA（CEMRA）、颈动脉超声和 TCD。

DSA 仍然是诊断颅内外动脉狭窄的金标准，传统的 DSA 只包括正、侧位，新一代的 DSA 则可以进行三维旋转成像和重建图像，从而提供更多的测量信息，并且提高了探测狭窄血管的敏感性。但是，DSA 是有创的，通常不作为一线检查方法。只有在考虑可能进行介入治疗，或者无创血管检查不能充分建立诊断时才运用。

磁共振血管成像（MRA）是一种无创的检查颅内外血管的高敏感度手段，先进的 MRA 可以通过增强剂提高敏感性，并辨别血管内血流的方向。MRA 的缺点是有可能会高估狭窄程度，一些血流速度缓慢或弯曲的血管部位有可能被误认为是病理狭窄。对于颈部狭窄动脉，常规 MRA 的敏感度和特异度可以达到 92.2% 和 75.7%；对于颅内狭窄动脉，MRA 的敏感度和特异度可以达到 92% 和 91%。

CTA 是近年来发展很快的一项血管评估手段。通过静脉注入造影剂，CTA 可以同时显示心脏、主动脉弓、颈动脉系统、颅内动脉系统的病变，并且可以三维重建。对于颈动脉狭窄（70%~99%），CTA 的敏感度和特异度可达 85% 和 93%；对于颅内血管狭窄敏感度可达 97.1% 以上，特异度可达 99.5% 以上。

颈动脉超声是一种快速、无创、可床旁操作并便于动态随访的检查手段。它可以准确地判断颈部血管狭窄或闭塞，敏感度和特异度可达 94% 和 77%，已成为颈动脉内膜剥脱术前决策的重要部分。彩色超声通过形态学、斑块回声形状可以对斑块成分做出判断，因此也是评价颈部血管粥样斑块稳定性的常用手段。彩超的局限性在于它在很大程度上依赖操作者的技术水平，因此，不同的医学中心其准确性有可能不同。

经颅多普勒超声（TCD）是一项无创性脑动脉狭窄的检测方法，与颈动脉超声一样具有快速、可床旁操作并便于动态随访的优点，但对操作者依赖性强。TCD 可以判断颅底 Willis 环大部分管径减少超过 50% 的颅内血管狭窄。TCD 也是唯一能检测脑血流中微栓子的方法，该微栓子信号在大动脉病变中尤为常见，在颈内动脉狭窄患者，微栓子信号是再发卒中和 TIA 的独立危险因素。颞窗狭小或缺失是限制 TCD 的主要瓶颈，在后循环的评价上，TCD 的特异性也相对较低。

对于具有熟练超声技术的医院，联合颈动脉彩超和 TCD 可作为卒中患者血管病变的一线评估方法。对于有条件的医院，在超声血管评价基础上的脑灌注成像和血管管壁成像可以为临床决策提供更多的信息。

5. 心脏评估

无论是否有心脏病史，所有缺血性卒中患者都应进行至少一次心电图检查，有条件的医院也可将 24 小时 Holter 检查作为常规检查，以期望发现更多的心房颤动患者。超声心动图有助于发现器质性心脏疾病。经胸超声心动图 TTE 能很好地检测到附壁血栓，尤其是位于左心室心尖部者；对心肌梗死后室性附壁血栓的患者，该检查敏感性和特异性均 >90%。经食管超声（TOE）比 TTE 具有更高的检测敏感度。对于不明原因的卒中患者，TOE 是卵圆孔未闭（PFO）诊断的金标准，此外，PFO 还可以由 TCD 盐水激发试验来诊断。

6. 危险分层的评估

危险因素的不同决定患者卒中再发的风险也有所差别。目前临床上应用危险因素进行分层的有以下工具：Essen 卒中危险评分（ESRS）主要用来评价非心源性卒中的危险评分，$ABCD^2$ 则主要用来对 TIA 卒中复发进行风险评估，见表 5-1、表 5-2。

表 5-1　Essen 卒中危险评分（ESRS）

项目	危险因素或疾病	分数
年龄 65～75 岁		1
年龄 >75 岁		2
原发性高血压		1
糖尿病		1
既往心肌梗死		1
其他心血管疾病（心肌梗死和心房颤动除外）		1
周围血管病		1
吸烟		1
除本次事件之外的既往 TIA 或缺血性卒中		1

注：低危　0～2 分；高危　3～6 分；极高危　7～9 分。

表 5-2　小卒中/TIA 危险评分

项目	特点	$ABCD^2$ 评分
年龄 ≥60 岁		1
血压 ≥140/90 mmHg		1
临床特点		
无力		2
言语障碍		1
持续时间		
≥60 分钟		2
10～59 分钟		1
糖尿病		1
总分		0～7

注：高风险　6～7 分，2 天内卒中发生风险 8.1%；中度风险　4～5 分，2 天内卒中发生风险 4.1%；低风险　0～3 分，2 天内卒中发生风险 1.0%。

四、诊断和鉴别诊断

脑梗死的诊断主要依据临床表现和影像学检查两方面。急性起病，迅速达高峰的局灶性神经功能缺损，神经功能缺损符合血管分布特征，头颅 CT 或 MRI（特别是 DWI）未见出血改变，或者出现典型的低密度病灶，除外其他疾病，基本可以诊断。头颅磁共振＋弥散加权成像（DWI）对于早期脑梗死的诊断具有特异性，即 DWI 显示病灶处高信号，相应的表观弥散系数（ADC）值减低的影像学特征。因此临床表现不典型，或疑诊后循环脑梗死时，及时的 DWI 成像检查非常必要。

需要分析梗死灶类型及关注受累血管分布，并最终做出脑梗死的病因诊断。梗死灶类型：皮质梗死或区域性梗死，分水岭梗死和穿支动脉区梗死。梗死灶还应区分为单一或多发梗死。头颅 CT 对皮质微小梗死灶以及某些内分水岭区梗死灶不敏感，因此，头颅 CT 仅发现穿支动脉区梗死灶，未必表示其他部位没有梗死灶，因为梗死灶类型和分布对于造成梗死灶的源头及最终的病因诊断很重要。应了解受累血管分布是否仅限于前循环，仅限于后循环或前后循环均累及。受累血管分布不同往往有提示病变源头的价值。

脑梗死不是一种疾病，而是由多种疾病导致的综合征，因此，对于每一个脑梗死患者，都应尽可能找到导致卒中的病因。病因学分型中应用最广的依然是 TOAST 分型以及在此基础上的改良分型。脑梗死病因区分为：大动脉粥样硬化性、心源性栓塞、小动脉闭塞、其他病因和病因不明。以下从不同病因学角度出发，分析不同病因导致脑梗死的临床特点、梗死灶分布特点、诊断依据、注意要点等。

（一）大动脉粥样硬化性脑梗死

因主动脉弓和颅内外大动脉粥样硬化性狭窄或粥样硬化斑块不稳定而导致的脑梗死，是缺血性卒中最常见的亚型。以下分别阐述主动脉弓、颈内动脉、大脑中动脉和椎—基底动脉粥样硬化性脑梗死的诊断。

1. 主动脉弓粥样硬化性脑梗死

主动脉弓相关脑梗死有时容易忽视，临床表现无特异性，有时表现同颈部或颅内动脉粥样硬化性梗死，症状出现在一侧颈内动脉供血区或仅限于后循环，有时表现同心源性栓塞，可同时出现前后循环受累的临床表现。如果影像学检查病灶仅累及单一系统动脉的分布区，例如仅累及一侧颈内动脉分布区或仅累及后循环分布区，梗死灶为皮质、流域性或多发性，但其近端相应颅内外大动脉未发现能解释病灶的严重狭窄性病变，且已排除心房颤动等心源性栓塞的潜在原因，此时应高度怀疑主动脉弓病变；或者病灶同时累及双侧前循环或前后循环均累及，而且已排除心房颤动等心源性栓塞的潜在原因，此时也应高度怀疑主动脉弓病变。经食管超声、高分辨率磁共振及多排 CT 发现主动脉弓粥样硬化易损斑块（斑块 ≥ 4 mm，或有血栓形成）可以帮助诊断。研究发现隐源性卒中患者主动脉弓发现溃疡斑块的概率明显高于已知病因的卒中及对照组，提示临床上隐源性卒中患者需要注意主动脉弓的筛查。

2. 颈内动脉粥样硬化性脑梗死

临床可表现为累及该动脉供血区的 TIA 或脑梗死，临床表现多样，症状与被堵塞的颅内动脉有关，最常见的是累及大脑中动脉供血区的某个或数个分支供血区所导致的症状。影像学上梗死病灶的分布可以是大脑中动脉或大脑前动脉的皮质或流域性梗死、分水岭区梗死（内分水岭、前分水岭或后分水岭）或包括穿支动脉区梗死在内的多发梗死灶。也有在基底节区（深穿支动脉区）出现孤立梗死灶，但相对较少。当同侧大脑后动脉属于胚胎型，即大脑后动脉起源于颈内动脉，病灶还可位于同侧大脑后动脉分布区，此时就可能表现为前后循环都有梗死病灶，临床需要注意与心源性栓塞引起的脑梗死鉴别。此外如果病史中存在偏瘫肢体对侧单眼发作性黑蒙时，需要高度警惕颈内动脉狭窄可能，及时的血管评估非常必要。颈动脉超声、CTA、MRA 或 DSA 等检查发现病灶同侧的颈内动脉狭窄或有明确的易损斑块，结合上述症状及梗死灶分布基本可以诊断。当病灶仅分布于大脑中动脉供血区且合并存在同侧大脑中动脉狭窄时需要鉴别责任动脉是颈内动脉还是大脑中动脉。如果梗死灶仅位于深穿支动脉区，则大脑中动脉为责任动脉的可能性比较大，如果梗死灶为其他类型，颈内动脉与大脑中动脉斑块部位的高分辨率磁共振及 TCD 多深度微栓子监测（如果大脑中动脉狭窄前和狭窄后都有微栓子信号则提示颈内动脉是责任动脉，如果仅在狭窄后监测到微栓子信号而狭窄前没有，则 MCA 是责任动脉的可能性更大）可能有助于鉴别，但有时鉴别还是非常困难。

3. 大脑中动脉粥样硬化脑梗死

临床主要表现为该供血区某一分支或某几个分支受累的症状。病灶分布有以下多种可能：基底节区或侧脑室旁的单发梗死灶（穿支动脉区梗死）、半卵圆中心或放射冠的内分水岭梗死，还可以出现前分水岭和后分水岭梗死，也可以出现上述类型混合的多发梗死灶，但一般不会出现包括整个大脑中动脉供血区的大面积脑梗死，以区别于近端栓塞源如颈内动脉、主动脉弓或心源性栓塞所致的大脑中动脉主干栓塞。血管影像学检查证实梗死病灶同侧大脑中动脉粥样硬化性狭窄，结合以上特征可以考虑大脑中动脉狭窄所致脑梗死。在大脑中动脉粥样硬化性病变所致脑梗死中，穿支动脉孤立梗死灶是一种常见类型，未做血管影像学检查之前根据梗死病灶的大小是无法与穿支动脉自身病变所导致的梗死（又称作小动脉闭塞或腔隙性梗死）鉴别的，因此，即使梗死灶仅发生在穿支动脉区，即使头颅 CT 或 MRI 或 DWI 报告腔隙性梗死，也不能因此而不做血管检查，因为这样的梗死灶完全有可能是这支深穿支动脉的载体动脉（大脑中动脉）粥样硬化病变所致。另外需要注意的是当病灶位于内囊后肢外侧时，应与脉络膜前动脉梗死鉴别。

4. 椎动脉和基底动脉粥样硬化性脑梗死

临床表现为椎动脉或基底动脉的某一分支或数个分支或主干闭塞的症状和体征。影像学病灶符合以下情况：双侧中脑、丘脑、枕叶及颞叶内侧多发性梗死；单侧枕叶皮质大面积梗死；单侧或双侧丘脑梗死；单侧或双侧小脑半球梗死、脑桥梗死等。血管检查发现相应的基底动脉或椎动脉粥样硬化性狭窄可以诊断。但如果仅为一侧椎动脉闭塞，对侧椎动脉和基底动脉都正常，而梗死灶发生在基底动脉供血区，则需要考虑是否为其他源头所致，例如主动脉弓或心源性栓塞。与大脑中动脉粥样硬化性狭窄相似，基底动脉粥样硬化性狭窄也可导致穿支动脉孤立梗死灶（脑桥梗死），未做血管影像学检查之前根据梗死病灶的大小是无法与穿支动脉自身病变所导致的梗死鉴别的。锁骨下动脉狭窄及椎—锁骨下动脉盗血现象的存在有可能会导致后循环 TIA，但不容易导致后循环梗死，当患者发生后循环梗死，但后循环动脉检查如果仅仅发现一侧锁骨下动脉狭窄而椎动脉和基底动脉均正常时，该狭窄动脉未必是导致梗死灶的原因，尚需要进一步查其他源头，例如主动脉弓或心源性。

（二）心源性栓塞性脑梗死

因心脏的各种疾病而导致的脑梗死。起病急骤，病情相对重。临床表现为累及一侧前循环、累及一侧后循环或前后循环均累及的相应症状和体征。影像学病灶分布：多为大脑中动脉供血区流域性梗死，易出现梗死后出血；皮质多发小梗死灶也可见到；如果出现整个大脑中动脉区域的大面积梗死或双侧半球/前后循环同时出现多发病灶时要高度怀疑心源性栓塞。如果同时伴随其他部位的栓塞，则心源性栓塞的可能性更大。患者既往有心房颤动病史或病后心电图发现心房颤动，根据临床表现及上述梗死灶影像学检查基本可以诊断为心房颤动所致的心源性栓塞。心源性栓塞的梗死灶也可仅累及一侧颈内动脉或仅限于后循环分布区，此时需要与颈内动脉系统或后循环系统大动脉病变所致脑梗死鉴别。如果梗死灶的供血动脉无明确狭窄性病变，则倾向于心源性栓塞。由于心源性栓塞除最常见的心房颤动之外还有其他原因，以及心源性栓塞还要与主动脉弓栓塞鉴别，因为两者在梗死灶分布上并无区别，因此当疑诊心源性栓塞，常规心电图又未发现心房颤动，此时进行以下检查有助于检出更多潜在的心源性栓塞疾病或主动脉弓病变：心电监测、延长心电监测时间、经胸超声心动图、经食管超声心动图等。

（三）小动脉闭塞性脑梗死

因为小动脉或深穿支动脉自身病变导致的梗死。临床多表现各种类型的腔隙综合征，如偏瘫、偏身感觉障碍、构音障碍—手笨拙综合征及共济失调性轻偏瘫等，影像学病灶单发，常位于大脑中动脉、大脑前动脉、大脑后动脉及基底动脉穿支动脉供血区，如基底节、脑桥和丘脑等，血管检查显示发出该穿支动脉的载体动脉无狭窄或无动脉粥样硬化斑块，可以考虑小动脉闭塞的诊断。颈内动脉狭窄有可能导致同侧基底节孤立梗死灶，椎动脉狭窄也有可能导致脑桥孤立梗死灶，或心源性栓塞也有可能导致上述孤立梗死灶，但这样的机会不大。当临床上反复刻板发作一侧肢体无力且大血管检查完全正常时，需要警惕内囊或脑桥预警综合征的可能，因为进一步内囊单发梗死的概率较高。

（四）其他病因导致的脑梗死

导致脑梗死的相关疾病种类繁多，发病率低，治疗上缺少循证医学证据，但却是儿童和青年人卒中的重要原因。由于种类繁多，各种疾病又都有其特殊性，难以一一描述，以下仅对动脉夹层和烟雾病的特点进行简单描述。①动脉夹层：急性起病，近期有外伤史，伴头痛或颈痛的局灶性神经功能缺损，尤其无高危因素的青年患者，需要高度警惕夹层所致梗死的可能。颈内动脉夹层常见大脑中动脉分布区梗死，椎动脉夹层常见延髓梗死，多表现延髓背外侧综合征，急性期 CTA 和 DSA 可以辅助诊断。②烟雾病：儿童、青年和成年人都可发病，血管造影显示双侧颈内动脉末端/大脑中动脉/大脑前动脉狭窄或闭塞，伴颅底烟雾血管形成，临床可表现为缺血也可表现为出血，诊断主要依据特征性的血管影像改变，DSA、MRA 和 CTA 均有助于诊断。

尽管经过详细的心脏、血管、血液化验等一系列检查，仍然有一部分脑梗死的病因不明确，属于病因不明的脑梗死。

脑梗死急性期需要与其他急性起病、表现类似的疾病进行鉴别，如脑出血、脑肿瘤、脑炎、代谢性脑病等，尤其当临床症状以皮质受累为主时需要注意，如脑梗死以癫痫发作、精神症状或者头痛起病时，有时临床很难与脑炎等疾病鉴别，需要详细询问病史，包括既往史及行进一步的影像学检查来鉴别。另外心脏疾病如阿—斯综合征，严重心律失常如室上性心动过速、室性心动过速、多源性室性早搏、病态窦房结综合征等，可以因为阵发性全脑供血不足，出现意识丧失，有时需要与急性后循环梗死鉴别，后者常伴有神经系统局灶性症状和体征，进一步行心电图和超声心动图检查有助于鉴别。

五、治疗、预防与康复

（一）急性期的治疗

1. 一般治疗

卒中一般支持治疗的主要目的是尽量维持患者的内环境稳定，为卒中的特异性治疗和卒中康复创造条件。卒中的所有早期治疗可以在卒中单元中进行。目前认为，它是组织化卒中管理较好的形式。常规的一般治疗包括纠正低氧血症、及时处理心脏病变、积极控制感染和体温升高（>38℃给予降温）、重视营养支持等。

卒中早期的高血压处理仍没有定论，普遍认为急骤降压有可能加重卒中。作为溶栓前准备，应使收缩压<180 mmHg、舒张压<100 mmHg。血压持续升高，收缩压≥200 mmHg或舒张压≥110 mmHg，或伴有严重心功能不全、主动脉夹层、高血压脑病，可予以谨慎降压治疗，并严密观察血压变化，必要时可静脉使用短效药物（如拉贝洛尔、尼卡地平等）。

约40%的患者存在脑卒中后高血糖，预后不良。在血糖超过11.1 mmol/L时给予胰岛素治疗。低血糖可直接导致脑缺血损伤和水肿加重，同样对预后不利。因此，血糖低于2.8 mmol/L时给予10%～20%葡萄糖注射液口服或注射治疗。

2. 溶栓治疗

我国"九五"攻关课题"急性缺血性脑卒中6小时内的尿激酶静脉溶栓治疗"证实了尿激酶（100万～150万U，溶于生理盐水100～200 mL，持续静脉滴注30分钟）的治疗作用，并已在国内广泛应用。在有条件的医院，介入动脉溶栓可以将t-PA的溶栓时间延长到6小时，尽管这还需要更大规模的临床研究来验证。溶栓治疗的主要风险是颅内出血，约占6%。溶栓适应证的严格把握有助于减少这一并发症。

3. 抗血小板治疗

多项大样本研究证实脑卒中后48小时内口服阿司匹林（150～300 mg/d）的疗效。阿司匹林能显著降低随访期末的病死率或残疾率，减少复发，但会轻度增加症状性颅内出血的风险。对不能耐受阿司匹林者，可考虑选用氯吡格雷等抗血小板治疗。

4. 恶性大面积脑梗死的减压治疗

严重脑水肿和颅内压增高是急性重症脑梗死的常见并发症。对于发病48小时内、60岁以下的恶性大脑中动脉梗死伴严重颅内压增高，外科减压术可以降低死亡率和致残程度。对压迫脑干的大面积小脑梗死患者也可考虑积极外科干预。

5. 其他治疗

多项抗凝治疗的研究发现，它不能降低卒中病死率和致残率，但对于严重偏瘫的患者，抗凝治疗可以用于防治下肢静脉血栓形成和肺栓塞。有关降纤、扩容、神经保护、中医药的卒中治疗研究正在进行，但目前还没有足够的证据广泛应用于临床。

（二）卒中的二级预防

即卒中复发的预防，应该从急性期就开始实施。卒中二级预防的关键在于对卒中病因的诊断及危险因素的认识，针对不同病因，对不同复发风险的患者进行分层，制订出具有针对性的个体化的治疗方案。

1. 危险因素控制

主要包括以下四种。①对于高血压患者，在参考年龄、基础血压、平时用药、可耐受性

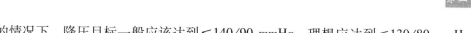

的情况下，降压目标一般应该达到≤140/90 mmHg，理想应达到≤130/80 mmHg。②糖尿病血糖控制的靶目标为HbA1c<6.5%，但对于高危2型糖尿病患者要注意血糖不能降得过低，以免增加死亡率。③胆固醇水平升高或动脉粥样硬化性患者，应使用他汀类药物，目标是LDL-C水平降至2.07 mmol/L（80 mg/dL）以下或使LDL-C下降幅度达到30%~40%。④戒烟限酒，增加体育活动，改良生活方式。

2. 大动脉粥样硬化患者的非药物治疗

这种卒中是复发率最高的分型。尽管高危因素的药物控制可以降低该类卒中的复发，但是部分内科治疗无效的患者需要考虑介入或者外科干预治疗。主要包括：①症状性颈动脉狭窄70%~99%的患者，可考虑颈动脉内膜剥脱术（CEA），术后继续抗血小板治疗；②对于无条件做CEA、有CEA禁忌或手术不能到达、CEA后早期再狭窄、放疗后狭窄可考虑行颈动脉支架置入术（CAS）。支架置入术前给予氯吡格雷和阿司匹林联用，持续至术后至少1个月。

3. 心源性栓塞所致卒中的抗栓治疗

心源性栓塞所致卒中的二级预防基础是抗凝，从传统的口服华法林到凝血酶抑制药，依从性好的患者可以将卒中复发的概率降低2/3。华法林的目标剂量是维持INR在2.0~3.0，而凝血酶抑制药则可以不必检查INR。对于不能接受抗凝治疗的患者，可以使用抗血小板治疗。

4. 非心源性卒中的抗栓治疗

大多数情况均给予抗血小板药物进行二级预防。药物的选择以单药治疗为主，氯吡格雷（75 mg/d）、阿司匹林（50~325 mg/d）都可以作为首选药物。有证据表明氯吡格雷优于阿司匹林，尤其对于高危患者获益更显著，但是会大幅度增加治疗花费。长期应用双重抗血小板药（>3个月），可能会增加出血风险，但对于有急性冠状动脉疾病（如不稳定型心绞痛，无Q波心肌梗死）或近期有支架成形术的患者，可以联合应用氯吡格雷和阿司匹林。

5. 其他特殊情况

一些卒中具有非常见的病因，此类患者需要根据具体病因学进行处理。动脉夹层患者发生缺血性卒中后，可以选择抗凝治疗或抗血小板治疗。常用抗凝治疗的方法为：静脉肝素，维持APTT 50~70秒或低分子肝素治疗；随后改为口服华法林抗凝治疗（INR 2.0~3.0），通常使用3~6个月。药物规范治疗后仍有复发的患者可以考虑血管内治疗或者外科手术治疗。

不明原因的缺血性卒中/TIA合并卵圆孔未闭的患者，多使用抗血小板治疗。如果合并存在下肢静脉血栓形成、房间隔瘤或者抗凝治疗的其他指征，如心房颤动、高凝状态，可以华法林治疗（INR 2.0~3.0）。

伴有高同型半胱氨酸血症（空腹血浆水平≥16 μmol/L）的卒中患者，每天给予维生素B₆、维生素B₁₂和叶酸口服可以降低同型半胱氨酸水平。尽管降低同型半胱氨酸水平在卒中一级预防中的证据较充分，其是否可以降低卒中复发证据仍需进一步研究。

（三）康复

原则上在卒中稳定后48小时就可以由专业康复医生进行康复治疗。有条件的医院可以在脑卒中早期阶段应用运动再学习方案来促进脑卒中运动功能恢复。亚急性期或者慢性期的卒中患者可以使用强制性运动疗法（CIMT）。减重步行训练可以用于脑卒中后3个月后轻到中度步行障碍的患者。卒中后进行有效的康复能够减轻功能上的残疾，是脑卒中组织化管理中不可或缺的关键环节。

（王昆祥）

第三节　脑出血

近年来我国脑卒中的发病患者人数不断增加，脑出血对社会生产力破坏极大，严重威胁人群的健康。其中自发性脑出血预后甚差，发病 30 天内的死亡率为 35% ~ 52%，且 50% 的死亡发生在发病 48 小时内。美国对 67 000 例脑内出血患者的调查结果表明，发病 6 个月后仅 20% 的患者具有独立生活能力。

一、病因和发病机制

脑出血的原因较多，最常见的是高血压。其他病因包括：脑动脉粥样硬化，血液病（白血病、再生障碍性贫血、血小板减少性紫癜、血友病、红细胞增多症和镰状细胞病等），以及动脉瘤、动静脉畸形、烟雾病、脑动脉炎、硬膜静脉窦血栓形成、夹层动脉瘤、脑梗死继发脑出血、抗凝或溶栓治疗等。脑淀粉样血管病是脑出血的罕见原因，本病在老年患者（平均年龄 70 岁）最常见，典型病例为多灶性脑叶出血。偶见原发性或转移性脑肿瘤性出血。伴发出血的肿瘤包括多形性胶质母细胞瘤、黑色素瘤、绒毛膜癌、肾细胞癌及支气管源性癌等。

长期慢性高血压，会使脑血管发生一系列的病理变化。

1. 脑内小动脉玻璃样变、纤维素样坏死和动脉瘤形成

脑动脉的外膜和中膜在结构上较其他脏器血管的结构要薄弱，在长期血压逐渐升高的患者中，脑内小动脉可发生玻璃样变和纤维素样坏死，这些病变使脑动脉管壁内发育完好的内膜受到损伤，高血压可促使这种被损伤的小动脉内膜破裂，形成夹层动脉瘤，动脉瘤破裂即可引起出血。在慢性高血压时，小动脉上还可间断地发生直径约 1 mm 的微动脉瘤，这种动脉瘤是经薄弱的中层膨出的内膜。当血压骤然升高，微动脉瘤或纤维素样坏死的细小动脉直接破裂，引起出血性卒中。

2. 脑内小动脉痉挛

在高血压过程中，若平均动脉压迅速增高，可引起血管自动调节过强或不足，当血压超过自动调节上限而且持续时间较长，可导致弥散性血管痉挛，使进入微循环的血流量减少，引起毛细血管和神经元缺血，可使液体漏至细胞外间隙，发生脑水肿。同时毛细血管由于缺血、缺氧可导致破裂，发生点状出血，若病变广泛或呈多灶性，则可引起大片脑内出血。

二、病理

1. 血肿扩大

血肿体积增大，超过首次 CT 血肿体积的 33% 或 20 mL 为血肿扩大。血肿扩大是脑内出血病情进行性恶化的首要原因。血肿扩大的机制尚不清楚，目前的观点是血肿扩大是由于血管已破裂部位的持续出血或再次出血，但有证据表明血肿扩大可以是出血灶周围坏死和水肿组织内的继发性出血。这一观点与 Fujii 等观察到外形不规则的血肿更容易扩大的现象吻合，

— 124 —

因为血肿形状不规则提示多根血管的活动性出血。

2. 血肿周围脑组织损伤

脑出血后血肿周围脑组织内存在复杂的病理生理变化过程，可引起血肿周围脑组织缺血和水肿，颅内压增高。

（1）血肿周围脑组织缺血：脑出血后血肿周围脑组织局部血流量下降的原因有以下几种。①血肿直接压迫周围脑组织使血管床缩小。②血肿占位效应激活脑血流—容积自我调节系统，局部血流量下降。③血肿或血肿周围组织释放的血管活性物质引起血管痉挛等。该区域内的病理改变在一定时间内是可逆性的，如果能在此时间窗内采取适当的治疗措施，可使受损组织恢复功能，因此该区域称血肿周边半影区或半暗带。

（2）血肿周围脑组织水肿：主要有间质性水肿和细胞性水肿两种，其产生原因有缺血性、渗透性、代谢性和神经内分泌性。

缺血性水肿与机械压迫和血管活性物质异常升高有关。

血肿形成后很快开始溶解，血浆中的各种蛋白质、细胞膜性成分降解物及由细胞内逸出的各种大分子物质，可经组织间隙向脑组织渗透，引起细胞外间隙的胶体渗透压升高，造成渗透性水肿。

血肿溶解可以释放细胞毒性物质引起细胞代谢紊乱，最终导致细胞死亡或细胞水肿，主要有血红蛋白、自由基、蛋白酶等。蛋白酶以凝血酶和基质金属蛋白酶（MMPs）最重要，凝血酶可诱发脑水肿形成，凝血酶抑制药则可阻止凝血酶诱发脑水肿形成；脑内出血后MMPs活性增高，血管基质破坏增加，血脑屏障完整性破坏，通透性增加，引起血管源性水肿，使用MMPs抑制药可减轻水肿。

高血压性脑出血后血管加压素与心房利钠肽的水平失衡及由此产生的脑细胞体积调节障碍，也可能引起细胞或组织水肿。

（3）颅内压增高：脑内出血后因血肿的占位效应使颅内压增高，而且由于血肿压迫周围组织及血液中血管活性物质的释放引起的继发性脑缺血、脑水肿，可进一步使颅内压增高。

三、临床表现

脑出血好发于 50～70 岁，男性略多见，多在冬春季发病。患者多有高血压病史，在情绪激动或活动时易发生，发病前多无预兆，少数可有头痛、头晕、肢体麻木等前驱症状。临床症状常在数分钟到数小时内达到高峰，临床特点可因出血部位及出血量不同各异。

（一）基底节内囊区出血

基底节内囊区是高血压颅内出血最常见的部位，约占全部脑出血的 60%，该区域由众多动脉供血。

1. 前部型

占 12% 左右，由 Heubner 回返动脉供血（包括尾状核），主要累及尾状核头和（或）体（均称为尾状核出血），易破入侧脑室前角，严重者可同时累及第三、第四脑室，血肿可向后外侧延伸，损伤内囊前肢与壳核前部。

临床特征：严重头痛和明显的脑膜刺激症状，类似蛛网膜下腔出血，多无意识障碍，个别患者可出现病初一过性嗜睡。若血肿向后外侧延伸累及内囊前肢和（或）壳核前部可出现程度较轻的语言障碍，对侧偏身运动、感觉功能缺损，通常预后较好。无精神异常、眼球分离、凝视、眼球震颤、癫痫发作等症状。50%患者完全恢复正常，70%患者预后良好。

2. 中间型

占7%左右，最为罕见，由内侧豆—纹动脉供血，血肿累及苍白球及壳核中部，可向后累及内囊膝部或向前外侧破入侧脑室。

临床特征：患者意识多不受影响，可有一过性嗜睡，但几天后恢复正常。该型出血虽死亡率极低，但常导致较严重的失语和（或）偏身症状，无精神异常、眼球分离、癫痫发作等症状。预后差，患者多留有较明显的后遗症，50%以上存在严重残障。

3. 后中间型

占10%左右，由脉络膜前动脉供血，通常位于内囊后肢前半部分，常向内囊膝部扩展，可导致壳核中部或丘脑外侧受压。若血肿较大可破入第三、第四脑室并导致昏迷。

临床特征：多数患者神志清楚，50%患者存在语言障碍，几乎所有患者均不同程度出现对侧面部、肢体运动障碍，60%以上患者存在偏身感觉缺失。无精神异常、眼球分离、癫痫发作等症状。预后较中间型好，多数恢复良好，近1/3患者可遗留中重度残障，几乎没有死亡病例。

4. 后外侧型

是常见的基底节内囊区出血，所占比例近20%，由外侧豆—纹动脉后内侧支供血，血肿位于豆状核后部的内囊区域，平均出血量30 mL，最大可达90 mL。血肿相对较大，主要向前侧延伸，累及颞叶峡部白质、壳核前部和（或）内囊区豆状核后部，少数可经前角破入侧脑室，严重者可同时累及蛛网膜下腔。

临床特征：多数患者神志清楚或仅有一过性意识障碍，出血量大者可有昏迷及瞳孔改变。30%病例出现共轭凝视，80%以上患者有语言障碍，几乎所有患者均存在不同程度的对侧面部、肢体感觉及运动障碍。脑疝时有瞳孔改变，无眼球分离。预后较差，20%患者死亡，存活病例多遗留重度残障。

5. 外侧型

最为常见，占40%左右，该型出血虽多被当作壳核出血，但头颅MRI证实其为介于壳核和岛叶皮质之间的裂隙样出血，不直接累及壳核。由外侧豆—纹动脉的大部分外侧支供血，原发灶位于壳核外部和岛叶皮层，多为凸透镜形和卵圆形，平均出血量20 mL，最大80 mL。常向前外侧扩展，可向内经前角破入侧脑室。

临床特征：多数患者神志清楚或仅有轻度意识水平下降，血肿较大者可出现昏迷。优势半球出血患者多有失语，非优势半球出血患者近50%出现构音障碍。出血量大患者可出现共轭凝视麻痹、瞳孔改变及癫痫发作。所有患者均存在不同程度偏身麻痹，60%以上患者出现对侧偏身感觉障碍。50%以上患者遗留中至重度残障，近10%患者死亡。

6. 大量出血型

发病率也较高，血肿占据全部或大部分的基底节内囊区，血肿极大（最大144 mL，平均70 mL），仅偶尔尾状核及内囊前肢得以保留，以致不能找到原发出血部位。常向前外侧延伸，50%以上破入侧脑室及第三、第四脑室，严重者可同时破入蛛网膜下腔。

临床特征：意识、言语障碍，中至重度偏身感觉、运动缺失几乎见于所有患者，共轭凝视或眼位改变（眼球分离或固定）。血肿常导致中线移位并继发Monro孔梗阻导致对侧脑室扩张，严重者常在几分钟或几小时内出现枕大孔疝或颞叶沟回疝，从而引起意识水平进一步下降及四肢瘫，以及脑干损伤所致的眼动障碍等脑疝症状，甚至错过住院治疗时机。几乎所有患者预后差，近50%患者死亡。

（二）丘脑出血

由丘脑膝状动脉和丘脑穿通动脉破裂所致，在脑出血中较常见，占全部脑出血的15%～24%，致残率、病死率均高。高龄、高血压是丘脑出血的主要因素，高脂血症、糖尿病、吸烟、饮酒是相关因素。

临床表现为突发对侧偏瘫、偏身感觉障碍，甚至偏盲等内囊性三偏症状，CT 扫描呈圆形、椭圆形或不规则形境界较清楚的高密度血肿影，意识障碍多见且较重，出血波及丘脑下部或破入第三脑室则出现昏迷加深、瞳孔缩小、去皮质强直等中线症状。

由于丘脑复杂的结构功能与毗邻关系，其临床表现复杂多样。如为小量出血或出血局限于丘脑内侧则症状较轻；丘脑中间腹侧核受累可出现运动性震颤、帕金森综合征表现；累及丘脑底核或纹状体可呈偏身舞蹈—投掷样运动。

（三）脑桥出血

约占全部脑出血的 10%，主要由基底动脉的脑桥支破裂出血引起，出血灶多位于脑桥基底与被盖部之间。

原发性脑桥出血患者中以大量出血型和基底被盖型死亡率最高，但两者之间无明显差异，单侧被盖型死亡率最低。在实际工作中要注意：①技术上采用薄层、小间隔扫描手段；②充分重视患者症状，特别是那些无法用 CT 特征来解释的脑桥损害症状，必要时可做 MRI 扫描，以提高小病灶的检出率。

（四）中脑出血

罕见。但应用 CT 及 MRI 检查并结合临床已可确诊，轻症表现为一侧或双侧动眼神经不全瘫痪或 Weber 综合征；重症表现为深昏迷，四肢弛缓性瘫痪，可迅速死亡。

（五）小脑内血

多由小脑齿状核动脉破裂所致，约占脑出血的 10%。自发性小脑出血的常见病因是高血压动脉粥样硬化、脑血管畸形、脑动脉瘤、血液病及应用抗凝药，在成年人高血压动脉粥样硬化是小脑出血的最常见原因，占 50%～70%。

发病初期大多意识清楚或有轻度意识障碍，表现眩晕、频繁呕吐、枕部剧烈头痛和平衡障碍等，但无肢体瘫痪是其常见的临床特点。轻症者表现出一侧肢体笨拙、行动不稳、共济失调和眼球震颤，无瘫痪；两眼向病灶对侧凝视，吞咽及发音困难，四肢锥体束征，病侧或对侧瞳孔缩小、对光反射减弱，晚期瞳孔散大，中枢性呼吸障碍，最后发生枕大孔疝而死亡；暴发型则常突然昏迷，在数小时内迅速死亡。如出血量较大，病情迅速进展，发病时或发病后 12～24 小时出现昏迷及脑干受压征象，可有面神经麻痹、两眼凝视病灶对侧、肢体瘫痪及病理反射出现等。

由于小脑的代偿能力较强，小脑出血的临床征象变化多样，缺乏特异性，早期临床诊断较为困难，故临床上遇到下列情况应注意小脑出血的可能：①40 岁以上并有高血压症病史；②以眩晕、呕吐、头痛起病；③有眼球震颤、共济失调，脑膜刺激征阳性；④发病后迅速或渐进入昏迷，伴瞳孔缩小、凝视、麻痹、双侧病理征、偏瘫或四肢瘫。

（六）脑叶出血

约占脑出血的10%，常由脑动静脉畸形、烟雾病、血管淀粉样病变、肿瘤等所致。出血以顶叶最常见，其次为颞叶、枕叶、额叶，也可有多发脑叶出血。常表现头痛、呕吐、脑膜刺激征及出血脑叶的局灶定位症状，如额叶出血可有偏瘫、Broca失语、摸索，颞叶可有Wernicke失语、精神症状，枕叶可有视野缺损，顶叶可有偏身感觉障碍、空间构象障碍，抽搐较其他部位出血常见，昏迷较少见。部分病例缺乏脑叶的定位症状。

（七）脑室出血

占脑出血的3%~5%，由脑室内脉络丛动脉或室管膜下动脉破裂出血，血液直流入脑室内所致，又称原发性脑室出血。原发性脑室出血最常见的部位是侧脑室，其次是第三脑室和第四脑室，在中间罕见。目前未见有文献报道透明隔腔（第五脑室）内原发出血。

多数病例为小量脑室出血，常有头痛、呕吐、脑膜刺激征，一般无意识障碍及局灶性神经缺损症状，血性脑脊液，酷似蛛网膜下腔出血，可完全恢复，预后良好。大量脑室出血造成脑室铸型或引起急性梗阻性脑积水未及时解除者，其临床过程符合传统描述的脑室出血表现：起病急骤，迅速出现昏迷、频繁呕吐、针尖样瞳孔、眼球分离斜视或浮动、四肢弛缓性瘫痪及去大脑强直发作等，病情危笃，预后不良，多在24小时内死亡。而大多数原发性脑室出血不具备这些"典型"的表现。

由于原发性脑室出血没有脑实质损害或损害较轻，若无脑积水或及时解除，其预后要比继发性脑室出血好。与继发性脑室出血相比，原发性脑室出血有以下临床特点：高发年龄分布两极化；意识障碍较轻或无；可亚急性或慢性起病；定位体征不明显，即运动障碍轻或缺如，脑神经受累及瞳孔异常少见；多以认识功能障碍或精神症状为常见表现。

四、诊断

（一）病史采集

为了及时地发现和诊断脑出血，详细的病史采集是必不可少的。

1. 对症状的询问

了解发病时间，是白天起病还是晨起发病。如果患者是睡醒后发病，那么发病时间要从最后看似正常的时间算起。如果患者出现瘫痪，要了解瘫痪的发病形式，如是否急性起病，起病的诱因，如病史中有无导致全身血压下降的情况、由坐位或卧位变为直立位后发病等，肢体无力的进展和波动情况，有无麻木、疼痛、肌肉萎缩等伴随症状。如果合并头痛，要询问头痛的性质、部位、发作频率。如果出现眩晕，则要询问有无恶心、呕吐、出汗、耳鸣、听力减退、血压和脉搏的改变，以及发作的诱因和持续时间，以帮助鉴别周围性眩晕和中枢性眩晕。

2. 对既往病史的询问

对于来诊的患者要询问其既往病史，如有无高血压、心脏病、糖尿病等相关病史；同时了解患者既往有无类似短暂性脑缺血发作的症状，尤其要注意易被患者忽略的单眼黑蒙；如果是中青年女性，还要询问有无避孕药服用史、多次自然流产史。除了个人既往病史以外，还要简要询问患者的家族中有无类似的病史。

（二）体格检查

病史采集完成后，要对患者进行神经系统体格检查和全身检查。对于脑出血患者，除了重要的神经系统检查外，还需着重检查以下方面。

（1）双侧颈动脉和桡动脉扪诊：检查双侧动脉搏动是否对称，同时可以初步了解心律是否齐整。

（2）测量双上肢血压。

（3）体表血管听诊：选择钟形听诊器，放在各个动脉在体表的标志。

1）颈动脉听诊区：胸锁乳突肌外缘与甲状软骨连线的交点。

2）椎动脉听诊区：胸锁乳突肌后缘上方，C_2、C_3 横突水平。

3）锁骨下动脉听诊区：锁骨上窝内侧。

4）眼动脉听诊区：嘱患者轻闭双眼，将听诊器放在眼部上方。

（三）结构影像学检查

影像学检查方法包括 CT 和 MRI 成像。随着 CT、MRI 成像技术的不断提高，以及密度分辨力和空间分辨力的进一步完善，CT 和 MRI 已成为脑血管病的主要检查方法之一。

1. 头部 CT 检查

头颅 CT 是诊断脑出血的首选检查。急性脑出血的 CT 检查以平扫为主，一般不需强化检查。急性脑实质内出血在 CT 平扫图像上表现为高密度影，病灶边缘清楚。当血肿破入脑室后常可以观察到脑室内的血液平面。

2. 头部磁共振成像

超急性期血肿发病 2~3 小时，很难产生异常信号，此时 CT 可显示血肿存在。急性期血肿发病数小时至数天，稍长 T_1，短 T_2；亚急性期血肿发病数天至数月，短 T_1，长 T_2；慢性期血肿发病数月至不定期，长 T_1，短 T_2。

梯度回波序列又称为场回波序列，是非常基本的磁共振成像序列。由于具有许多优点，在各个系统都得到了广泛应用。发病 6 小时内急性卒中的多中心研究表明，梯度回波 MRI 在发现急性出血方面与 CT 检查一样精确，但在发现慢性出血方面优于 CT。MRI 在发现相关血管畸形尤其是海绵状血管瘤方面也优于 CT，但是 MRI 并不像 CT 一样适合于全部患者。

（四）血管影像学检查

1. 头部 CTA

是一种静脉注射含碘造影剂后，利用计算机三维重建方法合成的无创性血管造影术，可以三维显示颅内血管系统。CTA 对 Willis 环周围 >4 mm 的颅内动脉瘤可达到与 DSA 相同的检出率，而且可以明确 DSA 显示不理想的动脉瘤的瘤颈和载瘤动脉的情况。对血栓性动脉瘤的检测 CTA 明显优于 DSA。CTA 对动静脉畸形（AVM）血管团的显示率达 100%，其中供血动脉的显示率为 93.9%，引流静脉的显示率为 87.8%。CTA 对脑动脉狭窄的显示基本达到与 DSA 相同的效果。CTA 是有效的无创伤性血管成像技术，在很大程度上可替代有创性 DSA。

2. 头部磁共振血管成像（MRA）和磁共振静脉造影（MRV）

可以很好地显示颅内大动脉的形态，以及动脉发生病变时的一些侧支循环。

MRA 对正常脑动静脉和异常血管的显示有很好的效果，除对显示前交通动脉和后交通动脉的敏感性和特异性稍低外，对显示大脑前、中、后动脉，基底动脉和颈内动脉的敏感性和特异性均接近100%。MRA 可以显示脑 AVM 的供血动脉、血管团和引流静脉，可以显示动静脉瘘的动脉、瘘口的位置和大小、静脉的扩张程度和引流方向。对于直径 >5 mm 的动脉瘤，MRA 的显示率可达100%，并且结合源图像可以显示那些 DSA 不能显示的有血栓形成的动脉瘤。MRA 对于直径 <5 mm 的脑动脉瘤漏诊率较高，对发生颅内出血的脑动脉瘤患者 MRA 不能替代常规脑血管造影做介入治疗。MRA 对脑动脉狭窄显示直观，与 DSA 的相关性较好，但当动脉狭窄严重程度达75%以上时，有过高评价的倾向。

MRV 对上下静脉窦、直窦、横窦、乙状窦、大脑内和大脑大静脉的显示率达100%，对岩上窦和岩下窦的显示率也达85%。MRV 可显示脑静脉血栓的范围、是否完全闭塞和侧支引流的情况等。

3. 颈部 MRA

磁共振对比增强血管三维成像（3DCE-MRA）可从任一角度观察血管的 3D 血管图像。与传统非增强 MRA 相比，该技术与血液的流动增强无关，不需空间预饱和，对平行于扫描平面的血管也能很好显示，因此可通过冠状位激发扫描，显示包括颈部大血管根部至颅内Willis 环的颈部血管全程。3DCE-MRA 可同时显示两侧头、颈部所有血管的受累情况，即受累血管段及其范围以及狭窄程度或闭塞后侧支循环血管情况。3DCE-MRA 上动脉闭塞表现为动脉血流中断和远端动脉不显影；动脉狭窄表现为动脉腔节段性狭窄，其远端动脉分支减少，或显影差，有的动脉表现为该段动脉血流中断，但其远端动脉仍显影；明显的动脉硬化表现为动脉管腔粗细不均，呈"串珠状"。因此，3DCE-MRA 可为临床血管性病变的筛选检查、制订治疗方案提供依据。

4. 血管造影

数字减影血管造影（DSA）具有很好的空间分辨率，可以显示 0.5 mm 的脑血管，清晰显示脑血管各级分支的大小、位置、形态和变异，主要用于需要造影确诊或是否适合介入治疗的脑血管病。DSA 可以用于了解脑动脉狭窄的部位程度；明确脑血栓形成时血管闭塞的部位和动脉溶栓；可以显示颅内动脉瘤的情况；显示 AVM 供血动脉的来源和引流静脉的方向等，为手术和介入治疗提供详细的资料。

目前认为 DSA 是诊断脑供血动脉狭窄的金标准，同时也是判断狭窄程度的有效方法，为临床治疗提供可靠依据。

血管造影的指征包括出血伴有蛛网膜下腔出血、局部异常钙化影、明显的血管畸形、异常的出血部位等，不明原因的出血，如孤立的脑室出血也需行血管造影。患高血压和深部出血的老年患者尽量避免血管造影检查。行血管造影检查的时间需依据患者病情平衡诊断的需要及外科手术干预的潜在时间。脑疝患者在血管造影检查前需紧急手术，病情稳定的动脉瘤或血管畸形患者在任何干预之前应行血管造影检查。

（五）头部 CT 灌注影像

是脑功能成像方法之一，通过研究脑组织的血流灌注状态以及组织血管化程度来揭示脑组织的病理解剖和病理生理改变的一种检查手段。

CT 灌注成像是临床脑出血周围组织损伤研究较为理想的方法，一次检查可同时产生有关血肿体积的解剖学信息，以及有关血肿周围组织脑血流动力学变化的功能信息。CT 灌注成像空间分辨率高，成像速度快，可对血肿周围组织脑血流动力学参数进行定量测量，有助于脑出血患者个体化救治和预后评估。

在 CT 灌注成像所用的参数中，TTP 较为敏感，所有被观察对象均清晰地显示出血肿周围 TTP 延长区，TTP 持续延长提示由血肿占位效应引起的脑微循环障碍在脑内出血慢性期可依然存在。MTT 可以敏感地显示出血管远端局部灌注压的降低，对脑组织灌注异常具有良好的预测性。rCBF 和 rCBV 可以准确反映出脑出血后血肿周围组织的灌注状态，对于判断血肿周围组织缺血性损伤有重要的价值。

（六）实验室检查

脑出血患者常规实验室检查包括血常规、电解质、BUN、肌酐、血糖、心电图、X 线胸片、凝血功能，青中年患者应行药物筛查排除可卡因的应用，育龄女性应行妊娠试验。

血糖升高可能是机体的应激反应或脑出血严重性的反应。华法林的应用，反映在凝血酶原时间或国际标准化比值（INR）的升高，是血肿扩大的一个危险因素（$OR = 6.2$），且较未应用华法林患者血肿扩大的持续时间长。

近来研究表明，检测血清生物学标志物有助于判断脑出血患者的预后，且能提供病理生理学线索。金属蛋白酶是降解细胞外基质的酶，脑出血发生后此酶被炎症因子激活。脑出血发生 24 小时后基质金属蛋白酶 9（MIP-9）水平与血肿相关，而 IMP-3 在卒中发生后的 24~48 小时与死亡相关，两者的水平与残腔体积相关。细胞纤维连接蛋白（c-Fn）是一种糖蛋白，具有黏附血小板至纤维蛋白的作用，是血管损伤的标志。一项研究表明：c-Fn 高于 6 μg/mL 或 IL-6 高于 24 μg/mL 与血肿扩大独立相关。另一项研究表明，肿瘤坏死因子 α（TNF-α）与血肿周围水肿相关，而谷氨酸盐水平则与血肿的残腔体积相关。这些血清标志物的临床应用需要进一步研究。

五、治疗

脑出血病情凶险，往往有血压和颅内压升高，经常需要气管内插管和辅助通气，所以脑出血患者的监测与管理应在重症监护室进行。

需要监测神经功能状态、脉搏、血压、体温和氧饱和度。氧饱和度 <95%，需要吸氧；意识水平下降或呼吸道阻塞时，应进行呼吸道支持和辅助通气。

（一）血压的管理

脑出血的急性期血压会明显升高，血压的升高会加剧脑出血量，增加死亡风险、神经功能恶化及残疾率，因此血压的控制尤为重要。脑出血急性期后，如无明显禁忌，建议良好控制血压，尤其对于出血位于高血压性血管病变部位者。脑出血急性期后，推荐的血压控制目标是 <140/90 mmHg，合并糖尿病和慢性肾损害者 <130/80 mmHg。脑出血急性期高血压的药物治疗，推荐的一线降压药为口服卡托普利（6.25~12.5 mg），但是其作用短暂，且降压迅速。静脉用药的一线选择为半衰期短的降压药。在美国和加拿大推荐使用静脉注射拉贝洛尔，或者盐酸艾司洛尔、尼卡地平、依那普利。静脉注射乌拉地尔的应用也日益广泛。最后，必要时应用硝普钠，但是其主要不良反应有反射性心动过速、冠状动脉缺血、抗血小板活性、增高颅内压和降低脑灌注压。静脉注射治疗高血压需要对血压进行连续监测。

（二）血糖的管理

在脑出血后最初 24 小时内持续高血糖（>140 mg/dL）提示预后不良。血清葡萄糖 >

185 mg/dL 时，建议静脉滴注胰岛素治疗，并密切监测血糖浓度并调整胰岛素剂量，以避免发生低血糖。

（三）颅内压增高的治疗

颅内压增高、脑水肿和血肿占位效应都会使脑出血后的致残率和死亡率升高。对于怀疑颅内压增高和意识水平持续下降的患者，需要进行连续有创颅内压监测，但是其应用价值是否优于临床和放射学监测未被证实。

对于脑出血后颅内压增高的治疗应当是一个平衡和逐步的过程。抬高床头，镇痛和镇静，使用渗透性利尿药（甘露醇和高张盐水），经脑室导管引流脑脊液，过度通气，目前仍不推荐使用类固醇激素。同步监测颅内压和血压，以使脑灌注压 > 70 mmHg。

（四）脑出血并发症预防和治疗

病情不严重的患者采取措施预防亚急性并发症，如吸入性肺炎、深静脉血栓形成和压力性溃疡等。脑出血患者临床稳定后，应进行早期活动和康复治疗。

1. 治疗发热

查找感染证据，治疗发热源，给发热的患者使用退热药以降低体温。

2. 控制感染

应用适当的抗生素治疗脑出血后感染。不建议预防性应用抗生素。

3. 预防深静脉血栓形成

有轻偏瘫或偏瘫患者使用间歇充气加压装置预防静脉血栓栓塞。如果脑出血停止，发病 3~4 天后，可以考虑给偏瘫患者皮下注射低剂量低分子肝素或普通肝素治疗。

4. 处理痫性发作

脑出血患者有临床痫性发作时，给予适当抗癫痫药治疗。脑叶出血的患者在发病后立即短期预防性应用抗癫痫药，可能降低其早期痫性发作的风险。

（五）治疗凝血异常和纤维蛋白溶解引起的脑出血

使用鱼精蛋白逆转肝素引起的脑出血；华法林引起的脑出血，静脉给予维生素 K 以逆转华法林的效应，并给予凝血因子替代治疗；溶栓引起的脑出血使用凝血因子和血小板替代。合并严重凝血因子缺陷或严重血小板减少的患者，应该适当补充凝血因子或输注血小板。

（六）脑出血的外科治疗

1. 外科治疗的意义

对于大多数脑出血患者而言，手术的作用尚不确定。对于有手术指征的脑出血患者，血肿的清除减少了血肿量，降低颅内压，提高了受损半球的灌注压及减少神经细胞毒性水肿。

2. 外科治疗指征

小脑出血伴神经功能继续恶化或脑干受压或脑室梗死引起脑积水，应尽快手术清除血肿。脑叶出血超过 30 mL 且血肿距皮质表面 1 cm 以内者，可以考虑血肿清除术。

3. 手术时机

超早期开颅术能改善功能结局或降低死亡率，极早期开颅术可能使再出血的风险加大。严密监测病情，及时进行手术评估。

六、康复

多数脑出血患者会发生功能残疾，因此所有的脑出血患者都应当接受多方面的康复训练。如果可以的话，康复应尽早开始并于出院后在社区继续进行，并形成良好协作的项目以实现早期出院和以家庭为基础的康复促进恢复。

（徐丽斯）

第四节　蛛网膜下腔出血

一、概述

蛛网膜下腔出血（SAH）是指脑底部或脑表面血管破裂后，血液流入蛛网膜下腔引起相应临床症状的一种卒中，又称为原发性蛛网膜下腔出血。继发性蛛网膜下腔出血指脑实质内出血、脑室出血、硬膜外或硬膜下血管破裂血液流入蛛网膜下腔者。本节仅论述原发性蛛网膜下腔出血。

该病症状严重程度与出血的速度、持续时间以及出血量有关。动脉瘤的破裂引起动脉内的血液在压力作用下进入蛛网膜下腔。颅内压的突然增高可暂时抑制活动性出血，并引起严重头痛及呕吐。血液的缓慢渗出引起颅内压缓慢增高。蛛网膜下腔中的血液会刺激脑膜，导致头痛、畏光以及颈强直。由于颅内压增高和脑膜受刺激，患者会出现意识混乱、躁动以及一过性或持续的意识水平下降。

蛛网膜下腔出血虽然只占脑卒中的5%，但该病的发病年龄较轻，在所有卒中造成的死亡中，它占1/4以上。动脉瘤性蛛网膜下腔出血的死亡率约为50%。有10%~15%的蛛网膜下腔出血患者死在家中或转运途中。大部分患者死于再出血，所以治疗的首要目的是闭塞动脉瘤。患者入院时一般情况较差，可能由多种原因造成，包括最初的出血、再出血形成血肿、急性脑积水或大面积的脑缺血。

二、病因和发病机制

（一）颅内动脉瘤

大约85%的蛛网膜下腔出血是由脑基底部囊状动脉瘤引起的。这类动脉瘤不是先天的，而是后天形成的。在某些病例身上，动脉瘤有其特殊的病因，例如创伤、感染或结缔组织病。囊状动脉瘤多发生在动脉分叉处，通常位于脑底面，所以动脉瘤不是在Wills环本身，就是位于Wills环附近的分叉部位。大多数颅内动脉瘤不会破裂。随着动脉瘤的增大，破裂的风险也增加，但临床上常见的绝大多数破裂的动脉瘤较小，尤其是直径<1 cm；对此的解释是90%的动脉瘤较小，在这么多动脉瘤中，只要有一小部分发生破裂，其数量就会远远超过体积大的动脉瘤。对于蛛网膜下腔出血来说，可改变的危险因素包括高血压、吸烟、酗酒。目前不能完全解释囊状动脉瘤的起源、增大以及破裂的过程。正常的颅内动脉是由胶原组成的外膜、中间的肌层以及含有内皮细胞的内膜组成的。颅内动脉没有外弹力层，并且位于蛛网膜下腔中，周围缺乏支撑组织。关于动脉壁破坏的理论主要有以下几种：先天及基因的异常会导致动脉中层的缺陷；高血压及动脉粥样硬化引起的退行性变会改变血管壁的结

构；动脉炎性增生；局部内弹力层的退化。一些学者强调动脉中层的先天缺陷导致动脉瘤产生，中层缺失肌性物质是导致缺陷的最常见原因，这种情况在动脉分叉处更容易发生。一些有颅内动脉瘤的患者Ⅲ型胶原产生量降低。同时人们还发现远离动脉瘤的动脉壁出现细胞外基质的结构蛋白异常。上述危险因素可使动脉瘤发病风险增加 1 倍。2/3 患者有这些可改变的危险因素，而基因因素只占 1/10。在有阳性蛛网膜下腔出血家族史的患者，患病的平均年龄要比散发病例早。然而，由于家族性蛛网膜下腔出血只占 10%，所以体积大的、多发的动脉瘤更多地出现在散发病例中。在家族性蛛网膜下腔出血的患者之中，基因是很重要的因素，虽然对候选基因的认识还很不够，但可以确定的是，这其中包括了编码细胞外基质的基因。在常染色体显性多囊肾病的患者中，颅内动脉瘤出现的机会大约为 10%，但是这一部分患者只占所有蛛网膜下腔出血患者总数的 1%。虽然动脉跨壁压突然增大是动脉瘤破裂的重要原因，但引起动脉瘤破裂的因素是很复杂的。据报道在膜下出血之前有 20% 的患者存在过度用力（如剧烈体力活动、性交等），但没有证据表明它们是必要条件。

动脉瘤多位于动脉分叉处。动脉分支处形成的发育不全的小分支及动脉主干锐角发出的分支处特别容易形成动脉瘤。大约 90% 的动脉瘤位于前循环。常见的前循环好发部位包括：①两侧前交通动脉（AComA）连接处及与大脑前动脉（ACA）连接处；②大脑中动脉（MCA）分叉处；③颈内动脉（ICA）与眼动脉、后交通动脉（PComA）、脉络膜前动脉（AChA）及 MCA 连接处。基底动脉尖及椎动脉颅内段（特别是小脑后下动脉起始处）为后循环中最常见的部位。

（二）非动脉瘤性中脑周围出血

这是临床常见的蛛网膜下腔出血病因，约占 10%。这种蛛网膜下腔出血的危害性相对于动脉瘤性来说要小，目前出血原因尚不十分清楚，据推测是中脑周围的小静脉破裂所致。出血一般集中于中脑周围的脑池中。通常情况下，出血的中心位于中脑或脑桥的前面，但是有些患者的出血局限于四叠体池。该类出血不会扩展到外侧裂，也不会扩展到纵裂的前部。某些情况下，血液会沉积在脑室系统，但是仅有脑室内出血或出血扩展到脑实质提示存在其他原因。确定该病因一是根据 CT 显示血液在蛛网膜下腔中的分布情况，二是血管造影（DSA）没有发现动脉瘤。值得注意的是：中脑周围出血并非全都是非动脉瘤性中脑周围出血。每 20~40 个此类患者中就有一个是基底动脉或椎动脉的动脉瘤破裂。高质量的 CT 血管造影有助于排除这种情况。CT 对诊断有较重要的意义，当血管造影没有发现动脉瘤，而 CT 显示的出血范围超过了上述范围，就要高度警惕动脉瘤的存在，可以加做 CTA，或在患者病情稳定后再次复查 DSA。医院一般会建议患者 3 个月后再次复查造影，若还没有发现动脉瘤，就可以基本排除存在动脉瘤的可能。有研究表明，第 2 次造影的阳性率比第 3 次的要高，也就是说，第 2 次没有发现动脉瘤，再进行血管造影的意义也就不大了。

与动脉瘤性蛛网膜下腔出血相比，这类出血"突然"发生的头痛往往是逐渐加重的（在数分钟之内而非数秒内），并且患者在入院时一般是清醒的；少数患者有轻微的失定向。目前，尚无肯定证据表明该类出血会引起迟发性脑缺血。只有脑积水是早期并发症。引起出血的原因尚不明确。由于患者预后良好，所以很少能获得尸检结果进行病因学研究。临床症状轻微、头部 CT 上发现血液沉积较局限，脑血管造影正常都不支持存在动脉瘤，事实上，这种出血不支持所有的动脉源性出血。相反，脑桥前或脚间池的静脉破裂可能是出血来源。另一个支持该理论的间接证据是这部分患者的中脑周围静脉经常直接注入硬脑膜窦，而不是

Galen 静脉，这也可以起到病因提示作用。

（三）动脉夹层

动脉夹层虽然不是蛛网膜下腔出血的主要病因，但在临床工作中还是要考虑的，后循环动脉瘤夹层再出血的死亡率也非常高。一般来说颈动脉系统发生夹层的机会大于椎—基底动脉系统，但是由动脉夹层所引起的蛛网膜下腔出血绝大多数发生在椎动脉。目前尚无关于动脉夹层在所有蛛网膜下腔出血病因中所占比例的数据。椎动脉夹层造成的蛛网膜下腔出血伴随的神经功能缺损主要是舌咽神经及迷走神经麻痹（外膜下夹层）或 Wallenberg 综合征。有 30% ~70% 的患者会出现再出血。再出血的时间短则数小时，长则数周。大约 50% 的此类再出血会导致死亡。与椎动脉夹层相比，颈内动脉颅内段或其分支的夹层引起的蛛网膜下腔出血要少见得多。

（四）脑内动静脉畸形（AVM）

脑凸面的蛛网膜下腔出血可能是由脑表面的 AVM 引起的，但是只有不到 5% AVM 破裂的积血仅局限在蛛网膜下腔之中。由于 AVM 内的血流量大，对动脉壁产生较大的张力，所以 10% ~20% 的 AVM 供血动脉会出现囊状动脉瘤。这部分患者一旦发生出血，往往是由于动脉瘤破裂，只有少数情况是由血管畸形本身所引起。所以破裂动脉瘤所在的位置不是典型的囊状动脉的位置（位于 Willis 环），并且出血更多破入脑实质，而不是蛛网膜下腔。

（五）脓毒性动脉瘤

感染组织碎片通过血流可以进入脑内动脉壁，引起动脉瘤性扩张。过去所说的"真菌性动脉瘤"仅指真菌感染后引起的动脉瘤，但这一概念应该停止使用。细菌性心内膜炎造成的脓毒性动脉瘤较曲霉菌性动脉瘤更加常见。大多数感染性心内膜炎造成的卒中是出血性脑梗死或脑实质出血，而不是蛛网膜下腔出血。感染性心内膜炎引起的动脉瘤大多位于大脑中动脉分支的远端，但是仍有 10% 位于动脉近端。大多数情况下脓毒性动脉瘤引起脑内血肿，可在 CT 上表现为脑基底部出血，非常类似于囊状动脉瘤破裂。此类动脉瘤也会发生再出血。一般情况下，患者先出现感染性心瓣膜炎的临床症状及体征，再出现蛛网膜下腔出血，但也有以脓毒性动脉瘤破裂为最初表现的感染性心内膜炎。可以使用外科手术夹闭或介入方法处理脓毒性动脉瘤，也有通过足量的抗生素进行治疗的报道。

（六）垂体卒中

垂体肿瘤引起组织坏死时累及垂体动脉，会引起动脉性出血。有一些因素参与垂体肿瘤的出血性梗死，如妊娠、颅内压增高、抗凝治疗、血管造影以及应用促性腺激素释放激素。垂体卒中的最初表现是突发的严重头痛，伴或不伴恶心、呕吐、颈强直或意识水平下降。垂体卒中的特征性表现是突发的视力下降。由于出血会压迫海绵窦内的动眼神经、滑车神经及展神经，所以大多数患者还会出现眼球运动障碍。头部 CT 或 MRI 可以发现出血来自垂体窝，并且可发现大部分垂体腺瘤。

（七）其他

引起蛛网膜下腔出血的其他少见病因还有可卡因滥用，使用抗凝药，链状细胞病，CNS 表面铁沉着症，以及无法确定病因的蛛网膜下腔出血。

三、临床表现

（一）头痛

颅内囊状动脉瘤常有危险性渗漏或称"前哨出血"——动脉瘤出现微小裂痕，血压增高时出血进入蛛网膜下腔，但出血只持续数秒。患者突然出现严重头痛，往往是枕部或颈部持续性疼痛。头痛往往持续 48 小时甚至更长时间。与偏头痛最大不同是患者出现突发头痛，且持续时间更长。在头痛强度达到最大之前只有短短几秒的时间。头痛发生的同时往往伴有呕吐和活动的停止以及意识水平的降低。另外，偏头痛常常是搏动性的，疼痛在数分钟到数小时达到高峰。偏头痛伴随的恶心、呕吐通常只持续一段时间。前哨头痛往往持续数天至 1 周，在此期间，患者很少能从事正常活动。前哨出血经常被误诊为偏头痛、流感、高血压脑病、无菌性脑膜炎、颈部劳损，甚至胃肠炎。头痛、疲劳及呕吐很容易被误诊为食物中毒或急性胃肠功能紊乱。

（二）神经系统症状及体征

动脉瘤可以表现为邻近脑组织或脑神经受压。巨大动脉瘤尤其容易出现局部占位效应导致的症状及体征。巨大大脑中动脉瘤可引起癫痫、偏瘫或失语。颈内动脉颅内段（ICA）与后交通动脉（PCA）连接处的动脉瘤［通常称为后交通动脉瘤（PComA）］或小脑上动脉（SCA）的动脉瘤可压迫第Ⅲ对脑神经。巨大的 SCA 动脉瘤可压迫中脑的锥体束引起对侧偏瘫（Weber 综合征）。动脉瘤的占位效应可引起展神经麻痹。在海绵窦内，动脉瘤可压迫第Ⅵ、第Ⅳ或第Ⅲ对脑神经，产生眼肌麻痹。基底动脉分叉处向前生长的动脉瘤可类似垂体肿瘤，引起视野缺损及垂体功能减退。基底动脉分叉处垂直生长的动脉瘤可产生遗忘综合征，合并第Ⅲ对脑神经麻痹、球索症状及四肢轻瘫。前交通动脉瘤患者出现下肢无力、谵妄以及双侧 Babinski 征阳性。大脑中动脉瘤出现失语、轻偏瘫以及病感缺失。大脑后动脉瘤出现同向性偏盲。眼动脉瘤出现单眼视力障碍。

动脉瘤内可以形成栓子、脱离并栓塞远端动脉，引起卒中。Fisher 及同事报道了 7 例由局部脑缺血造成的一过性神经功能缺损。这些患者都有囊状动脉瘤，可以解释症状，并且没有发现其他栓子来源。这些动脉瘤内的栓子脱落后堵塞了远端动脉。Sutherland 等发现巨大动脉瘤内存积有血小板，进一步肯定了这种栓塞的假说。

短暂性意识丧失是由动脉血突然进入蛛网膜下腔导致颅内压（ICP）迅速增高所致。颅内压增高，出血进入视神经鞘中以及视网膜中心静脉压力增高会引起视网膜出血，通常出血位于玻璃体下。这种出血表现为从视神经盘向视网膜扩散的大面积出血。视神经盘水肿出现的比较晚。同侧或双侧的展神经麻痹同样很常见，反映了颅内压增高。

四、诊断

（一）临床表现

突发头痛是蛛网膜下腔出血最有特征性的临床表现，常被患者描述为一生中最为严重的头痛。此外，还可有颈强直、颈部疼痛、畏光、恶心、呕吐、意识丧失及痫性发作。虽然动脉瘤破裂多发生在运动或用力时，但实际上蛛网膜下腔出血可在任何情况下发生，包括睡眠。蛛网膜下腔出血的最初误诊率高达 15%，所以那些症状轻微的患者风险最大。迅速识别和诊断蛛网膜下腔出血是非常重要的。蛛网膜下腔出血患者需要着重询问年龄、起病形式、发作的时间、发病时的症状及其他危险因素。

（二）体格检查

1. 脑膜刺激征

可以为诊断提供依据，但不能提示疾病的严重程度，也不提示预后。

2. 神经系统检查

患者的意识水平、神经功能缺损的评价是临床评定的重点，直接影响治疗方式的选择。

（三）辅助检查

1. CT

怀疑蛛网膜下腔时首先做头部 CT 检查，基底池中会出现广泛的高密度影。是否能发现出血依赖于蛛网膜下腔中的血量、检查距离发病的时间、仪器的分辨率及影像科医生的技术。发病第 1 天，CT 可以发现 95% 以上患者蛛网膜下腔中有血液沉积，但是在接下来的几天中，随着脑脊液循环，血液被清除，阳性率逐渐降低。颅内动脉瘤破裂造成的出血可能不仅局限在蛛网膜池中，还可能在脑实质及脑室中，有时还会出现在硬膜下隙。出血的模式通常提示动脉瘤的位置，但有时并不准确。前交通动脉（AComA）瘤破裂往往出现脑底部额叶下区域的出血，出血可扩散至前纵裂及胼胝体周池，通常会伴有额叶血肿或从终板到透明隔的中线部位血肿。出血还容易进入侧脑室。一侧颞叶血肿或聚集在外侧裂中的血压通常提示 MCA 动脉瘤。同是颅内血肿，其位置也可提示破裂动脉瘤的位置，这比单纯依赖出血位于蛛网膜池中的位置来判断更加准确。有时 CT 也会得出假阳性结果，尤其是弥漫性脑水肿的患者。这是因为脑水肿时蛛网膜下腔中的血管充血可造成蛛网膜下腔高密度影。由于少量的蛛网膜下腔中的血液很容易被忽视，所以应该仔细阅读 CT 片。即使仔细阅片后仍然没有发现血液，也不能排除动脉瘤性蛛网膜下腔出血。就算在出血后 12 小时之内进行检查，使用先进的 CT 设备，仍有 2% 的假阴性。CT 显示正常不能排除 SAH，如果出血量少，CT 往往发现不了出血，尤其是 CT 在 72 小时以后才进行。

2. MRI

由于 CT 对于疑似蛛网膜下腔出血诊断的实用性及可操作性较高，所以很少有关于急性期使用 MRI 的研究。MRI 的操作不如 CT 方便，并且躁动的患者如果不接受麻醉，不能接受 MRI 检查，这都限制了 MRI 应用于蛛网膜下腔出血。MRI 在显示急性期蛛网膜下腔出血时没有 CT 敏感，但是血管畸形，尤其是海绵状血管瘤通常在 MRI 上显示清晰，为边界清晰的混杂信号。然而，这些有限的数据表明在发病最初的数小时及数天内，质子像及 FLAIR 像与 CT 一样敏感。并且，在蛛网膜下腔出血发病数天到 40 天时，MRI 发现血液的阳性率要优于 CT，此时，FLAIR 像及 T_2 像成为最敏感的检查技术。

3. 腰椎穿刺

仍然是对那些有明确病史，但脑影像学检查阴性时必不可少的排除性检查。不能匆忙决定进行腰椎穿刺，也不能在不了解病情的情况下进行。一小部分患者（约 3%）出现突然的头痛，但是 12 小时之内的头部 CT 扫描正常，这部分患者脑脊液中可检出血红蛋白，随后的脑血管造影可明确诊断。因此，对任何突然出现头痛，而 CT 扫描正常的患者，应进行腰椎穿刺查脑脊液及测压。一旦决定进行腰椎穿刺，第 1 条规则就是至少要等到发病后 6 小时

（最好 12 小时）进行。这是因为，如果过早采集脑脊液，就会得到血性脑脊液，很难区分这些血是真正由蛛网膜下腔出血引起的，还是由穿刺损伤造成的。如果是蛛网膜下腔出血，在这段时间内脑脊液中的红细胞会降解生成胆红素。脑脊液阳性结果可持续至少两周。三管试验（连续留取的脑脊液中红细胞的数量逐渐下降）是不可靠的。血性脑脊液留取后要立即离心，否则在试管中氧合血红蛋白会继续形成。蛛网膜下腔出血后脑脊液主要变化特点是：①大量红细胞，第 1 管和最后 1 管中细胞数基本没有变化；②出血 4 ~ 5 小时上清液呈浅粉红色；③由于含铁血红素降解，离心后上清液深黄色（黄变）；④蛋白含量增加；⑤测压增高；⑥脑脊液糖正常。

如果脑脊液清澈透明，就应该测定压力，这是因为突发头痛可能是颅内静脉血栓形成造成的。相反，脑脊液压力低说明存在自发性低颅内压。因为脑膜炎（尤其是肺炎球菌脑膜炎）也可以表现为急性发病而使脑脊液清澈，所以应该进行细菌培养。如果上清液是黄色的，蛛网膜下腔出血的诊断基本可以成立了。分光光度计法对 CT 阴性的可疑蛛网膜下腔出血的敏感性及特异性并不是很高，不足以作为确诊性诊断方法，但它仍旧是目前可用的方法。

4. 数字减影血管造影（DSA）

DSA 不仅可以发现蛛网膜下腔出血患者颅内一个或多个动脉瘤，还可以帮助确定动脉瘤与邻近动脉之间的解剖位置关系，有助于选择最佳治疗方案（填塞或夹闭）。对蛛网膜下腔出血的患者，应当进行选择性脑血管造影，以明确动脉瘤的存在和解剖特点。

发现动脉瘤的金标准是传统的血管造影（DSA），但是这项检查耗时长且有创。研究发现蛛网膜下腔出血患者接受导管造影后的近期或远期并发症发生率为 1.8%，术中动脉瘤再破裂的风险为 1% ~ 2%。动脉造影后 6 小时内的破裂发生率为 5%。

由于血管痉挛是蛛网膜下腔出血的严重并发症之一，且出血后 3 ~ 5 天开始出现，6 ~ 8 天达到高峰，持续 2 ~ 3 周，所以提倡 3 天之内进行血管造影检查，尽早发现并及时处理动脉瘤。这样做的好处不仅是为了早期处理动脉瘤，防止再出血的发生，同时在成功闭塞动脉瘤后，可以给予患者适度的扩容治疗，更为重要的是，严重血管痉挛可能使载瘤动脉显影不清，导致造影假阴性结果。

5. MRA 及 CTA

MR 血管造影（MRA）及 CT 血管造影（CTA）也用于蛛网膜下腔出血的临床评价。MRA 比较安全，但由于急性期的患者通常比较躁动或需要重症监护，所以急性期并不合适。研究表明，MRA 发现患者至少 1 个动脉瘤的敏感性为 69% ~ 100%。

CT 血管造影是以螺旋 CT 技术为基础的。普通平扫 CT 确立蛛网膜下腔出血诊断后，就可立即获得 CTA。由于不需要使用动脉内导管技术，检查的创伤很小。与 MRA 相比，CTA检查具有放射性，需要注射碘造影剂进行增强，但对那些病情危重的患者来说，该检查更易进行。数据在 1 分钟之内即可获得，经过后处理技术，可以产生类似血管造影的图像。最实用的技术是电影轴位显像加兴趣区的 MIP（最大强度投射）。另外，由 CTA 获得的 MIP 可以在计算机屏幕上，在不同角度进行转动，这一点较传统血管造影有优势。CTA 的敏感性（与导管造影相比）为 85% ~ 98%。另外，由于成像原理不同，CTA 还可发现传统血管造影所不能发现的动脉瘤。CTA 越来越多地用于发现破裂的动脉瘤，它已成为一项成熟的检查技术。毫无疑问，导管造影术仍然是术前评价脑动脉瘤的方法，CTA 及 MRA 仍然在不断改进。此外，对于 CT 上提示为后循环动脉瘤出血的患者，必须对两侧椎动脉造影后才能排除非动脉瘤，这是因为仅仅进行单侧椎动脉造影可能会漏掉小脑前下动脉或其他椎动脉分支上的动脉瘤。对可疑动脉瘤处进行三维成像（3D）可以发现常规方法不能发现的动脉瘤。当传统的血管造影不能及时进行时，可以考虑 MRA 和 CTA。

6. 经颅多普勒超声（TCD）

是监测脑血流动力学的一项良好的检查手段。TCD 可发现颅内血管起始段血流速度增快，这些血管包括颈内动脉、大脑中动脉、大脑前动脉、大脑后动脉、椎动脉以及基底动脉。动脉管腔的减小可引起血流速度的增快。事实上，几乎所有 SAH 患者在发病后，脑底部的血管都会出现血流速度的增快，并且增快的程度和水平与血管痉挛所致临床表现的恶化及迟发型缺血有关。血流速度 >120 cm/s 与造影显示的轻中度血管痉挛有关，>200 cm/s 时，提示严重血管痉挛。但是，有些患者的血流速度超过 200 cm/s，都没有出现血管痉挛症状。所以，假阳性率还是较高的。

7. 其他影像学技术

单光子发射计算机扫描（SPECT）可以显示局部脑血流量的降低，也是一种有效的监测血管痉挛的方法。局部低灌注与 SAH 患者血管痉挛及迟发型脑梗死相关性良好。氙-CT 也可以定量显示局部脑血流。MR 弥散及灌注显像可以显示梗死区域和低灌注区域。以上这些技术及 CT 灌注扫描可能是监测 SAH 患者的有效方法。

五、治疗

（一）蛛网膜下腔出血的急诊治疗流程

如果患者适合进行动脉瘤填塞术，接受该手术，且一般情况较好，可在全脑血管造影术后立即进行动脉瘤填塞术。如果患者不适合接受动脉瘤填塞术，且一般情况较好，可尽快行神经外科开颅手术。动脉瘤填塞术或开颅术应在明确诊断后尽快进行，选择在 72 小时内实施手术的主要原因是防止血管痉挛和降低再出血风险。研究表明，发病后 3 ~ 5 天开始出现血管痉挛，脑血管痉挛不但会导致患者神经功能恶化，还会影响血管造影的诊断，载瘤动脉痉挛会导致瘤体充盈不良，造成假阴性结果。另外，早期闭塞动脉瘤，可有效防止再出血发生，医生可停用止血药，进行更为积极的液体治疗，也有利于血管痉挛的防治。

对于两种术式都适合的患者，首先根据我国国情，先评价医院本身的技术水平，外科手术及介入技术哪项技术更有优势，则选择有优势的手段，若两种技术水平相当，目前的观点认为，血管内介入治疗更好。

尽管过去的研究显示，蛛网膜下腔出血后早期手术与晚期手术相比，总的结局并无差异，但早期治疗减少蛛网膜下腔出血后再出血的风险，新方法有可能增加早期动脉瘤治疗的有效性。动脉瘤的早期治疗是正确的。

不完全闭塞的动脉瘤仍有再出血的可能，所以不论是选用何种手术，都应复查造影，明确动脉瘤闭塞情况，一旦发现不全闭塞，应及时手术处理。

（二）一般内科治疗

1. 血压管理

在出血发生的最初几天，血压通常是升高的，这种情况在临床状况较差的患者尤为常见。目前对此的解释为暂时克服增高的颅内压、保持脑血流量的调节机制。目前依然缺乏针对蛛网膜下腔出血后血压增高最佳治疗方案的证据。过于积极的降低血压可能会造成失去自动调节血流能力脑组织的缺血性损伤。但是，如果动脉瘤未得到处理，血压持续增高，又使再出血的风险增高。目前人们采取的治疗策略是避免使用降压药，增加液体入量以降低缺血性卒中的风险。

因此，除非血压极高，应避免治疗高血压。由于每个患者的个体因素不同（年龄、先前血压及心脏情况），对"极"高血压没有既定的定义。平均动脉压得到适度降低（如降低25%）的做法是比较合理的。在降低血压之前，要看看患者的疼痛是否已得到处理。许多患者的血压可在适度镇痛后出现下降。

2. 液体管理

为了避免发生脑缺血，蛛网膜下腔出血后的液体管理应避免血浆容量的减少。虽然目前证据并不充分，但除非有心力衰竭等禁忌证，每天给予等渗生理盐水 2.5 ~ 3.5 L 比较合适。若患者通过胃肠获得营养液，通过静脉入液量就该相应减少。发热的患者液体量应适度增加。可留置导尿管，准确计算液体平衡情况。

3. 纠正低钠血症

蛛网膜下腔出血后可出现高钠血症或低钠血症，低钠血症更为常见。大多数情况下低钠血症是由尿钠排出过多或脑耗盐综合征导致的，低钠血症往往会导致血容量减低，从而增加继发性脑缺血的风险。纠正蛛网膜下腔出血后的低钠血症实际上是纠正血容量不足。急性症状性低钠血症很少见，通常要紧急使用高张盐水（1.8%或甚至3% NaCl）。虽然对于慢性低钠及乙醇、营养不良、肾衰竭或肝衰竭、器官移植引起的低钠，快速纠正低钠血症可能导致脑桥中央髓鞘溶解症，但是高张盐水治疗蛛网膜下腔出血后低钠血症还是比较安全的。生理盐水（0.9% NaCl，钠浓度为150 mmol/L）会引起负液平衡或尿钠过多的患者出现低血钠。由于肾上腺皮质激素的作用（作用于远端小管，导致钠重吸收），所以理论上氟氢化可的松可以防止负钠平衡、低血容量，进而预防缺血并发症，但目前研究不足支持对蛛网膜下腔出血患者常规使用氟氢化可的松或氢化可的松。

4. 血糖管理

高血糖的定义是血糖浓度 >11.1 mmol/L，有 1/3 的患者会出现高血糖。血糖增高与患者入院时临床情况较差有关。高血糖是预后较差独立的危险因素，但纠正高血糖能否改善患者结局仍不明确。

5. 镇痛药使用

通常可使用对乙酰氨基酚（扑热息痛）之类效果缓和的镇痛药处理头痛；对于出血性疾病引起的头痛尽量避免使用水杨酸类药物，这类患者可能要接受神经外科开颅夹闭术或脑室内引流术。如果疼痛严重，需要加用可待因，甚至还需要使用合成阿片制剂（如曲马多）缓解疼痛。

6. 发热管理

患者在发病最初的几小时通常会有轻度发热（体温不超过 38.5℃），这可能是由于蛛网膜下腔内炎症反应所致，患者的心率基本是正常的。入院时临床状况较差的患者及脑室内积血的患者更容易出现发热。发热是结局较差独立的危险因素。若体温超过 38.5℃ 或脉搏相应增高，应考虑感染。白细胞数增高不能区分感染或非感染性发热。

7. 深静脉血栓的预防

大约4%的动脉瘤性蛛网膜下腔出血患者会发生深静脉血栓形成（DVT）。皮下注射低分子肝素或肝素类似物可预防DVT。由于低分子肝素类似物可增加颅内出血风险，使用弹力袜是预防蛛网膜下腔出血患者DVT不错的方法，但该方法缺乏随机临床试验支持。然而，加压弹力袜必须根据患者实际情况应用才有效。可以使用气囊对腿部静脉进行间歇加压预防DVT，患者能够较好地耐受该类装置，同时也便于护理人员操作。联合使用气囊间歇加压装置和弹力袜可能对治疗蛛网膜下腔出血患者更加有优势。

8. 抗癫痫药使用

是否预防性应用抗癫痫药尚存争议。大约有7%的患者在病初发生痫性发作，但是痫性发作对患者预后的影响还不明确。另有10%的患者在疾病最初的几周发生癫痫。以抽动为主的癫痫发作的发生率为0.2%，有8%的昏迷患者会发生无肢体抽动的癫痫发作，但是选择脑电图作为指标本身过高估计了癫痫发生率。是否对所有患者或昏迷患者进行连续脑电图监测尚未得出确切结论。连续记录的脑电图花费很高，工作量大，也很容易出现误判。开颅术增加了痫性发作的风险，但目前的研究没能证实抗癫痫药能降低癫痫发生率或死亡率。由于缺乏预防性抗癫痫药的证据，以及该类药物可能造成的不良反应，目前不支持将抗癫痫药作为预防治疗。

9. 治疗心肺功能不全

即使入院时情况较好，患者还是有可能在出血发生的几小时内发生肺水肿和心功能不全，心功能不全也可加重肺水肿。患者在急诊室或入院后很短时间内可出现低氧血症及低血压，导致意识水平的迅速下降。若患者在普通病房出现肺水肿及心室功能不全，应立即将其转入重症监护病房，进行机械通气，使用心脏正性肌力药物。是否进行呼气末正压通气尚存争议。

（三）预防再出血

未处理的破裂动脉瘤中，最初24小时内至少有3%~4%的再出血风险——这一风险有可能更高——有很高的比例在初次发病后立即发生（2~12小时）。此后再出血风险第1个月是每天1%~2%，3个月后的长期风险是每年3%。因此，在怀疑蛛网膜下腔出血时，建议给予紧急评定和治疗预防再出血的根本方法是尽早闭塞责任动脉瘤（神经外科开颅夹闭术或介入动脉瘤填塞术）。针对中国国情，其他还有一些方法指南也是值得推荐的。

1. 抗纤溶药

氨甲环酸及6-氨基己酸是最常使用的两种抗纤溶药物。尽管较早的研究认为，抗纤溶药的总效应是阴性的，但新近的证据提示，发病后短时间内进行抗纤溶治疗，在早期处理动脉瘤后，停用抗纤溶药，预防低血容量和血管痉挛。但这种方法的正确性需要进一步探讨。此外，在某些特殊情况下也可以考虑用抗纤溶药预防再出血，如患者血管痉挛的风险低和（或）不得不推迟手术。

2. 重组VIIa因子

理论上说，激活的凝血因子有防止再出血的作用。但目前的证据不支持使用该药。

（四）预防继发性脑缺血

与颅外或颅内动脉闭塞导致的缺血性卒中不同，蛛网膜下腔出血后的脑缺血或脑梗死往往不局限于单一动脉或其分支的分布区。由于脑血管痉挛的高峰是从发病第 5 天到第 14 天，与继发性脑缺血的时间相一致，脑血管痉挛导致弥漫性脑缺血，会产生局灶性或弥散性临床症状，并且 CT 及实践也会发现多发性缺血灶，所以目前认为脑血管痉挛是继发性脑缺血的主要原因。

1. 钙通道拮抗药

目前的证据表明钙通道拮抗药可降低继发性脑缺血的发生率，并且有改善病死率的趋势。临床试验中主要使用的尼莫地平用法成为目前动脉瘤性蛛网膜下腔出血患者的标准治疗。若患者不能吞咽，就应将尼莫地平药片研碎后使用生理盐水通过鼻饲管注入胃中。药品制造商更支持使用静脉尼莫地平，但这种方法较贵，且目前没有证据支持这种用法。除此之外，静脉应用尼卡地平不能改善患者预后。在神经外科开颅夹闭术的同时，可将钙通道拮抗药注入蛛网膜下腔，但是这种用法的有效性还有待证实。

2. 硫酸镁

超过 50% 的蛛网膜下腔出血患者有低镁血症，这与继发性脑缺血及不良结局有关。镁离子同时是电压依赖性钙通道的非竞争性拮抗药，并且对脑动脉有扩张作用。目前仅有一个试验对静脉使用尼莫地平及硫酸镁进行了比较，没有发现两者在预防继发性脑缺血方面有差异，但是该试验的样本量太小（104 名患者），没能得出有意义的结论。

3. 阿司匹林及其他抗栓药

有研究发现血小板在蛛网膜下腔出血后 3 天被激活。得出该结论的依据是血栓烷 B_2 水平增高，它是血栓烷 A_2 稳定的代谢产物，而血栓烷 A_2 可促进血小板激活及血管收缩。但目前的数据表明抗栓药不能显著降低继发出血性卒中的发生率及不良预后，且有增加颅内出血的风险，故不推荐使用抗血小板药。

4. 他汀类药物

HMG-CoA 还原酶抑制药（他汀类药物）目前主要应用于降低 LDL-C 水平，但是它们同时有抗炎、免疫调节、抗血栓作用，并可作用于血管。目前他汀类药物用于蛛网膜下腔出血的证据还非常有限，一个大样本的随机临床试验正在英国进行。

5. 腰椎穿刺置管外引流术及纤维溶解药注射

这些治疗措施验证了脑血管痉挛增加继发性脑缺血以及外渗血液造成血管痉挛的假说。由于目前没有随机临床试验，不推荐将该治疗作为临床推荐。在脑池内注射纤维溶解药来去除蛛网膜下腔内血液是一种积极的方法。使用微导管通过腰椎穿刺口置入，将尿激酶注入小脑延髓池。该方法可显著降低临床血管痉挛（首要结局，临床症状的恶化包括血管造影证实的血管痉挛）。患者的临床结局较好，但病死率没有下降。在这种治疗方法作为临床常规之前，需要样本量更大的研究将总体临床结局作为首要结局进行衡量。

（五）治疗继发性脑缺血

1. 诱导高血压及扩容

三高治疗，即高血容量（增加循环血浆量）、诱导产生动脉高血压、血液稀释。基本原理是通过增加血容量来增加心排血量，这样可以提高动脉血压，从而增加缺血区域的脑血流量（CBF）。增加局部血液流量的方法是提高脑组织血液灌注量或降低血液黏滞度。如果进行积极的输液治疗时出现并发症，就应该使用肺动脉导管进行监测。有时仅通过扩容就可以达到提高血压的目的，但为了达到目标血压，还需要使用血管活性药物（如多巴胺或去氧肾上腺素）。血液稀释是指将血细胞比容控制在 30%～35%。有关诱导性高血压的随机临床试验很少，但是根据病例报告及非对照研究的数据，许多内科医生对患者进行诱导性高血压及扩容，并且发现患者的病情出现好转。

对蛛网膜下腔出血患者可早期进行静脉内液体治疗，预防血容量不足及脑耗盐综合征。临床实践中，可联合使用晶体液及胶体液。在动脉瘤夹闭之前，血容量的扩充、血液的稀释以及血压的升高要谨慎，避免血压过度增高，降低再出血的风险。动脉瘤夹闭后就可以积极进行三高治疗了。一般情况下，最先使用生理盐水（0.9% NaCl，140 mL/h），根据患者的尿量调节滴数。如果患者入院时血细胞比容在 40% 以下，就应该使用 5% 清蛋白 500 mL，注射时间不少于 4 小时。

对于目标血压值仍存在争议，其确定必须充分考虑患者的基础血压值。既往没有高血压的患者，收缩压要控制在 110 mmHg 以下；对于基础血压较高的患者，收缩压最高值应比基础水平低 20%。这种血压要一直维持到动脉瘤被处理之后。对血压的严格控制可预防再出血。

当然，"三高治疗"有其并发症。①颅内并发症：加重脑水肿，增加颅内压，动脉瘤再次出血；②颅外并发症：肺水肿的发生率为 17%，尤其是使用较多晶体液进行扩容；稀释性低钠血症（Na < 135 mmol/L）发生率为 3%；心肌梗死的发生率为 2%。

2. 经皮腔内血管成形术及血管扩张药使用

即便是已闭塞动脉瘤，经皮腔内血管成形术中血管破裂的发生率约为 1%，其他并发症（如高灌注损伤）的发生率约为 4%。综合考虑上述风险、高花费以及缺乏对照组这些问题，目前经皮腔内血管成形术应该作为一种严格控制的试验性治疗措施。对于不设对照组的动脉内超选择动脉内注射药物可以改善患者预后的结果也应采取同样的谨慎态度。罂粟碱已成为一种常用的治疗该病的药物，但不是所有研究结果都支持使用该药。动脉内注射米力农、维拉帕米或尼卡地平也可用于扩张血管，但目前尚不肯定这些药物是否能改善患者的临床预后。

（六）防治脑积水

对于 SAH 后慢性脑积水患者推荐进行临时或永久的脑脊液分流；对于出现意识下降的急性 SAH 患者，脑室底造口可能使患者获益。

（徐丽斯）

第五节　高血压脑病

高血压脑病是一种暂时性急性脑功能障碍综合征。各种原因所致的动脉性高血压，均可引起高血压脑病。目前公认高血压脑病是急性脑血管病的一个类型。近年来由于对高血压的诊断越来越重视和抗高血压药的不断发展，这一综合征已日益少见。

一、概述

高血压脑病常见于原发性恶性高血压、急性或慢性肾小球肾炎、妊娠高血压综合征，也可见于嗜铬细胞瘤、库欣综合征、长期服用降血压药突然停药后、长期服用单胺氧化酶抑制药（抗抑郁药）同时服用酪胺（奶油和各种乳酪）等引起的血压增高。发病前有过度劳累、神经紧张或情绪激动的诱发因素。

高血压脑病的发病机制尚不完全清楚，可以肯定的是与动脉血压增高有关。当血压急剧升高时，脑部的小动脉发生痉挛，造成血液循环障碍，组织缺血缺氧，而后通过自动调节机制，使脑的血液供应在一定范围内得到纠正。当血压继续恶性升高时，自动调节机制破坏，脑血管完全扩张，血流量增加，造成过度灌注，血管内液体外渗，迅速出现脑水肿和颅内压增高，毛细血管壁变性坏死，点状出血及微梗死，而产生脑功能全面障碍的症状。

二、病理

高血压脑病脑实质最具特征性的变化是表面或切面可见瘀点样或裂隙状出血及微梗死灶。脑血管特征性改变是脑内细小动脉节段性、局限性纤维性样坏死；非特征性的改变有脑内细小动脉透明样变性、中层肥厚，大中动脉粥样硬化等，还可见小动脉及毛细血管内微血栓形成。高血压脑病时，脑组织水分增加，冠状切面上见有水肿表现，白质常为淡黄色。显微镜下可见神经组织水肿明显，并有大片脱髓鞘改变。可见神经胶质瘢痕形成。

三、临床表现

临床多见于既往有血高压病史者，可有如下症状和体征。

（1）发病年龄较宽，从小儿到老年均可罹患本病。根据年龄的不同而见于不同的原发病，小儿多有急性肾炎，青年孕妇多有子痫，恶性高血压多见于 30～50 岁壮年。

（2）急性起病，病情在 12～48 小时达高峰，发病时常有血压急剧升高。以往血压相对正常者，血压突升至 24.0/16.0 kPa（180/120 mmHg）时即可发病。慢性高血压者，可能在 [（30.7～33.3）/（16.0～20.0）kPa][（230～250）/（120～150）mmHg] 以上才会发病。

（3）临床以剧烈头痛、抽搐和意识障碍三联征为主要表现，常伴有恶心、呕吐、烦躁不安或意识模糊、定向障碍、反应迟钝等症状。局灶症状可有短暂视力障碍、偏瘫、偏身感觉障碍和失语等。严重者可死亡。

（4）可有原发病症状，肾炎患者常有水肿、血尿、少尿和无尿，子痫患者常有水肿和高血压等。

（5）眼底检查可见视神经盘水肿，视网膜上有焰状出血及渗出，动脉痉挛变细等。

四、辅助检查

1. 腰椎穿刺

可见脑脊液压力升高或正常，蛋白轻度增高，偶有白细胞增多或有少量红细胞。

2. TCD 检查

可因血管痉挛而检测到血流速度改变。

3. CT 检查

可见脑水肿，双侧半球的密度减低，脑室变小，其他结构和位置正常。

4. MRI 检查

可见半球有 T_2 高信号。CT 和 MRI 的改变于几周内完全恢复正常，可与脑梗死和脱髓鞘鉴别。

五、诊断

中青年患者，有高血压或能引起血压增高的其他疾病病史，血压急剧增高以舒张压增高为主，突发剧烈头痛、抽搐和意识障碍，心率慢及心绞痛、心力衰竭。并能通过 CT 或 MRI 除外其他脑血管病，应考虑本病。

六、鉴别诊断

本病需与脑出血、脑梗死及蛛网膜下腔出血鉴别。高血压脑病患者若及时降低血压，症状和体征很快恢复正常。而脑出血、脑梗死及蛛网膜下腔出血除症状不能很快恢复外，还有其特异的影像学或腰椎穿刺的改变。此外，既往有肾性高血压患者应与尿毒症性脑病相鉴别，有糖尿病的患者应与糖尿病昏迷或低血糖（及胰岛素后）昏迷相鉴别。

七、治疗

本病发病急、变化快，易发生脑疝、颅内出血或持续抽搐而死亡，需尽快采取以下治疗措施。

（一）迅速控制血压

应使血压尽快降至 160/100 mmHg 左右或接近患者平时血压水平。但血压不宜降得太低，以免脑、心供血障碍而发生梗死。

1. 硝普钠

直接松弛周围血管，降低外周阻力。常用 50 mg 加入 5% 葡萄糖注射液 500 mL 中静脉滴注，初速在 50 μg/min，逐步加量致血压降至需要水平，最大量为 400 μg/min。此药作用快，维持时间短暂，须在监护下缓慢静脉滴注，根据血压情况调整用量。

2. 利舍平

1～2 mg 肌内注射，每天 1～3 次。注射后 1.5～3 小时才显示降压效果。重症患者不应作为首选。

3. 硫酸镁

常用 25% 硫酸镁 10 mL 深部肌内注射，6～12 小时可重复肌内注射 1 次。重症患者不应作为首选。

4. 乌拉地尔

将 12.5～25 mg 注射剂加入 10 mL 生理盐水或葡萄糖注射液中静脉注射，观察血压变化，15 分钟后如必要可重复注射 12.5 mg。为了维持疗效或缓慢降压的需要，可将本药注射剂溶解在生理盐水或葡萄糖注射液中滴注，滴速一般为 100～400 μg/min。

当血压下降至需要水平后，可口服降压药控制血压，以免血压再度升高。

（二）减轻脑水肿，降低颅内压

可用 20% 甘露醇 250 mL 快速静脉滴注，每 6～8 小时一次，也可用 10% 甘油 500 mL 静脉滴注或肌内注射呋塞米等。

（三）制止抽搐

抽搐严重者首选地西泮 10 mL 静脉缓慢注射，也可使用苯巴比妥、副醛、苯妥英钠等。

（四）治疗原发病

对有心肾病变应者应予相应治疗。妊娠高血压综合征应及早终止妊娠。

（吕　彦）

第六章

痴呆与认知功能障碍

第一节　概述

认知功能障碍已成为影响中老年人健康和生活质量的重要疾病，认知功能障碍的表现不仅包括记忆障碍、失语、失认、失用及视空间障碍等，还可伴随焦虑、抑郁、激越、冲动等情感行为障碍，这些情感和行为障碍也是患者致残的原因，给社会和家庭带来沉重的负担。

一、认知功能障碍与痴呆的基本概念

认知功能障碍泛指各种原因导致的各种程度的认知功能损害，从轻度认知功能损害到痴呆。认知功能障碍又称为认知功能衰退、认知功能缺损或认知残疾。

轻度认知功能障碍（MCI）是指有记忆障碍和（或）轻度的其他认知功能障碍，但个体的社会职业或日常生活功能未受影响，也不能由已知的医学或神经精神疾病解释，是介于正常老化与轻度痴呆之间的一种临床状态。MCI 的早期定义是指与阿尔茨海默病（AD）相似的、进行性的记忆损害，强调的是疾病状态，特指 AD 的临床前期。此外，MCI 也可有语言、注意和视空间能力损害等。然而，当 MCI 被认为是正常老化与痴呆的过渡阶段后，它就不再仅仅是代表了 AD 前的状态。故可将 MCI 分为两型：遗忘型（aMCI），是经典的定义，包括单纯记忆损害和记忆伴其他认知功能损害两种，主要指 AD 的前期；非遗忘型，包括单个非记忆域损害和多个非记忆域损害，属广义的 MCI，涵盖多种认知损害，可能是多种痴呆的前期表现。MCI 也可按病因分为变性性、血管性等。确定 MCI 最重要的临床意义在于早期发现和早期干预，以便延迟或阻止痴呆的发生、发展。

痴呆是指器质性疾病引起的一组严重认知功能缺陷或衰退的临床综合征，如进行性思维、记忆、行为和人格障碍等，可伴随精神和运动功能症状，损害达到影响职业、社会功能或日常生活能力的程度。痴呆有多种分型标准，最常见的为病因分型，可分为阿尔茨海默病（AD）、血管性痴呆（VaD）、路易体痴呆、额颞叶痴呆等，而同时符合阿尔茨海默病以及血管性痴呆特点的常称为混合型痴呆。其中阿尔茨海默病、血管性痴呆和混合性痴呆是临床最常见、发病率最高的痴呆类型。

二、认知功能障碍的危险因素

已知的认知功能障碍的危险因素包括：人口学因素（年龄、性别、家族史等）、遗传学

因素（载脂蛋白 E4、早老素 1、早老素 2、tau 蛋白、β 淀粉样肽前体及 Notch3 基因等）、生活方式（吸烟、不合理饮食、缺乏锻炼及社会退缩等）及个人史（教育水平低下、头部创伤、精神疾病等）。

近来有意义的发现是各种血管性危险因素（动脉粥样硬化、脑卒中、高血压、冠心病、房颤、血脂异常、糖尿病等）不仅是 VaD，而且是 AD 和 MCI 的危险因素。

三、认知功能障碍的临床表现

轻度认知功能障碍（MCI）主要临床表现为认知功能轻度下降，如记忆损害、注意力障碍、推理和抽象思维能力减退、语言运用能力下降、视觉空间功能障碍等。

不同类型的痴呆临床特点各异。如 AD 多为隐袭起病，主要表现为进行性智能衰退，记忆障碍、认知障碍明显，病程中多出现精神症状，如抑郁、妄想、幻觉等，神经功能缺失症状轻微。VaD 多为急性起病，也可亚急性或慢性起病，症状呈波动性进展或阶梯状恶化，有神经系统定位体征，既往有高血压、糖尿病或动脉粥样硬化病史，可能有多次卒中史，临床表现除相关脑血管病的神经功能障碍外，主要表现为认知功能障碍，以执行功能障碍为主。路易体痴呆则主要表现为波动性认知功能障碍、反复发生的视幻觉和自发的锥体外系功能障碍如运动迟缓、姿势异常等。额颞叶痴呆早期出现人格、精神障碍，遗忘则出现较晚。

四、认知功能障碍的防治

认知功能障碍防治的基本原则：积极识别和控制各种危险因素，减少认知功能障碍的发生。早期诊断，积极干预，早期治疗。有效治疗部分明确的病因如脑血管病、脑外伤等。积极开展改善认知功能的对症治疗。重视精神、行为异常的干预。积极开展心理治疗和认知行为治疗。加强康复训练。关注照料者的生活质量。

对于药物治疗，目前具有循证医学依据的药物主要有以下几类：胆碱酯酶抑制剂（多奈哌齐、石杉碱甲、卡巴拉汀），兴奋性氨基酸拮抗剂（美金刚），钙拮抗剂（尼莫地平），一些抗氧化剂如银杏叶片、维生素 C、维生素 E 等也可用于痴呆的防治。此外，需重视对血管性危险因素的预防和治疗，如阿司匹林、他汀类药物等。

五、总结

认知功能障碍的发展是个长期的过程，可能在临床前数十年即已开始。在疾病进展的后期，特别是发生痴呆后再开始治疗，虽仍可能延缓认知功能衰退的进程，但已有的损害多不能逆转。因此早期干预具有重要意义，MCI 是早期发现和早期干预的切入点，具体干预措施仍在探索之中。

虽然对各种痴呆已有了一定的治疗手段，但仍然存在疗效不突出和费用昂贵的问题。预防应成为最重要的措施，在各种危险因素中，血管性危险因素是可以被发现和控制的，因此要特别重视对高危人群的筛查和干预。凡有高血压、脑动脉粥样硬化、脑血管病、糖尿病及冠心病的患者，均应进行记忆及智能的测查，以便早期发现、早期治疗，治疗越早效果越好。

（赵瑞颜）

第二节　阿尔茨海默病

阿尔茨海默病（Alzheimer disease，AD）是一种原因未明、慢性进行性的神经系统变性疾病。1907 年首先由 Alois Alzheimer 描述并以其名字命名。临床上主要表现为隐匿起病，缓慢进行性加重的痴呆。病理上，主要累及前脑基底、海马和大脑皮质，以神经元丧失、老年斑、神经纤维缠结、细胞外淀粉样蛋白沉积为特征。病因上，可由 1、14、19 和 21 号染色体或其他可能因子突变所致，为多源性。

一、病因与发病机制

迄今为止，对 AD 的病因虽做了大量的研究，但病因仍不清楚。目前有多种假说。

（一）遗传学说

流行病学调查发现 AD 患者的一级亲属有极大的患病危险性。近代分子生物学技术的应用对 AD 的遗传研究取得很大进展。目前已发现至少四种基因的突变或多型性与 AD 有关。这些 AD 相关基因包括：21 号染色体的淀粉样蛋白前体（APP）基因；14 号染色体的早老蛋白（PS）1 基因；1 号染色体的早老蛋白（PS）2 基因；19 号染色体的载脂蛋白 E（ApoE）ε4 基因。其中 PS1 与 ApoEε4 基因缺陷在散发性 AD 中较常见。

（二）病毒感染

Kuru 和 Jakob-Creutzfeldt 病是慢病毒感染病。在病理上，AD 与之有相似之处：如脑中都有淀粉样蛋白沉积，都有神经元内空泡形成，在 AD 家族中有与 Jakob-Creutzfeldt 病并存者，提示 AD 可能也是慢病毒感染病，但尚未获得将 AD 患者脑组织移种到实验动物而传染的证据。大多数研究基本上否定了 AD 是由病毒感染引起的。

（三）炎症学说

有人在 AD 的淀粉样斑块中发现有反应性小胶质细胞，这是一种脑组织中的炎症反应细胞，类似免疫系统中的单核细胞和巨噬细胞，其功能是清除死亡的神经细胞，而且分泌补体蛋白，当补体系统激活时，又可进而杀伤健康的神经细胞，从而加重脑细胞损伤，因此认为 AD 是一种像关节炎一样的慢性炎症性疾病。研究还表明，淀粉样变性作为"非自身抗原"可激活补体系统并加速合成补体因子及各种抑制因子，造成广泛的神经元损伤和丧失。尽管许多研究提示免疫机制参与了 AD 的发病过程，但只有炎症学说取得了可信的证据。

（四）铝中毒

目前铝对 AD 的病因作用尚未取得一致的意见。最初研究提出 AD 患者脑中铝含量可增高 20～30 倍，但进一步研究又未能证实其增高。实验性铝剂引起的动物脑内神经元纤维缠结与 AD 患者不同，这些不支持铝在 AD 的病因上起作用。近年研究发现 AD 患者脑中有神经元纤维缠结的神经元内均有铝的选择性蓄积，认为铝这种高负荷金属元素与神经元纤维缠结有特异的结合部位。

（五）胆碱能系统功能缺陷

大量研究发现 AD 患者大脑中存在广泛的神经递质系统异常。与 AD 相关较为肯定的是胆碱能系统功能缺陷。神经病理证明，AD 患者以 Meynert 基底核神经元变性和脱失最明显。而 Meynert 基底核是胆碱能神经元的主要所在处。研究证明 AD 患者脑内广泛存在胆碱乙酰化酶（乙酰胆碱的生物合成酶）活性的显著下降，使乙酰胆碱合成障碍。乙酰胆碱对学习和记忆等认知功能有特殊的作用。脑中乙酰胆碱不足，致正常神经传导速度减慢，认知、记忆功能减退。

（六）细胞骨架改变

近年研究表明 AD 的神经元纤维缠结是细胞骨架的异常改变，以双股螺旋丝为特征，而 tau 蛋白是该螺旋丝的主要成分。tau 蛋白是一种功能蛋白，在正常细胞内形成细胞骨架，参与微管组装与稳定。而 AD 患者脑中的 tau 蛋白被异常磷酸化，在聚合成双股螺旋丝后，成为非功能性 tau 蛋白。由于 AD 脑中的 tau 蛋白被异常磷酸化，从而降低了微管组装的能力。随之损害轴浆流，致使递质及一些不被迅速降解的神经元成分聚集在受累神经元内，导致神经功能减低、丧失，直至神经细胞破坏。研究认为这是 AD 临床症状的发病机制。

（七）头颅外伤

多项病例对照研究认为早年脑外伤可能是 AD 的危险因素。但有些研究也有矛盾结果。最新的研究发现头颅外伤与 ApoEε4 在 AD 的发病中有协同作用；在老年人中，头颅外伤和 ApoEε4 二者并存者，AD 的危险性增加 10 倍；只有 ApoEε4 者这种危险性只增加 2 倍；只有头颅外伤史而无 ApoEε4 者 AD 的危险性并不增加。

二、病理

1. 肉眼观察

脑重量常少于 1 000 g，有脑萎缩，脑回变窄，脑沟增宽，尤其以颞叶、顶叶及前额叶的萎缩最明显。枕叶皮质和初级运动和躯体感觉皮质则无明显萎缩。冠状切面示脑室系统对称性扩大，脑皮质变薄。

2. 显微镜观察

患者大脑皮质神经元不同程度地减少，星形胶质细胞增生肥大。AD 最典型的病理改变是老年斑、神经元纤维缠结、颗粒空泡变性及淀粉样血管变性。老年斑集中在大脑皮质和海马，但也可见于纹状体、杏仁核和丘脑。老年斑是由沉积的颗粒和残存的神经元突起组成，呈不规则球形，直径 5～150 μm，可被银深染。典型老年斑有三层结构：最外层为变性的神经突起，中层为肿胀的轴索和树状突，中心为淀粉样变性核心。靠近老年斑边缘有肥大星形细胞，而斑内可见小胶质细胞。在老年斑内，突触的连接性和功能改变损害了细胞间传送，破坏了突触在学习、记忆和认知上的主要作用。

神经元纤维缠结特别多见于新皮质的锥体细胞、海马和杏仁核，也见于脑干的中缝核和蓝斑的神经元中。在神经元胞浆中，神经元纤维缠结由扭曲、增厚、凝聚成奇特三角形和袢形的神经元纤维组成。缠结以银染色显示最清楚。电镜检查发现缠结由双股螺旋细丝组成。

颗粒空泡变性高度选择地见于海马的锥体细胞，它由胞浆内成簇的空泡组成。这些空泡大至 5 μm，内含 0.5～1.5 μm 大的颗粒。中央颗粒可用常规的苏木素和伊红染色，刚果红染色可见血管壁中层呈无结构的均质红染，即淀粉样血管变性。

AD 的病理组织改变有特殊分布。颗粒空泡变性几乎无例外地发生于海马，神经元纤维缠结和老年斑也选择性地累及皮质，以颞顶枕结合区最严重，且主要累及颞叶边缘区和扣带回后部。在边缘系统皮质中，海马、内侧嗅区和杏仁核受累。

三、临床表现

该病起病缓慢或隐匿，患者及其家人常说不清何时起病。多见于 70 岁以上（男性平均 73 岁，女性为 75 岁）老人，少数患者在躯体疾病、骨折或精神受到刺激后症状迅速明朗化。女性较男性多（女：男为 3∶1）。主要表现为认知功能下降，精神症状和行为障碍，日常生活能力逐渐下降。根据认知能力和身体机能的恶化程度分成 3 个阶段。

1. 第一阶段（1~3 年）

为轻度痴呆期。表现为记忆减退，对近事遗忘突出；判断能力下降，患者不能对事件进行分析、思考、判断，难以处理复杂的问题；工作或家务劳动漫不经心，不能独立进行购物、经济事务等，社交困难；尽管仍能做些已熟悉的日常工作，但对新的事物却表现出茫然难解，情感淡漠，偶尔激惹，常有多疑；出现时间定向障碍，对所处的场所和人物能做出定向，对所处地理位置定向困难，复杂结构的视空间能力差；言语词汇少，命名困难。

2. 第二阶段（2~10 年）

为中度痴呆期。表现为远近记忆严重受损，简单结构的视空间能力下降，时间、地点定向障碍；在处理问题、辨别事物的相似点和差异点方面有严重损害；不能独立进行室外活动，在穿衣、个人卫生以及保持个人仪表方面需要帮助；计算不能；出现各种神经症状，可见失语、失用和失认；情感由淡漠变为急躁不安，常走动不停，可见尿失禁。

3. 第三阶段（8~12 年）

为重度痴呆期。患者已经完全依赖照护者，严重记忆力丧失，仅存片段的记忆；日常生活不能自理，大小便失禁，呈现缄默、肢体僵直，查体可见锥体束征阳性，有强握、摸索和吸吮等原始反射。最终昏迷，一般死于感染等并发症。

四、辅助检查

1. 血、尿及脑脊液检查

血、血清和尿常规检查均正常。脑脊液（CSF）常规检查正常，或仅有轻度蛋白含量增加。血 ApoA1、Hemeoxygenase-1、血小板 APP 120~130 kD 和 110 kD 异构体低于正常；尿液可见神经元纤丝蛋白 AD7C-NTP 增加；脑脊液 tau 蛋白增加，$A\beta1-42$（43）减低，或 $A\beta1-40/A\beta1-42$（43）比值升高，以及 CSF 中 AD7C-NTP 增加。

2. 脑电图检查

AD 患者的脑电图异常无特异性，但对排除其他疾病引起的痴呆有帮助。AD 早期的患者，脑电图可正常或仅有普遍波幅下降和 α 节律减慢。随病情进展，背景脑电图为低和中波幅不规则活动。在额叶逐渐重叠有明显的 θ 活动，快活动消失。枕区为基本节律的异常慢化，几乎无 α 活动而出现弥漫性低至中波幅的 θ 活动及散在或阵发性中高波幅 δ 活动。脑电图减慢的程度和精神状态损害的严重度非常一致。

3. 头颅 CT 检查

AD 早期，CT 可正常。海马萎缩与早期记忆损害有关。如 CT 发现海马萎缩，预示可能发生 AD。随病情发展，CT 片上可示脑萎缩、脑室扩大、脑沟和脑池增宽，并有逐渐加重的趋势。由于正常老人在 CT 上也表现脑室扩大和脑沟增宽，而临床诊断可能性大的 AD 患者的 CT 却可能正常，因此 CT 对本病的诊断有一定价值，但必须结合临床才能做出正确诊断。

4. MRI 检查

MRI 对 AD 的诊断及鉴别诊断具有重要意义。用 MRI 测量患者海马体积，或海马结构/整个脑体积比值，发现 AD 患者均小于同龄对照组。MRI 检查脑室扩大、脑池及脑沟增宽对 AD 的诊断有帮助。同样，MRI 虽优于 CT，但检查结果仍需结合临床症状才能诊断。

5. MRS 检查

N-乙酰天冬门氨酸（NAA）是神经元特有的物质并均匀分布于全脑，被认为是神经元的标志物，通过检测 NAA 水平，可敏感、精确地反映 AD 脑中神经元脱失的情况；而肌醇（MI）为神经胶质的标志物，其水平升高被认为是胶质增生的指标，AD 患者 NAA 水平明显下降，MI 水平则升高，灰质的 NAA/MI 比率可鉴别 AD 与正常脑老化。

6. SPECT 和 PET 检查

研究证明 AD 患者的脑血流量减少，以双颞叶后部和颞顶区的血流减少最明显。CT 和 SPECT 显像结果显示 AD 患者在 CT 发现海马及其周缘结构萎缩的同时，SPECT 显示颞部血流减少，且与其萎缩程度成正比。颞顶枕三级联合皮质在认知、学习等智能上有重要作用。因此 SPECT 的区域脑血流减少，可预示 AD 患者的认知功能减退。至晚期则呈弥漫性对称血流减少。正电子发射断层摄影（PET）证明 AD 患者的脑代谢活性降低。脑代谢普遍下降，以颞顶枕三级联合皮质下降最明显；95% 患者的葡萄糖代谢下降与其痴呆严重程度一致。

7. 神经心理学检查

可为痴呆的诊断及其严重程度评价提供客观依据，有些量表还有助于鉴别 AD 和 VaD。有时有明显遗传的 AD 家族成员中，用心理测试可查出早期改变，并推测可能发生 AD。

五、诊断

AD 的临床诊断主要依据其特殊的临床症状演变过程。起病隐匿，持续地进行性智能衰退，高级认知功能相继丧失及行为和神经系统功能障碍发生的次序：早期记忆减退，尤其近记忆障碍常为首发症状，视空间和语言障碍，人格和社交活动相对完整；随之失语、失认、失用，认知功能明显衰退，人格和行为障碍；晚期才出现初级运动障碍，锥体系和锥体外系体征。

目前对 AD 早期诊断尚无肯定、有效的生物学标志，只有病理检查才能确诊。但详细的临床过程及有关检查排除引起痴呆的其他器质性疾病，仍可从临床上诊断。当今广泛用于 AD 临床诊断的标准主要有 3 个：①世界卫生组织的国际分类第 10 版的诊断标准（ICD-10）；②美国精神病学会的精神障碍诊断和统计手册修订第 Ⅵ 版的诊断标准（DSM-Ⅵ）；③美国国立神经病学、语言交流障碍和卒中—老年性痴呆和相关疾病学会工作小组的诊断标准（NINCDS-ADRDA）。这 3 种 AD 的诊断标准有其共同点：潜隐性起病，进行性恶化，认知能力渐进性减退。

NINCDS-ADRDA 将 AD 的诊断分为可能性大的 AD，可能的 AD 和确定的 AD 三种情况。

1. 可能性大的 AD

必须符合以下 6 项：①经临床检查诊断为痴呆，并用神经心理测验证实；②认知功能至少有两方面的缺损；③记忆和其他认知功能进行性衰退；④无意识障碍；⑤多在 40～90 岁起病；⑥无引起记忆和认知障碍的其他躯体和脑部疾病。

2. 可能的 AD

是临床具有可能性大的 AD 特征，但伴有足以导致痴呆的躯体和脑部疾病，虽然认为不是痴呆的原因，但不能排除。

3. 确定的 AD

是指符合"可能性大的 AD 的诊断标准"并经病理证实者。经大量病理资料证实，据此标准诊断的 AD，其诊断符合率可达 80%～100%。被称为 AD 诊断的金标准。

无论是从临床上对 AD 诊断的描述，还是正规的 ICD-10 或 NINCDS-ADRDA 的诊断标准，都强调对 AD 的诊断必须遵循临床症状符合痴呆的诊断标准和病情发展符合 AD 特有模式的两项基本要求，同时排除可引起痴呆的其他脑部和躯体疾病，再结合影像学检查和其他相关检查结果，才能明显提高 AD 的正确诊断率。

六、鉴别诊断

1. Pick 病

与 AD 有许多共同点，有时难以鉴别。Pick 病的临床特点是缓慢发展的性格改变及社会行为衰退，早期语言受累，而遗忘出现较晚，空间定位和认知障碍也出现较晚。CT 和 MRI 示额叶和（或）颞叶萎缩，与 AD 的弥漫性萎缩不同。组织学可见膨胀细胞，Pick 小体及胶质增生。

2. 脑血管性痴呆

临床特点是有高血压和动脉粥样硬化及卒中史，急性起病，病程呈阶梯样进展，有局灶性神经系统体征。脑电图有局灶性慢波，CT 和 MRI 显示局灶脑血管性病灶。Hachinski 评分在 7 分以上。按这些特点不难与 AD 鉴别。但两型痴呆并存者占 10%～15%，致临床诊断上发生困难。脑血管性痴呆患者中，Binswanger 病也常以隐匿起病、慢性进行为特点，CT 检查可发现大脑半球深层白质的缺血性病灶。

3. 正常颅压脑积水

常有蛛网膜下腔出血的病史，痴呆发展快，颅内压不高，双下肢步态失调，走路不稳，尿失禁，CT 和 MRI 示脑室扩大显著，皮质萎缩不明显，依据这些特点可与 AD 相鉴别。

4. 路易体痴呆

路易体痴呆的主要特点是累及注意、记忆和较高皮质功能的波动性认知损害；波动性意识错乱和谵妄突出，大多有明显的视幻觉，继而出现偏执性错觉；反复意外地跌倒。

七、治疗

AD 迄今无特效治疗，通过药物治疗可能延缓部分患者病情进展及改善认知功能。

（一）乙酰胆碱酯酶抑制剂

该类药物通过减少突触间隙处胆碱酯酶对突触前神经元释放的乙酰胆碱的水解，增加此处乙酰胆碱的含量，从而改善症状。常用的有多奈哌齐 5～10 mg/d。利伐斯的明是双重胆碱酯酶抑制剂，开始可用 1.5～3 mg/d，以后加至 6～12 mg/d 分次口服。加兰他敏也被FDA 批准用于治疗轻中度 AD，常用剂量为 16 mg 或 24 mg/d。还有石杉碱甲（Huperzine

A）：100 μg，每日 3 次。

（二）NMDA 受体拮抗剂

近年来兴奋性氨基酸尤其是谷氨酸（Glu）在 AD 中的神经毒性作用越来越受到重视。NMDA 受体为谷氨酸盐受体亚型，美金刚是一种具有中度亲和力的 NMDA 受体拮抗剂，能通过拮抗 NMDA 受体而阻断过多谷氨酸盐的释放而改善 AD 患者的临床症状。由于其具有良好的耐受性和安全性而被 FDA 批准用于中重度 AD 的治疗，是第一个在 AD 和 VD 方面有显著疗效的 NMDA 受体拮抗剂。

（三）保护神经药物

如抗氧化剂、吡拉西坦、麦角类药物、银杏制剂等。

（四）其他药物

如降胆固醇药物、罗格列酮、非类固醇类抗炎药和皮质醇类抗炎药、B 族维生素等，这些药物可能降低相关疾病的血管损害，目前处于临床研究中。

（五）免疫治疗

1. 主动免疫

Aβ 多肽疫苗刺激产生抗 Aβ 抗体，促进 Aβ 清除。

2. 被动免疫

是将体外产生的抗 Aβ 单克隆抗体应用于患者体内，促进大脑内 Aβ 转移或清除。

（六）基因治疗

将治疗基因（如神经生长因子）转染给靶细胞，再将其移植入脑内，通过其分泌基因产物而达到治疗的目的，此类方法目前尚处于实验阶段。

（七）对症治疗

针对 AD 患者的不同神经、精神障碍，选用对症性药物。

（1）行为障碍。AD 患者合并抑郁可选用抗抑郁剂，应选用无抗胆碱不良反应者。单胺氧化酶抑制剂对 AD 患者的抑郁症比三环类和异环类抗抑郁剂可能更有效。可用反苯环丙胺 10 mg，每日 2 次，或苯乙肼 15 mg，每日 2 次，或异卡波肼 10 mg，每日 2 次，逐渐增加剂量。

对出现精神运动兴奋、焦虑、激动、攻击性的患者，应给予抗精神失常类药物，以保护患者和家庭。可选用小剂量强安定剂如氯普噻吨、氯丙嗪等。无论强或弱安定剂在应用时均应谨慎，以避免血压下降，导致脑血流下降，增强意识错乱，损害认知功能。

（2）对 AD 患者的癫痫发作，可选用一般抗癫痫药及镇静剂。

（3）失眠者可选用不良反应小、略有催眠作用及肌肉松弛的弱安定剂，如水合氯醛、甲丙氨酯等。巴比妥类应慎用。

（赵瑞颜）

第三节　轻度认知功能障碍

一、概述

轻度认知功能障碍（MCI）是介于正常衰老和痴呆之间的一种中间状态，是一种认知功能障碍综合征。一般情况下，随着年龄的增长老年人的认知功能不可避免地出现衰退，此间发生不同的生理和病理过程，形成不同的老年认知状态。对于正常的老年认知状态包括：①成功老龄，即老年人认知能力没有衰退，甚至超过正常年轻人，有报道估计这部分人约占老年人群的5%；②另外一种就是多数人存在的正常老龄：即相对于年轻人认知能力呈下降趋势，但在没有病理过程影响的情况下，这种健康老化所致的认知改变是微小的、缓慢的，且不影响功能。对于病理状态下的认知功能状态包括轻度认知功能障碍和认知损害较严重的痴呆。轻度认知功能障碍是相对于年龄和教育程度的记忆或其他认知功能减退，又不足以诊断痴呆，且日常生活能力完好的一种亚临床状态，是介于正常老龄和痴呆的一个过渡阶段。

目前我国华北地区60岁以上老年人轻度认知功能障碍患病率为8.08%，国外研究老年人群痴呆患病率为3%~18%，我国痴呆患病率60岁以上人群为0.75%~4.69%，由此可见轻度认知功能障碍的患病率明显高于痴呆。研究已表明轻度认知功能障碍是老年性痴呆的前驱阶段，每年有10%~15%转化为痴呆，6年可高达80%。而正常老人每年仅1%~2%转化为痴呆，因此轻度认知功能障碍具有发展为痴呆的高度风险。

二、临床表现及分型

轻度认知功能障碍可以分为不同类型，即遗忘型和非遗忘型，遗忘型多半会成为阿尔茨海默病，非遗忘型则是其他痴呆。

（一）遗忘型

比较常见，通常症状：忘记重要的日常安排，或者持续不断地询问同一件事情。这种遗忘可能时隐时现，只有最亲近的人才容易感受到"似乎有点不对劲"，外人几乎不可能发现，这和阿尔茨海默病的表现截然不同。另外，有的遗忘型患者也会有诸如语言方面的问题，忘词、叫不上别人名字；有时候也伴有执行功能受损，就是说不再擅长安排计划日常活动，无法同时进行多线活动。

（二）非遗忘型

不会出现记忆问题，但是上述执行功能的问题比较明显，另外也会出现性情改变、易怒或神情淡漠。这些表现也会出现在正常老化过程中，尽管轻度认知功能障碍的表现会重一些，但也不很容易区分开。如果发现家人经常有记忆力突然下降、性情波动变化，且因为这些原因生活自理能力下降，你可能需要陪他们去医院的神经内科就诊，进行一些专业的认知测试加以确定。

轻度认知功能障碍临床表现为记忆力、语言功能、注意力、执行功能、视空间结构功能或计算力的减退，在这些不同的认知领域中记忆力减退是最主要也是最常见的临床表现，尤其是近期记忆力减退明显，表现为"丢三落四""说完就忘""同一问题反复提问"，学习新知识困难；而远期记忆相对保存，表现为十多年前甚至几十年前的事都记得清清楚楚。同时可伴有情感障碍，如抑郁、焦虑、易激惹等。头颅磁共振成像检查显示海马、内嗅皮层萎缩明显，且海马萎缩的程度预示病程进展，海马萎缩越明显发展为痴呆的可能性就越大。

三、诊断

轻度认知功能障碍最早于1999年由美国Moyo诊所Peterson教授等制定记忆减退的主诉

（特别是由患者家属或其他知情者证实），存在客观记忆损害，一般认知功能正常，日常生活能力正常，没有痴呆。此标准主要针对遗忘型 MCI。国际轻度认知功能障碍工作组在2003 年制定广泛意义的轻度认知功能障碍诊断标准如下。

（1）无痴呆，但认知功能也不正常。

（2）存在认知功能减退，或为患者主诉，或由知情者报告。

（3）日常生活能力保存或复杂的日常生活能力轻微受损。

目前国内外普遍采用的仍是 Peterson 教授等制定的遗忘型的诊断标准。对于诊断标准中的一般认知功能、客观记忆能力的临床判断通常应用量表评估其损害程度。临床常用的诊断评估工具如下。①简易精神状态检查表（MMSE），侧重于筛查一般认知功能（时间、地点定向力、计算力、记忆力、语言能力、视空间和运用功能）。在临床和社区调查中作为痴呆初步筛选工具具有短小、敏感性好的特点，有着广泛的实用性，目前多以 MMSE 24 分作为MCI 的筛查标准。②临床痴呆量表（CDR），对痴呆患者认知功能和社会生活功能损害的严重程度进行临床分级，它采用临床半定式访谈患者和知情者来获得信息，评估被试者六方面的表现（记忆、定向、解决问题、社区事务、家庭生活、生活自理），按严重程度分为五级，即健康、可疑痴呆、轻度痴呆、中度痴呆和重度痴呆。描述了从正常到 AD 的一个连续过程，普遍认为在 CDR ＝0.5 这个阶段符合目前 MCI 的标准，且被广泛使用。③成套的韦氏智力或记忆检查主要检测情景记忆，被认为是对阿尔茨海默病的早期诊断和鉴别诊断最敏感的工具之一，但操作复杂、费时长，虽然有较高的敏感性，因测验时间过长患者难于耐受。④反映听觉情景记忆的听觉词语记忆测试为一独立测试，较韦氏简单且耗时相对较短，包括三次即刻自由回忆，延迟自由回忆，线索回忆和再认，该测试是国内外轻度认知障碍研究的常用记忆力减退的诊断工具。尽管目前认知评估工具较多，但对于轻度认知障碍的诊断最终需要通过临床医生结合患者及其家属提供的临床病史信息辅以检测结果来综合评估诊断，而不能一味依赖工具评估的结果进行诊断。MCI 作为 AD 的早期预警已得到广泛认同，因此早期识别、早期干预，以期延缓病情进展。但目前尚不推荐在普通人群中进行 MCI 筛查，但如患者或其家属发现有记忆力减退应及时到医院记忆障碍门诊进行评估检测、详细神经心理学和神经影像学检查。

四、治疗

（一）干预措施

轻度认知功能障碍如果得到及时干预可延缓痴呆的进展，目前关于该病干预措施包括以下两方面。

1. 非特异性干预

评估风险因子；管理可控因素如糖尿病、高血压、高胆固醇血症、抑郁等；积极控制危险因素是目前被广泛证实有效的干预措施。

2. 调节生活方式是不可忽视的预防和干预措施

（1）首先进行适当的运动锻炼，运动能促进大脑血液循环，增加脑细胞树枝状突起的体积和数量，增强记忆力。

（2）其次是合理的膳食结构，生活中老年人可食用对改善记忆力有帮助的食物。蔬菜中的卷心菜、甘笋、辣椒、胡萝卜、菠菜、花椰菜、马铃薯、白萝卜等都有助于增强记忆力，甚至可预防老年痴呆症，水果如杏、香蕉、菠萝、葡萄、柠檬、广柑、柚子等对增强记忆力有帮助，均有益于改善记忆力。因人体如缺少不饱和脂肪酸，记忆、思维能力则难以处于正常状态，因此可常吃富含不饱和脂肪酸的鱼类食品。此外大脑的活动功能、记忆力强弱与大脑中乙酰胆碱的含量密切相关，鸡蛋与瘦肉则含有较多的胆碱。经常饮茶有利于抑制乙酰胆碱酯酶的活性，此酶能破坏神经传递素乙酰胆碱而引发老年痴呆。

（3）最后积极乐观的心态对改善大脑功能也有重要作用。情绪乐观的人想得开、放得下、不悲观、不失望、无忧无虑、心理平衡，能充分调节免疫、神经、内分泌、心脑血管系统的功能，增强记忆力。

（二）认知训练

研究表明采用记忆加强训练（包括记忆丧失教育、放松训练、记忆技巧训练及认知重建）可明显改善轻度认知障碍的记忆功能。日常生活中可以多动脑多学习，如看报读书、下棋、看电视、与人交谈等，都可以帮助保持和增强记忆功能与智能。

（三）药物干预

因遗忘型轻度认知功能障碍被认为是阿尔茨海默病前驱阶段，故而药物干预策略多沿袭阿尔茨海默病的治疗方案。

1. 改善脑组织供血和脑细胞代谢的药物

常用的药物有银杏叶提取药、甲磺酸阿米三嗪萝巴新片（都可喜）、γ-氨基丁酸（GABA）衍生物及核苷衍生物、吡拉西坦、胞磷胆碱，上述药物对认知功能的改善作用较为肯定，已成为临床治疗轻度认知功能障碍患者的拟选药物。

2. 改善神经递质传递的药物

胆碱酯酶抑制药如盐酸多奈哌齐（安理申）和重酒石酸卡巴拉汀（艾斯能）以及我国自行研制、从中草药千层塔中提取的石杉碱甲、哈伯因或双益平。目前上述药物对轻度认知功能障碍患者的疗效研究尚处于进行阶段，现有研究结果不一。

3. 抗氧化和抗炎药物

氧化损害和炎症在神经退行性疾病和脑衰老改变中具有重要作用。目前主要有减少自由基产生的抗氧化药物司来吉兰，自由基清除剂维生素E，及非甾体抗炎药萘普生，此类药物对认知功能障碍的改善作用尚不确定。

4. 雌激素替代治疗

因该治疗存在发生心脑血管病及癌症的风险而存在争议。

另外据国内多项研究报道中医针灸和中药复方促智药能改善轻中度阿尔茨海默病患者的认知功能、痴呆程度和生活自理能力，对认知功能障碍有积极的干预作用，但其具体机制不明，尚需更多的病例资料以证明。

总之，随着人口老龄化，痴呆患者日益增多，作为对痴呆预防和早期干预的切入点，轻度认知功能障碍已得到广泛的关注和研究。进一步需加强老年认知保健的宣传，开展广泛的教育，从而进行有效的一级和二级预防。

（刘　畅）

第四节　血管性认知功能损害

一、概念和分型

1. 血管性认知功能损害（VCI）

由血管因素导致或与之伴随的认知功能损害，可单独发生或与阿尔茨海默病（AD）伴发。

2. VCI 分型

VCI 涵盖了由血管因素导致或与之相关的各种类型和程度的认知功能损害。虽然不同研究者提出过不同的分型方法，但通常包括两类，一类是血管性非痴呆的认知功能损害（V-CIND），其中包含主要表现为多认知功能域损害的血管性轻度认知功能损害（V-MCI）；另一类就是传统的血管性痴呆（VaD）。VaD 还可再分为以下七种。

（1）多发梗死性痴呆（MID），经典但少见。

（2）皮质下缺血型血管性痴呆（SIVD），最多见。

（3）关键部位梗死型。

（4）低灌注型。

（5）出血型。

（6）混合型，又称阿尔茨海默病（AD）伴脑血管病。

（7）遗传性。

3. VCI 概念的意义

（1）痴呆是严重的、多不可逆转的认知功能损害用痴呆诊断就不能发现有认知损害但非痴呆的患者，而这些患者是二级预防和治疗的重点，故使用 VCI 有重要的早期发现和干预的意义。

（2）VCI 患者的神经心理学改变以执行功能损害最为突出，而非目前痴呆诊断标准所强调的记忆损害。因此，对 VCI 的诊断应强调任何认知域损害都重要，强调额叶功能和皮质下功能损害会增加诊断的敏感性和特异性。

（3）VCI 的起病、临床表现和病程差异很大，因而诊断 VCI 必须强调有血管危险因素或血管事件，而局灶体征、突然发病、阶梯样或波动样病程及与已知卒中的时间关系并不是诊断所必需的。

（4）应用 VCI 概念有重要的预防意义，因为引起各种认知功能损害的血管性危险因素是可以被识别和控制的。

二、病理和发病机制

引起脑血管病变的重要形式包括梗死、出血、低灌注、栓塞和小血管病等，导致认知功能损害的卒中机制包括多部位梗死、关键部位（角回、颞内下、额内侧、丘脑、内囊膝部、尾状核）卒中、腔隙性梗死和脑白质病变（WML）。小血管病变是 SIVD 的病因，其病理改变主要为腔隙性梗死和 WML。血管性危险因素及脑血管病常与 AD 相关，如 60%～90% 经目前标准诊断的 VaD 患者脑内有 AD 的病理改变，实为混合性痴呆；至少 1/3 的 AD 患者有血管性病变的临床、影像学或病理学表现；导致 VaD 的血管性危险因素同样是 AD 的危险因素。

三、临床表现

VCI 具有显著异质性，表现为血管性危险因素、脑血管病变类型、脑损害类型、认知功能损害类型和精神行为异常方面的多样性，因而其临床表现也有很大的差异，主要特征如下。

(一) 神经系统表现

MID 虽然少见，却是 VaD 的经典代表，以突然起病，波动性或阶梯样病程，局灶神经功能缺失（运动、感觉和视觉缺损，失语，其他皮质高级功能损害）为主。大脑中动脉区以失语和忽略为主，大脑前动脉区以无动性缄默和淡漠为主，后循环区则以遗忘、失算和失认为主。SIVD 可能是最多见的 VCI 类型，临床表现相对均一，60% 为隐匿起病，80% 呈进展病程，易有上运动单位受累、步态异常、不稳或易跌、排尿控制差、假性延髓性麻痹及帕金森病样表现。

(二) 神经心理学改变

由于 VCI 的异质性，其神经心理学表现多变，个体间差异大，斑片样损害是其特征。常见注意、执行、语言、视觉空间能力、记忆和学习有不同程度的损害。SIVD 突出表现为执行功能差（目标形成、起始、计划、组织、顺序、转移、保持、抽象等能力）、信息处理速度慢和注意损害。

(三) 精神行为改变

SIVD 患者容易出现各种精神行为异常，突出表现为抑郁（达60%）、淡漠、人格改变、精神运动迟缓、情感失控、行为异常（无抑制和反常行为）。患者的抑郁主要为始动性差和精神运动迟缓而非突出的情绪低落，属于血管性抑郁。

四、诊断

(一) VCI 的诊断步骤

1. 病史采集

注意认知损害领域、发病形式、个人既往史、共病情况、家族史及受教育情况，注意知情者的旁证。

2. 体格检查

包括系统检查和神经系统检查，明确共病情况。

3. 神经心理学检查

着重了解整体认知功能和执行功能，还应了解记忆、语言、应用、视觉空间等能力。

4. 功能判定

包括综合性和工具性日常生活能力。

5. 精神行为症状评估

评估抑郁、淡漠、人格改变和其他精神行为异常。

6. 辅助检查

明确共病和部分病因，发现危险因素，影像学检查主要作用是诊断、鉴别诊断和治疗决策。

（二）按照类别分别制定诊断标准

VCI 代表着不同病因、发病机制、病理改变和临床表现的情况，自然不可能建立一个统一、可操作的诊断标准，而是应该按照类别分别制定诊断标准。

（三）VaD 的诊断标准

（1）Hachinski 缺血量表，主要依据临床表现，只对 MID 敏感。

（2）美国精神病协会的诊断和统计手册标准和国际疾病统计分类 10 标准，均缺乏临床可操作性。

（3）神经疾患与卒中研究所标准，要求严格，敏感性低。

（4）美国加州 AD 病诊断和治疗中心的标准，不强求记忆损害和病灶体征，敏感性高。

（四）V-CIND 的诊断标准

（1）不符合痴呆标准。

（2）认知功能损害被认为是血管性，有突然起病、阶梯样病程、斑片状认知损害的证据；有动脉粥样硬化证据、局灶体征和影像学证据；有血管性危险因素，但不含仅有血管性危险因素而无梗死/缺血体征者。

（五）SIVD 的诊断标准

1. 临床表现

（1）发作性轻度上运动单位损害症状和体征。

（2）早期出现步态异常、不稳和易跌。

（3）早期出现排尿控制差。

（4）延髓麻痹和锥体外系体征。

（5）突出的执行功能差和注意差。

（6）抑郁，人格及行为异常。

2. MRI 标准

（1）白质损害型。广泛深部和脑室旁 WML，扩展的帽长超过 10 mm（沿脑室前角轴测量）或不规则晕（宽度超过 10 mm，不规则边，深入深部白质）和（或）弥散的融合高信号（超过 25 mm，不规则）或广泛白质病变（无边界的弥散高信号）和深部灰质的腔隙性梗死。

（2）腔隙性梗死突出型。深部灰质至少 5 个腔隙性梗死灶，中等度 WML（扩展的帽，不规则晕，弥散的融合高信号或广泛白质病变）。

（3）无皮质或皮质下动脉支配区的非腔隙性梗死、分水岭梗死、出血、正常颅压脑积水或其他特殊病因的白质病变。

（六）辅助检查

1. 神经心理学量表检查

可选用蒙特利尔认知评估量表（MoCA）简易智能状态检查（MMSE）、纸牌分类、连线测查、Stroop 测查、画钟测查、词语流畅性和数字跨度、神经精神问卷（NPI）、流行病学研究中心抑郁量表（CES-D）及汉密尔顿量抑郁及焦虑量表。

2. 神经影像学检查

主要作用是描述而非诊断，应了解大血管病变、WML、腔隙性梗死（额叶，底节）和重要部位梗死，注意排除其他疾病。

3. 其他常用检查

包括血常规、红细胞沉降率、葡萄糖、叶酸、维生素 B_{12}、甲状腺功能、血脂、心电图、心脏超声、血管多普勒超声、胸片等。

五、治疗与预防

VCI 的防治需要多学科的长期、联合治疗，同时要重视对患者及其家属的教育咨询。

（一）改善认知功能

（1）有循证医学证据的治疗。①胆碱酯酶抑制剂，病理研究提示至少 40% 以上的 VaD 患者有胆碱能神经损伤，故提高胆碱能水平可以改善患者的认知功能。研究证明，多奈哌齐、卡巴拉汀、加兰他敏对认知功能（ADAS-cog 评分）有一定的改善的作用，但应注意不良反应。②Ca^{2+} 通道拮抗剂，尼莫地平有扩张小血管和阻断 Ca^{2+} 超载的作用，能延缓患者的认知衰退，且降低患者心脑血管事件。③兴奋性氨基酸受体拮抗剂，美金刚对认知功能（ADAS-cog 评分）也有一定的改善作用，且安全性较好。

（2）己酮可可碱、丙戊茶碱、吡拉西坦、奥拉西坦、银杏叶制剂、尼麦角林、胞磷胆碱等，可能有一定的疗效，但需要更大样本的临床试验证实。

（二）精神行为异常的治疗

（1）对情感障碍可用选择性 5-羟色胺重摄取抑制剂（SSRI），其疗效和安全性可靠。有试验报道联合使用 SSRI 和尼莫地平可以提高血管性情感障碍的疗效。

（2）对激越、精神症状和异常行为等可选用不良反应小的不典型抗精神病药物，需密切观察。

（3）近期研究证明胆碱酯酶抑制剂和兴奋性氨基酸受体拮抗剂均能相当程度地改善患者的精神行为异常。

（三）预防措施

（1）预防包括一级预防（预防卒中发生）和二级预防（卒中急性期治疗、卒中康复和预防复发）。

（2）预防 VCI 的关键是在早期识别和控制危险因素，虽然缺乏直接的预防研究的循证医学证据，但控制血管性危险因素、预防卒中发生和复发肯定是最为重要的措施。具体包括治疗高血压和糖尿病、调脂、抗栓、颈动脉狭窄干预等，卒中后有效的康复也很重要。

（3）重视生活方式的调整，包括饮食控制、戒烟和适度锻炼。

（刘　畅）

第七章

神经系统感染性疾病

第一节　单纯疱疹病毒性脑炎

单纯疱疹病毒性脑炎（HSE）是单纯疱疹病毒（HSV）感染引起的一种急性中枢神经系统感染性疾病。HSV 最常侵及大脑颞叶、额叶及边缘系统，引起脑组织出血性坏死和（或）变态反应性脑损害，因此又称为急性坏死性脑炎，是中枢神经系统最常见的病毒感染性疾病。一年四季均可发病，无明显性别差异，任何年龄均可发病。

一、病因

HSV 是一种嗜神经 DNA 病毒，分为 1 型和 2 型。约90% 人类 HSE 由 HSV-1 型引起，引起口唇疱疹，是成人及较大儿童的单纯疱疹及其脑炎的病原体；6% ~15% 由 HSV-2 型所致，是新生儿疱疹感染包括脑炎的病因，HSV-2 型主要通过性接触传播，新生儿可通过胎盘或经产道感染。

二、临床表现

（一）症状

（1）HSE 在任何年龄均可发病，约2/3 的病例发生于 40 岁以上的成人，发病无季节性。原发感染潜伏期为 2~21 天，平均 6 天。前驱期可有发热、周身不适、头痛、肌痛、嗜睡、腹痛或腹泻等症状。通常急性起病，约 1/4 的患者有口唇疱疹史，可有高热，体温达 38.4~40.0℃。病程数天至 2 个月。

（2）常见症状包括头痛、呕吐、轻微意识障碍、记忆丧失、嗅觉缺失、轻偏瘫、失语、偏盲、共济失调和颈强直，可见展神经麻痹，眼球协同功能障碍，以及震颤、舞蹈样动作和肌阵挛等。

（3）约1/3 的患者出现全面性或部分性癫痫发作，可为首发症状，常见单纯部分性发作继发全面性发作，复杂部分性发作提示颞叶受损。部分患者精神症状突出，为首发或唯一症状，表现为注意力涣散、反应迟钝、言语减少、淡漠、呆坐、木僵或缄默，也可有动作增多、行为奇特及冲动行为，智能障碍明显，生活不能自理。

（4）病情常在数天内快速进展，出现意识障碍，如意识模糊或谵妄，随病情加重出现嗜睡、昏睡、昏迷或去皮质状态，部分患者疾病早期迅即昏迷。重症患者因广泛脑实质坏死和脑水肿引起颅内压增高和脑疝，甚至导致死亡。存活患者常遗留记忆和行为障碍等后遗症。

（二）体格检查

首发症状多为精神和行为异常，如性格改变、记忆力下降、定向力障碍等，然后出现神经功能受损、意识障碍、癫痫发作等，重症可表现为去大脑强直或去皮层状态。

（三）辅助检查

1. 脑电图

常见一侧或双侧颞叶、额区周期性弥漫性高波幅慢波，可出现颞区尖波和棘波。

2. 脑脊液病原学

采用 ELISA 和 Western 印迹法检测 HSV-IgM、HSV-IgG 特异性抗体，病程中有 2 次以上抗体效价呈 4 倍以上增加即可确诊。用 PCR 检测脑脊液 HSV-DNA 可早期快速诊断。

3. 影像学

CT 可见单侧或双侧颞叶、海马及边缘系统局灶性低密度区，可有增强效应。低密度病灶中散布点状高密度提示颞叶出血性坏死，支持 HSE 诊断。MRI 可见 T1WI 低信号、T2WI 高信号病灶。影像学检查也可正常。

4. 脑脊液

HSV-1 型脑炎常见颅内压增高，脑脊液以淋巴细胞增多为主，（50～100）×10^6/L，可高达 1 000×10^6/L；蛋白质正常或轻度增多（通常 800～2 000 mg/L），糖和氯化物正常。重症病例可见脑脊液黄变和红细胞、糖含量减少。

三、诊断

（1）有口唇或生殖道疱疹史，或此次发病有皮肤、黏膜疱疹。

（2）起病急，病情重，临床表现有上呼吸道感染前驱症状或发热、咳嗽等。

（3）有脑实质损害的表现，如意识障碍、精神症状、癫痫和肢体瘫痪等。

（4）脑脊液常规检查符合病毒感染特点。

（5）脑电图提示有局灶性慢波及癫痫样放电。

（6）影像学（CT、MRI）检查显示额叶、颞叶软化病灶。

（7）双份血清和脑脊液抗体检查有显著变化趋势。

（8）病毒学检查阳性。通常前 5 项改变即可诊断，后 3 项异常更支持诊断。

四、鉴别诊断

HSE 需要与某些颅内占位性病变及其他中枢神经系统感染如脑脓肿、化脓性脑膜炎、结核性脑膜炎、真菌性脑膜炎、水痘—带状疱疹病毒性脑炎及麻疹病毒性脑炎等进行鉴别。但是根据本病起病急，发展快，继发热、头痛等症状之后，精神异常与意识障碍明显，加上脑脊液、脑电图及影像学等辅助检查，可以明确诊断。

五、治疗

（一）治疗原则

主要是抗病毒治疗，辅以免疫治疗和对症支持治疗（维持营养及水、电解质平衡，物理降温，脱水降颅压，加强护理）。

（二）病因治疗

1. 首选药物

治疗 HSE 的首选药物是阿昔洛韦，也是最有效的抗病毒药，剂量为 15 ~ 30 mg/（kg·d），分 3 次静脉滴注（8 小时 1 次），每次需滴注 1 小时，疗程为 14 ~ 21 天。此药主要经肾脏排泄，肾病患者慎用，不良反应甚少，偶见神经毒性反应，如意识改变、震颤、幻觉及癫痫发作。

2. 次选药物

阿糖腺苷，用法为 15 mg/（kg·d），静脉滴注，每天的剂量要在 12 小时滴完，10 天为 1 个疗程，可引起造血功能障碍，由于难溶于水，输液量大，对颅内压增高的患者颇为不利。对阿昔洛韦无效的病例还可选用膦甲酸钠，尤其对 TK 酶缺陷的单纯疱疹病毒变异株感染有效。

（三）免疫治疗

1. 干扰素

有广谱抗病毒活性，对宿主细胞损害极小。α 干扰素治疗剂量为 60×10^6 U/d，连续肌内注射 30 天；也可用 β 干扰素全身用药与鞘内注射联合治疗。

2. 转移因子

可使正常淋巴细胞致敏而转化为免疫淋巴细胞，治疗剂量为皮下注射，每次 1 支，每周 1 ~ 2 次。

（四）对症治疗

对高热、抽搐、精神异常及颅内压增高的患者，可给予降温、解痉、镇静及脱水降颅压等相应治疗，可应用地塞米松等激素制剂来减轻脑水肿，克服脱水剂所致的颅内压反跳作用，宜早期、大量、短程使用。

（王　伟）

第二节　病毒性脑膜炎

病毒性脑膜炎是一组由各种病毒感染引起的脑膜急性炎症性疾病，临床以发热、头痛和脑膜刺激征为主要表现。本病是临床最常见的无菌性脑膜炎，大多呈良性过程。

一、病因与发病机制

（一）病因

85% ~ 95% 病毒性脑膜炎由肠道病毒引起。该病毒属于微小核糖核酸病毒科，有 60 多个不同亚型，包括脊髓灰质炎病毒、柯萨奇病毒 A 和 B、埃可病毒等，还有腮腺炎病毒、单纯疱疹病毒和腺病毒。

（二）发病机制

肠道病毒主要经粪—口途径传播，少数通过呼吸道分泌物传播；大部分病毒在下消化道发生最初的感染，肠道细胞上有与肠道病毒结合的特殊受体，病毒经肠道入血，产生病毒血症，再经脉络丛侵犯脑膜，引发脑膜炎症改变。

二、临床表现

（一）症状及体征

（1）夏秋季高发，热带和亚热带可终年发病。儿童多见，急性起病，出现病毒感染全身中毒症状，如发热、畏光、肌痛、食欲减退、腹泻和全身乏力，脑膜刺激征如头痛、呕吐、轻度颈强直和 Kernig 征等。患儿病程超过 1 周，成人可持续 2 周或更长。

（2）表现因患者年龄、病毒种类而不同。幼儿可见发热、呕吐和皮疹等，颈强直较轻。肠道病毒 71 型脑膜炎常见手—足—口综合征；埃可病毒 9 型脑膜炎常见非特异性皮疹。

（3）颅内压可增高，细胞数增多达（10 ~ 1 000）×10^6/L，早期以中性粒细胞为主，8 ~ 48 小时后以淋巴细胞为主；蛋白含量轻度增多，糖水平正常。急性肠道病毒感染可用咽拭子、粪便分离病毒，PCR 可检查脑脊液病毒 DNA。

（二）体格检查

注意检查脑膜刺激征，多有颈项强直，Kernig 征、Brudzinski 征阳性。

三、辅助检查

1. 脑脊液

脑脊液的异常在第 4 ~ 第 6 天最为明显。腰椎穿刺脑脊液压力常增高。外观清亮、无色，偶有微浑浊。白细胞计数通常为（10 ~ 100）×10^6/L，淋巴细胞占 3/4，但早期可能以中性粒细胞为主。蛋白质、糖及氯化物含量一般正常，若白细胞增多持续以中性粒细胞为主或蛋白质含量高于 1 500 mg/L，则病毒性脑膜炎可能性极小。如糖含量降低，则需考虑结核性脑膜炎或真菌性脑膜炎等。脑脊液细菌学检查为阴性。

2. 神经影像学

由于脑实质病变轻微，CT 或 MRI 检查往往正常。

3. 血常规

白细胞大多正常，约 1/3 的患者白细胞减少。

4. 血清学试验

血液或脑脊液进行抗体检测可进行快速诊断。在恢复期与急性期抗体效价呈 4 倍以上的升高有诊断意义。病毒特异 IgM 测定也有助于早期诊断。

5. 病毒 PCR

在脑脊液中检测各种病毒核酸有极高的敏感性和特异性，可用于早期诊断，有临床意义。

6. 病毒学

脑脊液的病毒分离或培养可确诊，但临床意义非常有限。

四、诊断

（1）儿童多见，夏秋季为高发季节，成人也可患病。

（2）急性起病的全身性感染中毒症状，如发热、畏光、肌痛、食欲减退、腹泻和全身乏力等。

（3）脑膜刺激征，如头痛、呕吐、颈强直和 Kernig 征阳性等。

（4）脑脊液淋巴细胞轻中度增多、白细胞计数不增多和除外其他疾病。

（5）脑脊液病原学检查，病毒分离和培养可确诊。

五、鉴别诊断

该病需要与其他亚急性或慢性脑膜炎，如结核性脑膜炎或梅毒性脑膜炎鉴别，也要注意与脑脓肿及经过部分性治疗的化脓性脑膜炎相鉴别。

六、治疗

本病是一种自限性疾病，主要是对症治疗和抗病毒治疗。

（一）对症治疗

如严重头痛可用镇痛药；癫痫发作可使用卡马西平或苯妥英钠；脑水肿不常见，可适当用 20% 甘露醇静脉滴注。

（二）抗病毒治疗

可缩短病程和减轻症状。①免疫球蛋白静脉注射已用于预防和治疗肠道病毒感染，可减少体内病毒数量，增高抗病毒抗体效价。②Pleconaril 通过阻止病毒及阻断病毒与宿主细胞受体结合，达到抑制病毒复制的目的。

（王　伟）

第三节　化脓性脑膜炎

化脓性脑膜炎是由化脓性细菌感染所致的脑脊膜炎症，是中枢神经系统常见的化脓性感染。通常急性起病，好发于婴幼儿和儿童。

一、病因

1. 常见致病菌

肺炎链球菌、脑膜炎奈瑟菌及流感嗜血杆菌 B 型。

2. 其他致病菌

金黄色葡萄球菌、链球菌、大肠埃希菌、变形杆菌、厌氧杆菌、沙门菌及铜绿假单胞菌等。

3. 感染来源

心、肺以及其他脏器感染波及脑室和蛛网膜下腔系统，或颅骨、椎骨或脑实质感染病灶直接蔓延引起，部分也可以通过颅骨、鼻窦或乳突骨折或神经外科手术侵入蛛网膜下腔引起。腰椎穿刺引起者罕见。

二、临床表现

（一）症状

（1）化脓性脑膜炎在任何年龄均可发病。

（2）新生儿急性期发生频率较高，可有高热，而神经系统表现甚少。常有早产、产伤或产前母亲有感染史。起病快，常有高热、呼吸困难、黄疸及嗜睡等，随后有抽搐、角弓反张及呼吸暂停等。

（3）婴幼儿症状可稍有不同，表现为发热、食欲差、易激惹、精神错乱、抽搐及意识不清。

（4）年长儿有头痛。

（5）与成人脑膜炎表现酷似，多为起病急、畏寒、高热、头痛、呕吐、抽搐、颈项强直及意识障碍等。发病前可有上呼吸道、肺、耳、鼻窦等部位感染。

（二）体征

（1）儿童表现有意识障碍、角弓反张、呼吸不规则、前囟隆起及脑神经损害。

（2）成人则有典型的脑膜炎表现，如颈项强直、Kernig 征阳性、Brudzinski 征阳性、意识障碍或眼底视神经盘水肿等。病程稍晚可有脑神经受累表现，如动眼神经麻痹等。

（3）在肺炎链球菌及流感嗜血杆菌感染的早期，可能有明显的局灶性神经系统体征。

（4）发病 1 周后出现持续性神经功能缺损或顽固性癫痫发作，往往提示血管炎。

（三）体格检查

（1）注意检查脑膜刺激征，多有颈项强直，Kerning 征和 Brudzinski 征阳性。新生儿、老年人或昏迷患者脑膜刺激征常不明显。

（2）注意有无局灶性神经功能损害的症状，如偏瘫、失语。

（3）检查患者头部、耳朵以及皮肤有无感染源、瘀点状或紫癜性皮疹。

（4）检查患者整个背脊部皮肤有无微凹处、窦洞、痣或毛丛。

三、辅助检查

1. 血常规

白细胞计数增加，通常为（10～30）×10^9/L，以中性粒细胞为主，偶尔可正常或超过 40×10^9/L。

2. 脑脊液

只有在 CT 排除颅内占位性病变之后才能进行腰椎穿刺。脑脊液压力常升高；外观浑浊或呈脓性；细胞数明显升高，以中性粒细胞为主，通常为（1 000～10 000）×10^6/L；蛋白质含量升高；含糖量下降，通常低于 2.2 mmol/L；氯化物降低。涂片革兰染色阳性率在 60% 以上，细菌培养阳性率在 80% 以上。

3. 影像学

MRI 诊断价值高于 CT，早期可正常，随病情进展 MRI 的 T_1 加权像上显示蛛网膜下腔高信号，可不规则强化，T_2 加权像呈脑膜高信号。后期可显示弥散性脑膜强化、脑水肿等。

4. 其他

血培养、脑脊液培养常可检出致病菌；如有皮肤瘀点，应活检并行细菌染色检查。

四、诊断

根据急性起病的发热、头痛、呕吐，体格检查有脑膜刺激征，脑脊液压力升高、白细胞明显增多，即应考虑本病。确诊需有病原学证据，包括细菌涂片检查病原菌、血细菌培养阳性等。

五、鉴别诊断

1. 病毒性脑膜炎

脑脊液白细胞计数通常 < 1 000 × 10^6/L，糖及氯化物一般正常或稍低，细菌涂片或细菌培养结果阴性。

2. 结核性脑膜炎

通常亚急性起病，脑神经损害常见，脑脊液检查白细胞计数升高往往不如化脓性脑膜炎明显，病原学检查有助于进一步鉴别。

3. 隐球菌性脑膜炎

通常隐匿起病，病程迁延，脑神经尤其是视神经受累常见，脑脊液白细胞计数通常 < 500 × 10^6/L，以淋巴细胞为主，墨汁染色可见新型隐球菌，乳胶凝集试验可检测出隐球菌抗原。

六、治疗

（一）抗菌治疗

应及早使用抗生素，通常在确定病原菌之前使用广谱抗生素，若明确病原菌则选用敏感抗生素。

1. 未确定病原菌治疗

三代头孢的头孢曲松或头孢噻肟常作为化脓性脑膜炎首选用药，对脑膜炎奈瑟菌、肺炎链球菌、流感嗜血杆菌及 B 型链球菌引起的化脓性脑膜炎疗效较好。

2. 已确定病原菌治疗

应根据病原菌选择敏感的抗生素。

（1）肺炎链球菌：对青霉素敏感者可用大剂量青霉素，成人每天 2 000 万～2 400 万 U，儿童每天 40 万 U/kg，分次静脉滴注。对青霉素耐药者，可考虑用头孢曲松，必要时联合万古霉素治疗，2 周为 1 个疗程。通常开始抗生素治疗后 24～36 小时内复查脑脊液，以评价治疗效果。

（2）脑膜炎奈瑟菌：首选青霉素，耐药者选用头孢噻肟或头孢曲松，可与氨苄西林或氯霉素联用。对 β-内酰胺类抗生素过敏者可用氯霉素。

（3）革兰阴性杆菌：对铜绿假单胞菌引起的脑膜炎可使用头孢他啶，其他革兰阴性杆菌引起的脑膜炎可用头孢曲松、头孢噻肟或头孢他啶，一个疗程常为 3 周。

（二）对症及支持治疗

（1）对于颅内压增高的患者应及时给予脱水、降颅内压治疗。

（2）保证呼吸道通畅，必要时给予气管内插管。

（3）保证水、电解质和酸碱平衡，尤其患者合并高热或应用脱水药物时应记录出入量，给予常规监测。

（4）加强护理，并做好密切接触者的预防，防止交叉感染。

（王　伟）

第四节　结核性脑膜炎

结核性脑膜炎（TBM）是结核分枝杆菌引起的脑膜和脊髓膜非化脓性炎症性疾病，常继发于原发病灶或其他器官的结核灶。TBM 多见于儿童，是小儿结核病死亡最重要的原因。近年来，成人发病率有增加趋势。

一、病因

近年来国内外结核病发病率和病死率逐年增高，TBM 约占全身性结核病的 6%。结核分枝杆菌经血行播散后在软脑膜下种植，形成结核结节，结节破溃后大量结核分枝杆菌进入蛛网膜下腔引起 TBM。

二、临床表现

（一）症状和体征

（1）常为急性或亚急性起病，呈慢性病程，常缺乏结核接触史。早期可有发热、头痛、呕吐和体重减轻，持续 1～2 周。

（2）如早期未及时确诊治疗，4～8 周常出现脑实质损害症状，如精神萎靡、淡漠、谵妄或妄想；部分性、全身性癫痫发作或癫痫持续状态，昏睡或意识模糊；继发结核性动脉炎可引起卒中样发病，出现偏瘫、交叉瘫、四肢瘫和截瘫等；结核瘤或蛛网膜炎引起类似肿瘤的慢性瘫痪。

（3）老年人 TBM 症状不典型，头痛、呕吐较轻，颅内压增高症状不明显，半数患者脑脊液改变不典型。动脉硬化合并结核性动脉内膜炎易引起脑梗死。

（二）体格检查

（1）注意检查有无脑膜刺激征，常见颈强直、Kernig 征阳性和意识模糊状态。

（2）注意检查有无颅内压增高体征，如视力障碍和视神经盘水肿。

（3）可见眼肌麻痹、复视和轻偏瘫，严重时出现去大脑强直或呈去皮质状态。

三、辅助检查

1. 血常规

大多正常，部分患者红细胞沉降率可增快，伴有抗利尿激素异常分泌综合征的患者可出现低钠血症和低氯血症。

2. 胸部 X 线片

约半数患者可见活动性或陈旧性结核感染证据。

3. 皮肤结核菌素试验

约半数患者阳性。

4. 脑脊液

压力增高，可达 400 mmH$_2$O 或以上，外观无色透明或微黄，静置可有薄膜形成；淋巴细胞数显著增多，常为（50～500）×10^6/L；蛋白质增多，通常为 1～2 g/L，糖及氯化物含量下降，典型脑脊液改变可高度提示诊断。脑脊液抗酸染色仅少数为阳性，脑脊液培养出结核菌可确诊，但需大量脑脊液和数周时间。

5. CT 和 MRI

显示基底池、皮质脑膜、脑实质多灶的对比增强和脑积水。

四、诊断

对结核性脑膜炎患者特点进行分析显示，有 5 项特点提示为结核性脑膜炎，符合其中 2 项时诊断的敏感性为 98%、特异性为 44%；符合其中 3 项及以上指标时特异性可达 98%。

（1）症状超过 6 天。

（2）视神经炎。

（3）局灶性神经功能缺损。

（4）运动异常。

（5）脑脊液中性粒细胞数量低于淋巴细胞数量的 50%。

五、鉴别诊断

1. 真菌性脑膜炎

其表现和结核性脑膜炎相似，所以凡疑为结核性脑膜炎的患者均应反复进行脑脊液墨汁染色和真菌培养。

2. 病毒性脑膜炎

该病为一急性自限性疾病，起病急剧，发病前有感冒史，表现为高热、头痛、肌痛及轻微脑膜刺激征，一般情况较好，脑脊液除压力增高和轻度白细胞增多外，其余检查正常。

3. 化脓性脑膜炎

经过部分性治疗的化脓性脑膜炎，表现为症状相对较轻、病程较长、脑脊液改变不典型，易与结核性脑膜炎相混淆。但前者对抗生素反应较好。

六、治疗（表 7-1）

表 7-1　TBM 联合用药方案主要的一线抗结核药

药物	成人日常用量	儿童日常用量	用药途径	用药时间
异烟肼（INH）	900～1200 mg, qd	10～20 mg/kg	静脉滴注及口服	1～2 年
利福平（RFP）	450～600 mg, qd	10～20 mg/kg	口服	6～12 个月
吡嗪酰胺（PZA）	500 mg, tid	20～30 mg/kg	口服	2～3 个月
乙胺丁醇（EMB）	750 mg, qd	15～20 mg/kg	口服	2～3 个月
链霉素（SM）	750 mg, qd	20～30 mg/kg	肌内注射	3～6 个月

（王　伟）

第八章

神经肌肉接头疾病

第一节 重症肌无力

重症肌无力（MG）是乙酰胆碱受体抗体（AchR-Ab）介导的、细胞免疫依赖及补体参与的神经—肌肉接头（NMJ）传递障碍的自身免疫性疾病。也就是说，重症肌无力是在某些具有遗传素质的个体中，产生抗乙酰胆碱受体抗体为代表的自身循环抗体，以神经肌肉接头处为靶点，在补体参与下破坏突触后膜烟碱型乙酰胆碱受体，造成突触间隙和突触前膜的形态和生理功能异常，神经肌肉接头传递障碍，导致临床上随意肌病态的易疲劳和无力，休息或用抗胆碱酯酶抑制药后可缓解的特征表现。

一、流行病学

世界各地均有发生。重症肌无力的发病率为（30~40）/10万，患病率约50/10万，估计我国有60万重症肌无力患者，南方发病率较高。胸腺在其发病中起一定作用。

任何年龄组均可发病，常见于20~40岁，有两个发病高峰，40岁前女性患病率为男性的2~3倍；60~70岁，多为男性并发胸腺瘤，总的男性与女性发病比为4∶6。胸腺瘤多见于50~60岁中老年患者；10岁以前发病者仅占10%，家族性病例少见。

二、病因与发病机制

神经肌肉接头由突触前膜、突触间隙和突触后膜组成，在突触后膜存在乙酰胆碱受体（AchR）、胆碱酯酶和骨骼肌特异性的酪氨酸激酶受体（MuSK），MuSK对AchR在突触后膜具有聚集的作用，此外突触前膜也存在少量的AchR。重症肌无力和自身免疫相关，80%的患者存在乙酰胆碱受体抗体，该抗体和补体结合破坏突触乙酰胆碱受体，造成突触后膜结构破坏，使终板信息传递障碍。最近发现20%的重症肌无力患者出现AchR抗体（AchR-Ab）阴性，这些患者出现骨骼肌特异性的MuSK抗体阳性，导致AchR脱落出现症状，乙酰胆碱受体抗体的产生可能和胸腺的微环境有关，但MuSK抗体产生的原因不明。病毒感染和遗传因素在发病中具一定促发作用。在严重的重症肌无力以及并发胸腺瘤的患者出现抗肌浆网的雷阿诺碱受体抗体（RyR-Ab），在胸腺瘤患者常出现抗titin抗体。在少数患者可能存在抗胆碱酯酶抗体和抗突触前膜AchR抗体。

虽然重症肌无力确切发病机制不完全清楚，但肯定的是这是一种以神经肌肉接头处为靶点的自身免疫性疾病。证据是：①85%～90%重症肌无力患者血清可检出AchR-Ab，正常人群及其他肌无力患者（-），具有诊断意义；②重症肌无力患者血清AchR-Ab水平与肌无力程度相关，血浆交换后AchR-Ab水平降低，病情随之好转，1周后随AchR-Ab水平回升，病情又复恶化；③AchR-Ab可通过血胎盘屏障由母体传给胎儿，新生儿重症肌无力出生时血清AchR-Ab水平高，病情重，若能存活血清AchR-Ab水平逐渐下降，病情渐趋好转；④将重症肌无力患者血浆、血清、引流液及IgG或AchR-Ab注入小鼠，可被动转移重症肌无力使小鼠发病，若把发病小鼠血清被动转移给健康小鼠，同样可引起重症肌无力；⑤NMJ在体标本试验显示，将鼠正常腓深神经—伸趾长肌标本放在重症肌无力患者血清或血清提取物中孵育，用低频重复电刺激神经，肌肉复合动作电位及微小终板电位波幅明显降低，用正常血清清洗后检测，电位波幅完全恢复；⑥AchR-Ab主要针对AchR的α亚单位细胞外区，N端61～76是主要免疫源区（MIR）。

自身免疫的启动及胸腺在重症肌无力中的作用机制目前有以下3个学说。

1. 分子模拟假说

由于先天遗传性因素决定某些个体胸腺易被某些病毒所感染，被感染的胸腺上皮细胞变成上皮样（肌样）细胞，其表面出现新的抗原决定簇。机体对此新抗原决定簇发动免疫攻击，而该抗原决定簇的分子结构与神经肌肉接头处突触后膜AchR相似，于是启动对AchR自身免疫应答。约90%重症肌无力患者有胸腺病变，胸腺增生和肿瘤分别占75%和15%～30%。

2. 病毒感染假说

单纯疱疹病毒糖蛋白D与α亚单位160～170氨基酸相同，逆转录病毒多聚酶序列和α亚单位MIR 67～76部分序列相似。

3. 胸腺阴性选择过程被破坏和"自身模拟"假说

例如胸腺瘤上存在一种15.3万蛋白，它既不与α-Butx结合，也不表达主要免疫区（MIR），但与AchR有部分交叉反应。这也许是一种自身免疫原。

病理上约70%成人型重症肌无力患者胸腺不退化，重量较正常人重，腺体淋巴细胞增殖；约15%重症肌无力患者有淋巴上皮细胞型胸腺瘤，淋巴细胞为T型淋巴细胞。NMJ病理改变可见突触后膜皱褶丧失或减少，突触间隙加宽，AchR密度减小。免疫化学法证实，残余突触皱褶中有抗体和免疫复合物存在。

三、临床表现

（一）一般表现

重症肌无力可发生于任何年龄，多数患者的发病年龄在15～35岁。一般女性多于男性，女和男发病比为3：2，男性发病年龄较晚，在60～70岁达到发病高峰。青春期和40岁以后则男女发病率相等。在40～49岁发病的全身型重症肌无力多伴胸腺瘤。

（二）首发症状

起病隐匿，侵犯特定随意肌，如脑干运动神经核支配肌（眼肌、咀嚼肌、面肌、吞咽肌和发音肌），以及肩胛带肌、躯干肌、呼吸肌等，表现波动性肌无力或病态疲劳。50%～65%患者首先眼外肌受累。最早出现症状为眼睑下垂（25%）、复视（25%），也有以延髓部肌肉无力为首发，表情呆板、面颊无力（3%），构音困难、进食易呛（1%）。也可以肢体症状首发，下肢无力，包括下肢酸软、上楼费力等（13%）；上肢上举和梳头无力（3%）。

（三）病程

典型病程是起病第 1 年首先影响眼肌，1 年内陆续影响其余部分的肌肉，不同肌群交替出现症状或从一处扩展到另一处。四肢近端肌疲劳重于远端，多数患者双侧同时受累。有 20%～25%病程中自发缓解。近年来由于治疗方法和呼吸器械的改进，重症肌无力死亡率约为 4%。老年患者常表现为眼睑下垂，吞咽、咀嚼和讲话困难，肌无力持续存在，常合并胸腺瘤，预后较差。

（四）体格检查

主要是眼球活动障碍、眼睑下垂和复视，也可有咽肌或全身肌无力。疲劳试验阳性。腱反射一般存在或较活跃，肌肉萎缩仅出现在晚期，无感觉障碍和肌肉压痛，无病理反射。

（五）加重或危象诱发因素

感染、高热、精神创伤、过度疲劳等可为诱因。一些药物使症状突然恶化，这些药物包括：抗生素如四环素、氨基糖苷类抗生素和大剂量青霉素；抗心律失常药物如奎尼丁、普鲁卡因胺、普萘洛尔、苯妥英钠；抗疟疾药物如奎宁，抗风湿和感冒药物；抗精神病药物；抗痉挛药物；激素类如 ACTH、皮质激素、催产素、口服避孕药和甲状腺激素；α 和 β 干扰素、青霉胺；肌松药物和麻醉药物。应避免使用这些药物。

20%的患者在怀孕期间发病。30%的患者在怀孕期间症状消失，45%的患者症状恶化。分娩后 70%症状加重。

（六）重症肌无力危象

指重症肌无力患者急骤发生呼吸肌无力，不能维持换气功能，重症肌无力危象是神经科急症。由于咽喉肌和呼吸肌无力，患者不能吞咽和咳痰，呼吸极为困难，常端坐呼吸，呼吸次数增多，呼吸动度变小，可见三凹征。按危象不同的发生机制可分为 3 种。

1. 肌无力危象

发生于没有用过或仅用小剂量抗胆碱酯酶剂的全身型重症患者，由于病情加重，抗胆碱酯酶药物不足而造成。最常见，90%以上危象均为此型。多有诱发因素，常见的诱发因素有全身感染、分娩、药物应用不当（庆大霉素、链霉素等抗生素，安定、吗啡等镇静及呼吸抑制剂）等。注射新斯的明或依酚氯铵可缓解症状。

2. 胆碱能危象

抗胆碱酯酶药物过量造成。见于长期服用较大剂量的抗胆碱酯酶剂的患者，常有短时间内应用过量的抗胆碱酯酶药物史。有胆碱能性不良反应的表现如出汗、肉跳（肌束颤动）、瞳孔缩小、流涎、腹痛或腹泻等。注射新斯的明症状加重，用阿托品后症状可好转。发生率为 1.1%～6%。近年临床上十分罕见。

3. 反拗性危象

抗胆碱酯酶剂量未变，但突然对抗胆碱酯酶药物失效。原因不明，少数在感染、电解质紊乱、胸腺手术后等发生。无胆碱能不良反应出现。依酚氯铵、新斯的明或阿托品注射后均无变化。

以上 3 种危象可用依酚氯铵试验鉴别，用药后肌无力危象可改善，胆碱能危象加重，反拗性危象无反应。

（七）重症肌无力伴发疾病

1. 胸腺瘤

80% 的患者有胸腺异常，10% ~40% 的患者有胸腺瘤。胸腺增生多见于青年女性，胸腺髓质区有淋巴结型 T 细胞浸润和生发中心，有产生 AchR 抗体的 B 细胞和 AchR 特异性 T 细胞，肌样细胞和并指状树突细胞增多，并指状树突细胞与 T 细胞密切接触。胸腺增生。

多见于 40 ~60 岁，20 岁以下患者伴发少见。一般说伴有胸腺瘤的临床症状严重。胸腺瘤在病理上可分为上皮细胞型、淋巴细胞型和混合型，也可从另一角度分为非浸润型和浸润型两大类。以非浸润型占多数，非浸润型的胸腺瘤本身常无临床症状，大多是在给重症肌无力患者做纵隔 CT 检查时发现。

2. 心脏损害

约 16% 患者有心律失常，尸检中发现局限性心肌炎，也有报道左心室功能损害。所以重症肌无力患者的死因除考虑呼吸道阻塞和呼吸功能衰竭以外，心脏损害也应引起重视。

3. 其他自身免疫性疾病

10% ~19% 的患者并发甲状腺疾病，可以并发其他结缔组织病，一般认为女性比男性多见。2.2% ~16.9% 的全身型肌无力和眼肌型患者可伴发由于甲状腺炎造成的甲状腺功能亢进，而在 19% 的重症肌无力尸检中有甲状腺炎。还可伴发风湿性关节炎、系统性红斑狼疮、自身免疫性胃炎和恶性贫血、干燥综合征、溶血性贫血、溃疡性结肠炎、多发性肌炎、硬皮病、天疱疮、肾炎、自身免疫性血小板减少症、有胸腺瘤的单纯红细胞性贫血、原发性卵巢功能减退、胸腺瘤伴白细胞减少等。

（八）临床分型

根据临床症状，重症肌无力可分为不同类型。

1. 儿童肌无力型

（1）新生儿重症肌无力：12% 重症肌无力母亲的新生儿有吸吮困难、哭声无力，新生儿在出生后 48 小时内出现症状，持续数日至数周（一过性重症肌无力）。

（2）先天性肌无力综合征：以对称、持续存在，不完全眼外肌无力为特点，同胞中可有此病。

（3）家族性婴儿重症肌无力：家族中有此病，而母亲无，出生呼吸、喂食困难。

（4）少年型重症肌无力：多在 10 岁以后发病，血 AchR-Ab 阴性，常见。

（5）成人型：多见，可有 AchR-Ab。

2. Osserman 分型

1958 年 Osserman 提出重症肌无力的临床分类方法，并在 1971 年修订，此分型有助于临床治疗分期及判定预后。

Ⅰ型：眼肌型（15% ~20%）。仅眼肌受累，一侧或双侧眼睑下垂，有时伴眼外肌无力，可有轻度全身症状。儿童多见。

Ⅱa 型：轻度全身型（30%）。进展缓慢，胆碱酯酶抑制剂敏感，无危象，可伴眼外肌、球部肌症状和肢体无力，死亡率极低。

Ⅱb 型：中度全身型（25%）。开始进行性发展，骨骼肌和延髓肌严重受累，明显咀嚼、构音和吞咽障碍等，胆碱酯酶抑制剂的效果不满意，死亡率低，无危象。

Ⅲ 型：重症急进型（15%）。症状重，进展快，在几周或几月内急性发病和迅速发展，球部肌、呼吸肌其他肌肉受累及，胆碱酯酶抑制剂效果差，常伴胸腺瘤，出现危象需行气管切开或辅助呼吸，死亡率高。

Ⅳ 型：迟发重症型（10%）。开始为眼肌型或轻度全身型，两年或更长时间后病情突然恶化，常并发胸腺瘤。胆碱酯酶抑制剂反应不明显，预后不良。

Ⅴ 型：肌萎缩型。此型少见，出现在晚期。

3. 其他分型

如药源性重症肌无力，见于青霉胺治疗后，停药则消失。

四、辅助检查

（一）血、尿、脑脊液常规检查

血、尿、脑脊液常规检查常正常。

（二）神经电生理检查

1. 肌电图低频重复电刺激

特征是以 3~5 Hz 的低频率电流对神经进行重复刺激时，出现肌肉动作电位波幅的递减，递减的幅度至少在 10% 以上。一般对重症肌无力的检查采取 3 Hz 刺激 5~6 次的方法，常用检查部位为三角肌和斜方肌，眼轮匝肌、口轮匝肌、额肌和大小鱼际肌也可以应用于检查，如果检查的神经超过 3 条，则阳性率可达 90%，活动后、加热和缺血情况下可以增加阳性率。

2. 单纤维肌电图

可以出现颤抖（jitter）增加，并出现间隙，称为阻断。单纤维肌电图的阳性率可达 90%~95%，且不受应用胆碱酯酶抑制剂的影响，在高度怀疑重症肌无力而重复电刺激又正常时可以采用。

3. 常规肌电图

一般正常，严重的重症肌无力患者通过给予胆碱酯酶抑制剂也不能改善临床症状，在此情况下肌电图显示肌病改变。应当注意肌电图结果和依酚氯铵试验一样对重症肌无力无特异性。神经传导速度多正常。大部分全身型重症肌无力可以发现脑干听诱发电位异常。

（三）免疫学检查

1. 乙酰胆碱受体抗体和酪氨酸激酶受体（MuSK-Ab）

用人骨骼肌提取的乙酰胆碱受体做抗原，采用放射免疫法或酶联免疫吸附试验，80%~90% 的患者出现阳性，在缓解期仅 24% 的患者阳性，眼肌型约 50% 阳性，轻度全身型阳性率为 80%，中度严重和急性全身型 100% 阳性，慢性严重型 89% 阳性。临床表现与 AchR-Ab 阳性和抗体滴度没有相关性，但如果血清抗体滴度下降 50% 并持续一年以上多数患者的临床症状可以缓解，而且在激素、免疫抑制剂、血清置换和胸腺切除后临床症状的改善和血清抗体滴度的下降相关，胆碱酯酶抑制剂对抗体滴度改变没有影响，临床上必须考虑到，不同的试验方法和抗原的不同其检查结果也不同。10%~20% 患者 AchR-Ab 阴性。

2. 柠檬酸提取物抗体

血清中抗体的出现提示该重症肌无力患者有胸腺瘤。

3. 抗突触前膜抗体

仅部分患者阳性，提示突触前膜受累可能也参与部分重症肌无力的发病机制。

4. 乙酰胆碱酯酶抗体

见于以眼肌麻痹为主的重症肌无力及肌无力综合征。

5. 其他非 AchR 抗体

这些抗体包括抗骨骼肌抗体、抗甲状腺抗体、titin 抗体、雷阿诺碱受体抗体（RyR - Ab）等。

（四）X 线或 CT 检查

75% 的重症肌无力患者可发现胸腺增生，约15% 患者有胸腺瘤。

（五）肌肉活检

从临床角度看肌肉活检对于重症肌无力的诊断没有意义，多数患者没有必要进行肌肉活检，少部分患者个别肌纤维出现变性改变，此外可见肌病改变、神经源性肌萎缩、Ⅱ型肌纤维萎缩和弥漫性肌纤维萎缩，神经末梢出现萎缩和终板加大。电镜检查和神经肌肉接头的形态计量分析显示神经末梢和突触后膜萎缩，突触后膜变短，乙酰胆碱受体抗体脱失，出现免疫复合物沉积，此外肌间神经和毛细血管也出现异常改变。

五、诊断

（一）重症肌无力的诊断

（1）起病隐匿，侵犯特定随意肌，如脑干运动神经核支配肌，以及肩胛带肌、躯干肌、呼吸肌等，受累肌肉分布因人因时而异，表现波动性肌无力或病态疲劳。

（2）肌无力呈斑片状分布，持续活动出现，休息减轻，呈晨轻暮重的规律性波动，不符合某神经或神经根支配区。

（3）疲劳试验：快速眨眼50次，观察睑裂变化；大声朗读3分钟可诱发构音不清和鼻音；双上肢平举3分钟诱发上肢无力。

（4）用抗胆碱酯酶药的良好反应（依酚氯铵试验或新斯的明试验阳性）。①Neostigmine 试验：1~2 mg 肌内注射，为防止腹痛等不良反应，常配以 0.5 mg 的阿托品进行肌内注射，20 分钟后肌力改善为阳性，可持续 2 小时。②Tensilon 试验：10 mg 用注射用水稀释至 1 mL，先静脉注射 2 mg，再用 15 秒静脉注射 3 mg，最后用 15 秒静脉注射 5 mg。30 秒内观察肌力改善，可持续数分钟。

（5）特异性 EMG 异常：约80% 的重症肌无力患者尺神经、腋神经或面神经低频神经重复电刺激（2~3 Hz 和 5 Hz）出现阳性反应（动作电位波幅递减10%以上）。单纤维肌电图显示颤抖（jitter）增宽或阻滞。

（6）血清中测得高于正常值的乙酰胆碱受体抗体，或其他神经肌肉接头传导相关自身抗体。血清 nAchR - Ab 滴度 > 0.4 mmol/L，放射免疫法阳性率85%，伴发胸腺瘤阳性率93%。

（7）肌肉病理检查发现突触后膜皱褶变平，乙酰胆碱受体数目减少。

（二）确定是否并发胸腺病变

（1）70%胸腺增生，多见于年轻女性；10%～15%并发胸腺瘤，伴胸腺瘤的重症肌无力的临床特征为40～59岁为高峰，大多为重症肌无力全身型，以男性略多。

（2）影像学检查，主要依靠胸部X线片、CT和MRI扫描等影像学检查。X线片不能发现<2 cm的胸腺瘤，阳性率低。CT阳性率约为91%。

（3）胸腺瘤相关抗体（CAEab）的测定，阳性率约为88%。

（三）有无伴发其他自身免疫性疾病

约10%伴发其他自身免疫性疾病，女性多见。一般可伴发甲状腺功能亢进、桥本甲状腺炎、类风湿关节炎、系统性红斑狼疮、干燥综合征、溶血性贫血、溃疡性结肠炎、天疱疮、Crohn病、多发性肌炎。根据相关的病史、症状和体征，结合实验室检查可明确诊断。

六、鉴别诊断

1. Lambert-Eaton 综合征

见表8-1。

表8-1　重症肌无力与 Lambert-Eaton 综合征鉴别要点

疾病	重症肌无力	Lambert-Eaton 综合征
发病机制	是与胸腺有关的AchR-Ab介导、细胞免疫依赖的自身免疫性疾病，主要损害突触后膜AchR，导致NMJ传递障碍	多数与肿瘤有关，累及胆碱能突触前膜电压依赖性钙通道（VGCC）的自身免疫性疾病
一般情况	女性患者居多，常伴发其他自身免疫性疾病	男性患者居多，常伴小细胞肺癌等癌或其他自身免疫性疾病
无力特点	表现眼外肌、延髓肌受累，全身性骨骼肌波动性肌无力，活动后加重，休息后减轻，晨轻暮重	四肢近端肌无力为主，下肢症状重，脑神经支配肌不受累或受累轻，活动后可暂时减轻
疲劳试验	阳性	短暂用力后肌力增强，持续收缩后又呈病态疲劳，为特征性表现
Tensilon试验	阳性	可呈阳性反应，但不明显
电生理	低频、高频重复电刺激波幅均降低，低频更明显	低频使波幅降低，高频可使波幅增高
血清检测	AchR-Ab为主	VGCC-Ab为主
治疗	抗胆碱酯酶药对症治疗，皮质类固醇病因治疗，血浆置换、免疫球蛋白静脉注射、胸腺切除等治疗	二氢基吡啶治疗，病因治疗如手术切除肺癌。也可行皮质类固醇、血浆置换、免疫球蛋白静脉注射等治疗

2. 肉毒杆菌中毒

肉毒杆菌毒素作用在突触前膜，影响了神经肌肉接头的传递功能，表现为骨骼肌瘫痪。但患者多有肉毒杆菌中毒的流行病学病史，应及时静脉输注葡萄糖注射液和生理盐水，同时应用盐酸胍治疗。

七、治疗

重症肌无力一经确诊，进行分型，了解肌无力的程度以便判断和提高疗效；进一步检查确定有无伴发胸腺瘤和并发其他自身免疫性疾病；注意有无感染和是否使用影响神经肌肉接头处传导的药物，有无结核、糖尿病、溃疡病、高血压、骨质疏松等干扰治疗的疾病。

（一）一般支持治疗

主要是消除各种诱发因素和控制并发症。适当休息，保证营养，维持水电解质和酸碱平衡，降温，保持呼吸通畅，吸氧，控制感染，尤其注意不用影响神经肌肉接头的抗生素、镇静剂和肌肉松弛剂等药物。

（二）胆碱酯酶抑制剂治疗

用于除胆碱能危象以外的所有患者，通过抑制胆碱酯酶，使乙酰胆碱的降解减少，神经肌肉接头处突触间隙乙酰胆碱的量增加，利于神经冲动的传递，从而使肌力增加，仅起对症治疗的作用，不能从根本上改变自身免疫过程。长期使用疗效渐减，并促进 AchR 破坏，故应配合其他免疫抑制剂治疗，症状缓解后可以减量至停药。

最常用为溴吡斯的明，对延髓支配的肌肉无力效果较好，成人起始量为 60 mg 口服，每4 小时 1 次。按个体化原则调整剂量，根据患者具体情况用药，如吞咽困难可在饭前 30 分钟服药，晨起行走无力可起床前服长效溴吡斯的明 180 mg，可改善眼肌型眼睑下垂，但有些患者复视持续存在，起效较慢，不良反应较小，作用时间较长。不良反应为毒蕈碱样表现，如腹痛、腹泻、呕吐、流涎、支气管分泌物增多、流泪、瞳孔缩小和出汗等，预先肌内注射阿托品 0.4 mg 可缓解症状。新斯的明常用于肌无力急性加重时。

（三）免疫抑制剂治疗

1. 皮质类固醇

适应证为所有年龄的中—重度重症肌无力患者，对 40 岁以上的成年人更有效，常同时合用抗胆碱酯酶药。常用于胸腺切除术前处理或术后过渡期。值得注意的是，应用肾上腺皮质激素治疗重症肌无力在治疗开始时，有可能使病情加重，因而最好能在病房中进行，准备好病情加重时的可能抢救措施。

（1）泼尼松大剂量递减隔日疗法：60～80 mg/d 或隔日开始，1 个月内症状改善，数月疗效达高峰，逐渐减量，直至隔日服 20～40 mg/d 维持量。临床较推崇此法。

（2）泼尼松小剂量递增隔日疗法：20 mg/d 开始，每周递增 10 mg，直至隔日服 70～80 mg/d 至疗效明显时。病情改善慢，约 5 个月疗效达高峰，病情加重的概率少，但日期推迟，风险较大。

（3）大剂量冲击疗法：甲基泼尼松龙 1 g/d，连用 3 日；隔 2 周可重复治疗，2～3 个疗程。

2. 其他免疫抑制剂

激素治疗半年内无改善，可试用。

（1）硫唑嘌呤：成人初始剂量 1～3 mg/（kg·d），维持量 3 mg/（kg·d）。抑制 T 细胞、IL-2 受体，每日 50～200 mg，3 个月起效，12～24 个月高峰。应常规检查血常规，发现粒细胞减少，及时换药和对症处理。

（2）环磷酰胺（CTX）：1 000 mg + 生理盐水 500 mL，静脉滴注，每 5 ～ 7 天 1 次。10 次后改为半月 1 次，再 10 次后改为每月 1 次。大剂量主要抑制体液免疫，小剂量抑制细胞免疫。冲击疗法疗效快，不良反应小。总量≥30 g。疗程越长效果越佳，疗程达 33 个月可使 100% 的患者达完全缓解而无复发，这说明记忆 T 细胞也受到了抑制。不良反应为骨痛，对症治疗好转后不复发。若 WBC < 4 × 10⁹/L 或 PLT < 60 × 10⁹/L 应暂停治疗 1 ～ 2 周，再查血常规，若正常可继续使用 CTX。

（3）环孢素：影响细胞免疫，多用于对其他治疗无效者，每天 3 ～ 6 mg/kg，3 ～ 6 个月为 1 个疗程。常见不良反应为高血压和肾功能损害。

（四）血浆置换

是通过清除血浆中 AchR 抗体、细胞因子和免疫复合物起作用。起效迅速，但疗效持续时间短，一般持续 6 ～ 8 周。多用于危象抢救、新生儿肌无力、难治性重症肌无力和胸腺手术前准备。每次平均置换血浆 2 000 ～ 3 000 mL，连续 5 ～ 6 次为 1 个疗程。缺点是医疗费用太高。

（五）大剂量丙种球蛋白治疗

治疗机制尚不完全明了，可能为外源性 IgG 使 AchR 抗体结合紊乱。常用剂量为每天 400 mg/kg，静脉滴注，连续 5 天。多用于胸腺切除术后改善症状、危象抢救和其他治疗无效时。起效迅速，可使大部分患者在注射后症状明显好转，疗效持续数周至数月，不良反应少，但价格昂贵。

（六）胸腺切除术

胸腺切除术能切除胸腺内肌样细胞表面上的始动抗原，切除抗体的主要来源（因胸腺是合成抗体的主要部位），胸腺切除后可见血中淋巴细胞迅速减少。适用于：①伴胸腺瘤的各型重症肌无力（包括眼型患者），应尽可能手术；② 60 岁以下全身型重症肌无力，疗效不佳宜尽早手术，发病 3 ～ 5 年内中年女性手术疗效佳；特别对胸腺肥大和高抗体效价的年轻女性患者效果尤佳；③14 岁以下患者目前尚有争议。症状严重患者风险大，不宜施行。

术前用肾上腺皮质激素疗法打好基础，再行胸腺切除术，术后继续用肾上腺皮质激素疗法巩固。本手术的特点：①女性优于男性；②病情越轻、病程越短效果越好；③胸腺内的生发中心越多，上皮细胞越明显，手术疗效越好；④术前、术后并用肾上腺皮质激素和放疗效果好。胸腺切除的疗效常延迟至术后数月或数年后才能产生。

胸腺手术本身死亡率极低，有的学者甚至认为是 0，胸腺手术死亡率不是由于手术本身而是术后可能出现的危象。为取得胸腺手术的成功，手术前后的处理是十分重要的。一般来讲，希望患者能在肌无力症状较轻的状况下进行手术，以减少术后的危象发作，因而术前应使用适量的抗胆碱酯酶药或激素，把患者病情控制到较理想的程度，必要时可在术前使用血浆置换。

由于胸腺手术后的疗效一般需数月至数年才能有效，因而术后应继续给予内科药物治疗。非胸腺瘤患者，术后 5 年有效率可达 80% ～ 90%，而胸腺瘤患者可达 50% 左右。

胸腺瘤与重症肌无力的并存：既不是胸腺瘤引起了重症肌无力，也不是重症肌无力引起了胸腺瘤，二者只是并存关系，是免疫功能紊乱所导致的两个相伴疾病，30% 重症肌无力患者有胸腺瘤。

对伴胸腺瘤的重症肌无力患者手术疗法的确切疗效尚未能做出结论，而对重症肌无力患者的胸腺手术切除的缺点和危害性却发现了许多。①术后重症肌无力患者的病情恶化。②术后重症肌无力患者的抗乙酰胆碱受体抗体效价增高。③术后重症肌无力患者发生危象的机会增多。④术中死亡时有发生。⑤术后长期疗效并不理想。手术切除胸腺瘤不仅存活率较低，而且存活质量也较差。

伴有胸腺瘤的胸腺确实具有免疫调节作用，而且主要是免疫抑制作用，切除了这种具有免疫抑制作用的胸腺瘤以后使原来的重症肌无力症状恶化、抗体增高，甚至本来没有重症肌无力而术后诱发了重症肌无力等现象就不难理解了。对伴良性胸腺肿瘤的肌无力患者，特别是尚处于Ⅰ、Ⅱ期的良性胸腺瘤患者则应尽可能久地采用非手术的保守疗法。而对伴有浸润型（Ⅲ、Ⅳ期）胸腺瘤的重症肌无力患者应积极采用手术治疗，且尽可能地采用广泛的胸腺瘤和胸腺的全切手术。术前就尽快采用免疫抑制疗法，把重症肌无力患者的病情调整到最佳状态再进行手术，术后继续给予类固醇疗法、化疗和放疗等。

（七）胸腺放疗

可直接抑制胸腺增生及胸腺瘤，重症肌无力药物疗效不明显者，最好于发病 2～3 年内及早放疗，巨大或多个胸腺，无法手术或术前准备治疗，恶性肿瘤术后追加治疗。^{60}Co 每日 200～300 cGy，总量 5 000～6 000 cGy，有效率达 89.4%。大多在放疗后 1～4 年，病情完全缓解及显著好转率达 66.5%，2～20 年随访，疗效较巩固。以往文献报道疗效欠佳多与剂量偏小有关。为预防放射性肺炎，对 60 岁左右的患者总量 ≤5 200 cGy，在放疗的同时最好不用化疗。

（八）伴胸腺瘤的重症肌无力患者的治疗

一般采用手术、激素、放疗和环磷酰胺化疗综合治疗，提高远期生存率。原则上应针对胸腺瘤进行手术切除治疗，并清扫纵隔周围脂肪组织。即使年老患者也可争取手术或放疗。对拒绝手术或有手术禁忌证患者，采用地塞米松治疗，病情缓解后针对胸腺进一步采用胸腺区放疗，经长期随访，疗效稳定。5 年和 10 年生存率分别达到 88.9% 和 57.1%。

重症肌无力患者伴恶性胸腺肿瘤，虽经手术切除肿瘤、放疗及激素治疗，患者仍易反复出现危象，并且重症肌无力症状难以控制，针对肿瘤细胞增殖周期，对手术病理证实恶性胸腺瘤，术后反复出现危象的重症肌无力患者，选用抗肿瘤药物组成联合化疗。

（九）重症肌无力危象的治疗

一旦发生重症肌无力危象，应立即行气管切开术，并进行辅助呼吸、雾化吸入和吸痰，保持呼吸道通畅，预防及控制感染，直至康复。

1. 调节抗 AchR 剂的剂量和用法

一般装上人工呼吸器应停用抗胆碱酯酶剂 24～72 小时，可明显减少唾液和气管分泌物，这些分泌物与支气管痉挛和肺阻力增加有关。然后重新开始给予适量的新斯的明肌内注射或溴吡斯的明鼻饲或口服。应从小剂量开始。

2. 对因治疗

如积极抗感染，降温，停用能加重重症肌无力的药物等。链霉素、卡那霉素、新霉素、黏菌素、多黏菌素 A 及 B、巴龙霉素及奎宁、氯仿和吗啡等均有加重神经肌肉接头传递及抑制呼吸肌的作用，应当禁用。地西泮、苯巴比妥等镇静剂对症状较重、呼吸衰竭和缺氧者慎用。

3. 大剂量免疫球蛋白疗法

外源性 IgG 使 AchR 抗体结合紊乱，常用剂量为每天 400 mg/kg，静脉滴注，连续 5 天。

4. 血浆置换疗法

有效率为 90% ~94%。通常每次置换 2 000 ~3 000 mL，隔日 1 次，3 ~4 次为 1 个疗程。

5. 大剂量糖皮质激素疗法

一般可用泼尼松每日 60 ~80 mg，晨顿服，特大剂量甲基泼尼松龙（每次 2 000 mg，静脉滴注，每隔 5 天 1 次，可用 2 ~3 次）停药过早或减量过快均有复发的危险。拔管后继续用激素（下楼法）、化疗、放疗或手术疗法。

6. 使用环磷酰胺

1 000 mg 静脉滴注每周 1 次（15 mg/kg）以促进 T、B 淋巴细胞的凋亡。不良反应：第二天可有呕吐。可用甲氧氯普胺 10 ~20 mg 肌内注射，每日 2 次。骨痛可用止痛药。

由于辅助呼吸技术的高度发展，死于呼吸困难的危象已日益减少。从总体上讲，约 10% 的重症肌无力患者可发生危象，大多有促发诱因，胸腺切除术为促发危象之最重要原因，上呼吸道感染也是一个重要的促发原因。危象的定义是症状的突然恶化并发生呼吸困难，因而危象的最基本治疗是进行辅助呼吸，控制诱因，保持生命体征及控制可能合并的感染。由于临床上实际很难区分肌无力危象及胆碱能危象，因而在出现危象时，原则上主张暂停使用乙酰胆碱酯酶抑制剂，但可继续使用肾上腺皮质激素。只要辅助呼吸进行得顺利，也不一定使用血浆置换或大剂量丙种球蛋白。危象前如已应用抗胆碱酯酶药物，则危象解除后应重新给予抗胆碱酯酶药物。

（十）选择合理治疗的原则

（1）确诊为重症肌无力后首先要合理安排活动与休息，原则上在不影响患者生活质量的前提下尽量鼓励多活动，以多次小幅度活动为好。

（2）防止各种肌无力危象的诱发因素。

（3）抗胆碱酯酶剂和肾上腺皮质激素两大主要治疗都是"双刃剑"。抗胆碱酯酶剂具有两重性，治标不治本，治标疗效明显，可暂时缓解症状，改善吞咽和呼吸，勉强维持生命，为进一步进行免疫治疗争取时间。但不能从根本上改变自身免疫过程。长期使用疗效渐减，并可使神经肌接头损害加重，故应配合其他免疫抑制剂治疗。肾上腺皮质激素治本不治表，见效慢，甚至可使病情一过性加重，免疫抑制剂的长远效果可使病情根本缓解，应是最根本的治疗措施。渐减法出现疗效快，但早期出现一过性加重者较多，适用于 Ⅰ 型和 Ⅱa 型；渐增法出现疗效慢，但一过性加重者较少，适用于 Ⅱb、Ⅲ 和 Ⅳ 型患者。一过性加重的出现是由于大剂量激素可抑制 Ach 释放。可用下列措施减轻肌无力加重现象：酌情增加溴吡斯的明的剂量和次数；补充钾剂和钙剂。不良反应：胃出血；股骨头坏死（为缺血性，做"4"字试验可早发现，行手术减压）。

（4）血浆置换和丙种球蛋白疗法疗效确切，但效果为一过性，用于危重情况，以避免气管切开和上呼吸器。

（5）胸腺切除术是治疗重症肌无力最根本的方法。全部胸腺及周围的淋巴组织彻底清扫干净，手术有效率达 70% ~90%。手术前后并用激素疗法，术后 3 年缓解率达 100%，但对伴胸腺瘤的重症肌无力患者手术疗法的确切疗效尚未能做出结论。

（刘中华）

第二节 多发性肌炎和皮肌炎

一、病因与发病机制

炎症性肌病是以肌肉纤维、纤维间和肌纤维内炎症细胞浸润为病理特征，表现为肌无力和肌痛的一组疾病，主要包括多发性肌炎、皮肌炎和包涵体肌炎等。人们早已认识到横纹肌和心肌是许多感染性疾病唯一攻击的靶子，但许多肌肉炎症状态无感染病灶存在，提出自身免疫机制，至今尚未完全确定。

特发性多发性肌炎（PM）和皮肌炎（DM）的病变主要累及横纹肌、皮肤和结缔组织。多发性肌炎是以多种病因引起骨骼肌间质性炎性改变和肌纤维变性为特征的综合征，病变局限于肌肉，累及皮肤称皮肌炎。如 PM 和 DM 均与结缔组织有关，则命名为 PM 或 DM 伴风湿性关节炎、风湿热、系统性红斑狼疮、硬皮病，或混合性结缔组织病等。目前研究发现，PM 与 DM 可能的病因如下。

1. 感染

较多的研究显示，感染与 PM/DM 有关。如寄生虫、立克次体感染可造成严重的肌炎症状。目前对病毒的研究较为深入，至今已成功地用小 RNA 病毒，如柯萨奇病毒 B_1、流行性腮腺炎（SAIDSD）病毒及 HTLV-1 型（人 T 淋巴瘤病毒 1 型）病毒造成多发性肌炎样动物模型。病毒可能通过分子模拟机制，诱导机体产生抗体，在一些易感人群中导致 PM/DM 的发生。有人曾在电镜下观察到本病肌纤维有病毒样颗粒，但致病作用尚未得到证实，也未发现患者病毒抗体水平持续升高。PM 和 DM 常伴许多较肯定的自身免疫性疾病，如重症肌无力、桥本甲状腺炎等，提出其与自身免疫有关。PM 被认为是细胞免疫失调的自身免疫性疾病，也可能与病毒感染骨骼肌有关。DM 可发现免疫复合物、IgG、IgM、补体等沉积在小静脉和小动脉壁，提示为免疫反应累及肌肉的小血管，典型病理表现为微血管周围 B 细胞为主的炎症浸润，伴有微血管梗死和束周肌萎缩。PM/DM 常与恶性肿瘤的发生有关。国内报道 DM 伴发恶性肿瘤的频率为 8%，国外报道其发生率高达 10%~40%，PM 并发肿瘤的发病率较 DM 低，约为 2.4%。50 岁以上患者多见，肿瘤可在 PM/DM 症状出现之前、同时或其后发生。好发肿瘤类型与正常人群基本相似。

2. 药物

研究发现肌炎的发生可与某些药物有关，如乙醇、含氟的类固醇皮质激素、氯喹及呋喃唑酮等，药物引起的肌炎发病机制尚不清楚，可能是由于免疫反应或代谢紊乱所致。药物引起的肌炎在停药后症状可自行缓解或消失。

3. 遗传因素

Behan 等曾报道 PM/DM 有家族史。研究发现，PM/DM 中的 $HLA-DR_3$ 和 $HLA-B_8$ 较正常人增高。PM/DM 的自身抗体产生及临床类型与 HLA 表现型有关。包涵体肌炎 HLA-DRI 的发生率为正常对照组的 3 倍。经动物实验研究发现不同遗传敏感性小鼠患多发性肌炎的易感性明显不同。以上研究说明 PM/DM 的发生有一定遗传倾向。

二、临床表现

（一）主要临床表现

主要的临床表现包括：近端肌无力和肌萎缩，伴肌痛、触痛。DM 患者还伴有皮疹的出现。

（1）多发性肌炎的首发症状依次为下肢无力（42%）、皮疹（25%）、肌痛或关节痛（15%）和上肢无力（8%）等。可出现骨盆带、肩胛带和四肢近端无力，表现为从坐位或蹲位站立、上下楼梯、步行、双臂上举或梳头等困难，颈肌无力表现为抬头困难、头部歪斜。大多数学者认为 PM 并发周围神经损害是 PM 的一个罕见类型。有学者报道 43 例 PM 的神经或肌肉病理分析，发现有 8 例并发神经损伤（18.60%），提示 PM 并发神经损伤可能是变态反应性神经病对肌肉和神经系统的损伤。最常见和最重要的肌电图表现是运动和（或）感觉神经传导速度减慢。有学者认为多发性肌炎是主要累及骨骼肌的疾病，有时除肌病外还伴随周围神经损伤的表现，如感觉损伤和（或）肌腱反射消失等，则称为神经肌炎（NM）。至于 PM 并发周围神经损伤是一种独立的疾病，还是 PM 病程中神经受损伤的表现之一，目前还没有定论。

（2）皮肌炎主要临床表现如下。①肌无力表现与 PM 相似，但病变较轻。②典型皮疹包括：a. 向阳性紫红斑，上眼睑黯紫红色皮疹伴水肿，见于 60% ~80%DM 患者，是 DM 的特异性体征。b. Gottron 征，位于关节伸面，肘、掌指、近端指间关节多见，为斑疹或在红斑基础上高于皮面的鳞屑样紫红色丘疹，是 DM 特异性皮疹。c. 暴露部位皮疹，位于颈前、上胸部 "V" 区、颈后背上部、前额、颊部、耳前、上臂伸面和背部等处。d. 技工手，掌面和手指外侧面粗糙，有鳞屑样、红斑样裂纹，尤其在抗 Jo-1 抗体阳性 PM/DM 患者中多见。③其他皮肤病变，虽非特有，但也时而出现，包括指甲两侧黯紫色充血皮疹，指端溃疡、坏死，甲缘梗死灶，雷诺现象，网状青斑，多形性红斑等。皮损程度与肌肉病变程度可不平行，少数患者皮疹出现在肌无力之前，约 7% 患者有典型皮疹，但始终无肌无力及肌病，酶谱正常，称为 "无肌病皮肌炎"。④儿童 DM 皮损多为暂时性，临床要高度重视这种短时即逝的局限性皮肤症状，可为诊断提供重要线索，但常被忽略。⑤DM 伴发结缔组织病变较 PM 多见。⑥关节炎改变通常先于肌炎，有时同时出现，血清 CK 轻度升高。

（二）全身表现

PM 和 DM 患者常有全身表现，所有系统均可受累。

1. 关节表现

关节痛和关节炎见于约 15% 患者，为非对称性，常波及手指关节，引起手指屈曲畸形，但 X 线无骨关节破坏。

2. 消化道表现

10% ~30% 患者出现吞咽困难、食物反流，造成胃反流性食管炎。

3. 肺部表现

约 30% 患者有肺间质改变，如急性间质性肺炎、急性肺间质纤维化的临床表现，部分患者为慢性过程，临床表现隐匿。肺纤维化发展迅速是本病死亡重要原因之一。

4. 心脏表现

仅 1/3 患者病程中有心肌受累，出现心律失常、心室肥厚、充血性心力衰竭，也可出现心包炎。心电图和超声心动图检测约 30% 出现异常，其中以 ST 段和 T 波异常最常见。

5. 肾脏表现

约 20% 患者肾脏受累。

6. 钙质沉着

多见于慢性 DM 患者，尤其是儿童。钙质在软组织内沉积，若沉积在皮下，溃烂后可有石灰样物质流出，并可继发感染。

7. 恶性肿瘤

约 1/4 患者，特别是 50 岁以上患者，可发生恶性肿瘤，多为实体瘤，男性多见。DM 发生肿瘤多于 PM，肌炎可先于恶性肿瘤 2 年左右，或同时或晚于肿瘤出现。

8. 其他结缔组织病

约 20% 患者可伴其他结缔组织病，如系统性红斑狼疮、系统性硬化、干燥综合征、结节性多动脉炎等，PM 和 DM 与其他结缔组织病并存，符合各自的诊断标准，称为重叠综合征。

（三）体格检查

1. 一般情况

有些患者精神萎靡，乏力，有肌肉和关节疼痛患者会出现痛苦面容，可伴低热。有些晚期患者可出现呼吸功能障碍，患者气促，大汗淋漓等。

2. 淋巴结

并发肿瘤的患者，淋巴结可肿大。

3. 皮肤黏膜

这是体格检查的重点所在。可出现不同程度的皮疹，早期为紫红色充血性皮疹，逐渐转为棕褐色，晚期可出现脱屑、色素沉着和硬结。眶周、口角、颧部、颈部、前胸、肢体外侧、指节伸侧和指甲周围可见红色皮疹和水肿，皮肤损害常累及关节（如肘、指及膝）伸侧皮肤，表现为局限性或弥漫性红斑、斑丘疹、脱屑性湿疹及剥脱性皮炎。某些病例表现为一处或多处局限性皮炎，恢复期皮肤可遗留黯红色萎缩性色素沉着和扁平的带鳞屑基底，晚期皮肤可出现硬皮病样改变，称为硬皮病性皮肌炎。

4. 心脏

可出现室性、房性期前收缩等心律失常，心音减弱等改变。

5. 肺部

严重病例可出现双肺呼吸音减弱，如果并发有吸入性肺炎，双肺可布满干湿啰音。

6. 关节

合并有关节炎的患者，可发现关节肿胀，甚至畸形、肌肉挛缩等改变。

7. 神经系统检查

主要阳性体征集中在运动系统的检查中。一般面部的肌肉不受损，可见上肢近端、下肢近端和颈屈肌无力，以及吞咽困难、肌痛或触痛（一般以腓肠肌明显）、肢体远端无力和肌萎缩。腱反射通常不减低，无感觉障碍。

三、辅助检查

1. 血清肌酶

肌肉中含有多种酶,当肌肉受损时这些酶释放入血液中,因此对肌酶的检测,不仅有助于 PM/DM 的诊断,而且定期复查是了解病情演变的良好指标。肌酸激酶(CK)是肌炎中相对特异的酶,有一部分肌酶在疾病初期即可升高,在疾病稳定、临床症状尚未好转时降低,因此对诊断、指导治疗和估计预后具有重要意义。

其中以 CK 对 PM 的诊断及其活动性判断最敏感且特异。血清肌酶的增高常与肌肉病变的消长平行,可作为诊断、病程疗效监测及预后的评价指标。肌酶升高常早于临床表现数周,晚期患者由于肌肉萎缩肌酶不再释放。故慢性 PM 和广泛肌肉萎缩的患者,即使处于活动期,肌酶水平也可正常。

(1)CK:95% 的 PM 在其病程中出现 CK 增高,可达正常值的数十倍。CK 有 3 种同工酶,即 MM、MB、BB。CK-MM 大部分来源于横纹肌、小部分来自心肌;CK-MB 主要来源于心肌,极少数来源于横纹肌;CK-BB 主要来源于脑和平滑肌。其中 CK-MM 活性占 CK 总活性的 95%~98%。PM 主要是 CK-MM 升高,CK-MB 也可稍增高,多由慢性或再生的肌纤维所释放引起。晚期肌萎缩患者 CK 可以不升高。血清 CK 受下列因素的影响:长期剧烈运动、肌肉外伤或手术、肌电图操作、针刺、心肌梗死、肝炎、脑病及药物影响(吗啡、地西泮、巴比妥可以使 CK 的排出降低),因此 CK 的特异性也有一定的限度。

(2)ALD:小部分 CK 不升高的 PM 其血清 ALD 升高,但其特异性及与疾病活动性的平行性不如 CK。

(3)CAⅢ:为唯一存在于横纹肌的氧化酶,横纹肌病变时升高。对 PM 特异性较好,但临床应用较少。

(4)其他:AST、LDH 因在多种组织中存在,特异性较差,仅作为 PM 诊断的参考。

2. 其他常规检查

血常规通常无显著变化,可有轻度贫血和白细胞增多,约 1/3 病例有嗜酸性粒细胞增高,红细胞沉降率中度升高,血清蛋白量不变或减低,血球蛋白比值下降,白蛋白减少,α_2 和 γ 球蛋白增加。约 1/3 患者 C_4 轻度至中度降低。C_3 偶可减少。部分病例循环免疫复合物增高。多数 PM 患者的血清中肌红蛋白水平增高,且与病程呈平行关系,有时先于 CK 升高,也可出现肌红蛋白尿。

3. 免疫指标

由于本病是自身免疫性疾病,故在血清中存在多种抗体,可作为诊断及病情观察的指标。

(1)抗核抗体(ANA):PM 患者 ANA 的阳性率为 38.5%,DM 为 50%。

(2)抗合成酶抗体:其中抗 Jo-1 抗体(胞质 tRNA 合成酶抗体)阳性率最高,临床应用最多。抗 Jo-1 抗体在 PM 的阳性率为 25%,儿童型 DM 及伴恶性肿瘤的 DM 偶见抗 Jo-1 抗体阳性。

(3)抗 SRP 抗体:仅见于不到 5% 的 PM,其阳性者多起病急、病情重,伴有心悸,男性多见,对治疗反应差。

(4)抗 Mi-2 抗体:为 PM 的特异性抗体。

（5）其他抗核抗体：多出现在与其他结缔组织病重叠的患者。抗 Ku、抗 PM-Scl 抗体见于与系统性硬化重叠患者。抗 RNP 抗体为混合性结缔组织病中常见抗体，抗 SSA、抗 SSB 抗体多见于与干燥综合征重叠的患者。抗 PM-1/PM-Scl 抗体：抗原为核仁蛋白，阳性率为 8% ~12%，可见于与硬皮病重叠的病例。抗 PL-7 抗体：即抗苏酰 tRNA 合成酶抗体，PM 患者中阳性率为 3% ~4%。抗 PL-12 抗体：即抗丙氨酰 tRNA 合成酶抗体，阳性率为 3%。

4. 肌电图（EMG）

肌电图检查是一种常用的肌肉病变检查方法，它通过对骨骼肌活动时的电生理变化分析，从而断定肌肉运动障碍的原因、性质及程度，以协助诊断、判定预后。对早期表现为肌无力，而无明显肌萎缩者，肌电图检查可以做到早期发现。PM 和 DM 的异常肌电图表现为出现纤颤电位、正锐波，运动单位时限缩短、波幅减小，短棘多相波增加，重收缩波型异常和峰值降低，但以自发电位和运动单位电位时限缩短为最重要。自发性电活动出现，提示膜的应激性增加，神经接头的变性或不稳定，或是由于肌肉节段性坏死分离终板和肌肉导致继发性失神经电位，也可能是肌纤维的变性和间质炎症所造成的电解质浓度改变，使肌纤维的兴奋性升高的结果。肌电图自发电位的出现与 PM 和 DM 患者疾病时期有关。自发电位出现量多表示病变处于活动期，自发电位出现量少则表示病变处于恢复过程或在缓慢进展中或肌肉显著纤维化等。活动期与稳定期比较，运动单位时限缩短、波幅降低和病理干扰相的出现率没有明显差异，说明运动单位时限缩短、波幅降低和病理干扰相与 PM 和 DM 疾病分期没有直接关系。在多发性肌炎的发展过程中除了由于肌肉坏死变性而使一个运动单位异步化所形成的多相波外，还有肌肉的坏死变性引起的肌纤维失神经的影响，在修复过程中又有芽生所造成的时限长的多相波。这些现象会在疾病的不同时期存在，它反映了疾病的不同时期神经、肌肉所处的功能状态。部分患者出现神经元损害的表现，并不代表有原发性神经源性病变，可能为肌膜易激惹性增高所致，也可能是由于肌肉内神经小分支的受累或者肌纤维节段性坏死而导致部分正常的运动终板隔离而出现失神经性的改变。肌电图检查是诊断 PM/DM 的重要手段，选择合适的肌肉进行检查以获得较高的肌电图阳性率。

5. 病理检查

皮肤和肌肉活检是诊断此病的关键，光镜下可见 PM 的病理表现为：肌纤维膜有炎细胞浸润，且有特异性的退行性表现。DM 特征性的病理表现为：肌束周围萎缩和微小血管改变。有人认为，肌束周围萎缩是诊断 DM 的主要表现。肌束周围萎缩即肌束周边区肌纤维处于同一程度的萎缩，束周萎缩区包括变性坏死纤维、再生纤维和萎缩纤维。可能是由于一些损伤因素的持续存在造成束周区肌纤维的反复坏死和不完全再生所致。电镜下的超微结构主要表现为：激活的淋巴细胞浸润，肌丝坏死溶解，吞噬现象，肌纤维内线粒体、糖原颗粒、脂滴明显增多。PM 的毛细血管改变轻微，而 DM 毛细血管改变较明显，主要有微血管网状结构病变、内皮细胞质膜消失、胞质内异常细胞器等。

6. 影像学检查——核磁共振（MRI）

作为一种非创伤性技术，MRI 已用于许多神经肌肉疾病的诊断，国内研究 PM/DM 的 MRI 表现为在常规自旋回波序列上，受累肌肉在 T_2WI 上呈片状或斑片状高信号，T_1WI 上呈等信号，提示肌肉的炎性水肿样改变。同时还发现 DM 的异常多发生在股四头肌，肌肉的 MRI 表现与肌肉的力弱、肌酶的升高、肌电图的表现、病理表现无必然相关性。

7. ^{31}P 磁共振波谱分析

^{31}P 磁共振波谱分析（^{31}PMRS）技术是唯一可测定人体化学物质——无机磷（Pi）、三磷酸腺苷（ATP）、磷酸肌酸（Pcr）的非创伤性技术。Pi 和 Pcr 的比值是检测肌肉生化状态和能量储备的有效指标。Pi 和 Pcr 的升高常提示肌组织产生和利用高能磷酸化合物障碍。Park 等用该技术测得肌肉感染的患者发现，休息状态下 ATP、Pi、Pcr 均低于正常人。而运动时更低，而二磷酸腺苷（ADP）增高，说明其与肌肉力弱程度和疲劳程度相关。本技术对肌肉力弱而肌酶正常的患者有重要意义。肌肉的 MRI 和 ^{31}PMRS 技术应用于临床诊断，对确定活检部位、观察病情演变及指导临床用药有重要意义。

四、诊断

（一）诊断要点

Bohan 和 Peter 提出的诊断标准：①对称的四肢近端肌无力，面肌和颈肌均可累及；②血清肌酶升高；③肌电图提示为肌源性损害；④肌活检提示肌纤维变性、坏死和再生，间质内炎性细胞浸润；⑤典型的皮疹。具备上述 1~4 项者可确诊 PM；具备上述 1~4 项中的 3 项可能为 PM；只具备 2 项为疑诊 PM。具备第 5 条，再加上 3 项或 4 项可确诊为 DM；第 5 条加上 2 项可能为 DM；第 5 条加上 1 条，为可疑 DM。应注意有否并发其他结缔组织病的可能。对 40 岁以上的男性患者，需除外恶性肿瘤的可能。

血清酶是一种较客观、敏感的指标，它能较准确地反映出肌肉病变的程度，是诊断 PM 和 DM 较重要的化验指标。大多数活动期 PM 和 DM 患者 CK 明显增高，治疗后在疾病开始稳定、临床症状尚未好转时，稳定期 PM 和 DM 患者 CK 明显降低，CK-MB、AST、LDH、HBDH 均与 CK 有一致性，但升高幅度和动态变化均不及 CK 明显，说明 CK 的升高是 PM/DM 中最常见且是所有血清酶中最敏感的指标，可以作为监测疾病活动性的一个指标，其检测对诊断、指导治疗和估计预后具有重要意义。

（二）临床类型诊断

（1）Walton 和 Adams 最早指出，多发性肌炎和皮肌炎可表现为多种形式，根据患者的病因范围、年龄分布及伴发疾病，可分为 5 型。

Ⅰ型：单纯多发性肌炎，炎症病变局限于横纹肌。

Ⅱ型：单纯皮肌炎，单纯多发性肌炎并发皮肤受累。

Ⅲ型：儿童型多发性肌炎（PM）或皮肌炎（DM）。

儿童型 PM 和儿童型 DM：其临床特征与成人 PM/DM 类似，均可表现对称性近端肌无力、肌痛，血清肌酶增高，肌电图呈肌源性损害，但儿童型也有其自身的特点，如肌萎缩、胃肠道受累、钙质沉着等较常见，而并发恶性肿瘤者少见。另外大部分患儿有发热，对称性大、小关节炎，腓肠肌疼痛，除皮疹与成人型相同外，还可有单纯性眼睑红斑；30%~70% 患者出肌肉钙化，多见于肘部、臀部的浅筋膜内；可伴有关节挛缩。儿童型的肌组织与成人基本相同，但最典型的改变是在病程的早期出现微血管病变或血管炎症，且其后可发展成为钙化灶。儿童型 PM 也具有自身的特征和转归：学龄儿童发病，呼吸道感染后出现肌肉症状，腓肠肌疼痛，步态异常，后逐渐波及大腿，伴肌肉肿胀。CK 升高，对激素反应较好，预后比成人好，大部分患者在 1~5 天，少数在 4~7 周内完全恢复。

Ⅳ型：多发性肌炎（或皮肌炎）重叠综合征，约 1/3 的 PM 或 DM 并发系统性红斑狼疮、类风湿关节炎、风湿热、硬皮病、Sjögren 综合征或几种病变构成的混合性结缔组织病等。重叠综合征的发病率不清，据报道仅 8% 的系统性红斑狼疮病例伴有真正的坏死性炎症性肌病，硬皮病、风湿性关节炎等，接受 D-青霉胺治疗的风湿性关节炎患者 PM 和 DM 的发病率增加。重叠综合征肌无力和肌萎缩不能单用肌肉病变解释，因关节炎引起疼痛可限制肢体活动，导致失用性肌萎缩。有些结缔组织病可伴发肌炎或多年后出现肌炎，疾病早期仅有肌肉不适、酸痛及疼痛，诊断有时依靠血清肌酶、肌电图及肌肉活检。PM 或 DM 可与风湿性关节炎、风湿热、系统性红斑狼疮、硬皮病及其他混合性结缔组织病并存。

Ⅴ型：伴发恶性肿瘤的多发性肌炎或皮肌炎。1916 年 Stertz 首次报道了 PM/DM 与恶性肿瘤的相关性，并存率为 5%～25%，大部分出现在 DM，小部分在 PM，其后不断有相关文献报道，但各报道之间恶性肿瘤的发生率（13%～42.8%）以及肿瘤分型差别较大。目前认为男性患者肿瘤综合征与肺癌和结肠癌、前列腺癌的关系最密切，女性患者与乳腺癌和卵巢癌关系密切。肿瘤可发生在所有的器官，但此型患者肌肉和皮肤均未见肿瘤细胞。约半数患者 PM 或 DM 症状先于恶性病变，有时早 1～2 年或更多年。40 岁以上发生者尤其要高度警惕潜在的恶性肿瘤可能，应积极寻找病灶，定期随访，有时需数月至数年才能发现病灶。PM 或 DM 伴发症的发生率和病死率通常取决于潜在恶性肿瘤的性质及对治疗的反应，有时肿瘤切除可避免发生肌炎。PM/DM 易并发恶性肿瘤，且恶性肿瘤的发生可出现在 PM/DM 的任何时期。因此对于年龄较大（40 岁以上）的 PM/DM 患者应提高警惕，尤其是对于男性、并发系统损害、肿瘤血清学检测阳性的患者，应积极寻找肿瘤的证据，以避免延误病情。

（2）以上的分类标准对本病的诊断、治疗和预后有一定的指导作用，但由于患者起病方式、临床表现、实验室检查等方面变化很大，这些方法区分的各类型肌炎患者在临床、实验室、遗传学方面的差别不显著。而肌炎特异性抗体（MSAs）与某些临床表现密切相关，有更好的分类作用。以 MSAs 来区分 PM/DM，按阳性率高低主要分为三大类：抗合成酶抗体，以抗 Jo-1 抗体为主，临床表现为抗合成酶综合征，预后中等；抗 SRP 抗体易发生心肌受累，对免疫抑制剂反应差，有很高的病死率，预后差；抗 Mi-2 抗体主要见于 DM，对免疫抑制剂有很好的反应，一般预后良好。不同的 MSAs 分别与各自的临床类型相联系，对预后有判断价值。

其中抗 Jo-1 抗体阳性者常有特征性临床表现，如间质性肺病、关节炎、雷诺现象、技工手等，合称为抗 Jo-1 抗体综合征。由于其临床表现多样化，容易延误诊治。其中以间质性肺炎为首发症状者最多见。由于在整个病程中以间质性肺炎为主要表现，而且可出现在肌炎之前，临床甚至无肌炎表现，常被诊为"特发性肺间质病变""肺感染""类风湿性关节炎"，因此联合检测抗 Jo-1 抗体、肌酶及免疫学指标有利于诊断。患者在间质性肺炎的基础上，加之呼吸肌无力易致分泌物潴留和肺换气不足，吞咽困难增加了吸入性肺炎机会，激素、免疫抑制剂的应用也增加感染的机会，故抗 Jo-1 抗体阳性的 PM/DM 患者易发生肺部感染，也是主要的死亡原因之一。

五、鉴别诊断

1. 进行性肌营养不良症

此病患者学龄前起病，表现为近端肌无力，病程较缓，有家族史，既往无结缔组织病史，血清 CK 增高明显，肌电图提示肌源性受损，肌活检发现抗肌萎缩蛋白缺如，皮质类固醇治疗可使患者的血清肌酶下降，但病情改善不明显。

2. 慢性吉兰—巴雷综合征

患者表现为四肢乏力，以远端为主，可伴有末梢型浅感觉障碍，肌电图提示周围神经受损，脑脊液提示蛋白及细胞分离现象，患者无肌肉酸痛，血清肌酶不高等可与多发性肌炎鉴别。

3. 重症肌无力

患者表现为四肢无力，眼肌麻痹很常见，受累肌肉呈无力或病态疲劳，症状常局限于某组肌肉，肌群重复或持续运动后肌力减弱，呈晨轻暮重规律性波动，活动后症状加重，休息后不同程度缓解。肌疲劳试验（Joily 试验），新斯的明和依酚氯铵试验阳性，血清 AchR-Ab 测定、肌电图等可确诊。

4. 线粒体肌病

属于遗传性疾病，患者以轻度活动后的肌肉病态疲劳为主要临床表现，休息可缓解。血清肌酶可增高，血清乳酸和丙酮酸值增高。鉴别有困难者可分析运动前后乳酸与丙酮酸的浓度，运动前乳酸，丙酮酸浓度高于正常值，或运动后 5 分钟以上不能恢复正常水平为异常。肌肉活检可见破碎红纤维为其特征性改变，运用分子生物学方法检测线粒体 DNA 是确诊本病的金标准。

5. 脂质沉积性肌病

为常染色体隐性遗传，有家族史，是由于遗传因素致卡尼汀或卡尼汀棕榈转移酶缺乏引起肌纤维内脂肪代谢障碍，致使肌细胞内脂肪堆积而引起的肌病。临床表现与多发性肌炎相似，确诊主要根据肌肉病理和生化测定。肌肉活检的重要依据是脂肪染色阳性，脂滴聚集以Ⅰ型纤维为重，但需要鉴别线粒体肌病和炎性肌病中肌纤维增多的问题。有学者认为，与原发性脂质沉积性肌病相比，肌炎患者肌纤维内脂滴增多的程度比较轻，或为散在单根纤维内脂滴堆积，或为普遍轻度到中度增多。

6. 肌糖原累积病

是一种遗传性疾病，由于糖酵解的关键酶突变引起糖原的合成与分解障碍，大量异常或正常的糖原累积在肝脏、心脏与肌肉而引起多种临床表现。临床主要表现为肌无力，运动后肌肉酸痛和痉挛，因伴有腓肠肌肥大，易误诊为多发性肌炎。确诊主要依靠糖原代谢酶的生化检查和肌肉活检。活检提示主要以空泡纤维为主，PAS 染色阳性，多累及Ⅰ型纤维，纤维坏死再生及淋巴细胞浸润少见，电镜下可见大量糖原沉积。与多发性肌炎的肌纤维坏死和炎症细胞浸润不同。

7. 甲状腺功能低下性肌病

最早的甲状腺功能低下性肌病于 1880 年最先报道，之后陆续有相关报道。该病主要表现为不同程度的近端肌无力，肌痉挛，肌痛，肌肥大，反射延迟等。同时可以有甲状腺功能低下的表现，如黏液水肿，怕冷，行动迟缓，反应迟钝，心率减慢，腹胀厌食，大便秘结。

但是甲状腺功能低下所致的全身性症状不能作为该病的主要诊断依据，因为有的甲状腺功能低下患者并无明显的系统性症状，而以肌肉的症状为主。肌肉活检可见肌纤维形态和大小改变，以及肌细胞坏死，中心核沉积，炎细胞浸润，核心样结构，Ⅰ型、Ⅱ型肌纤维萎缩或肥大等。这些改变与多发性肌炎有很多相似之处，甲状腺功能的实验室检查及甲状腺素替代治疗有效（骨骼肌症状缓解，血清学指标恢复正常或趋于正常等）可予以鉴别。

六、治疗

治疗原则：抑制免疫反应，改善临床症状，治疗原发病。

（一）一般治疗

急性期卧床休息，病情活动期可适当进行肢体被动运动和体疗，有助于预防肢体挛缩，每天2次，症状控制后的恢复期可酌情进行主动运动，还可采用按摩、推拿、水疗和透热疗法等。予以高热量、高蛋白饮食，避免感染。

（二）药物治疗

1. 皮质类固醇

皮质类固醇是PM和DM的一线治疗药物，泼尼松成人$0.5 \sim 1.0$ mg/（kg·d），儿童剂量为$1 \sim 2$ mg/（kg·d），多数患者于治疗$6 \sim 12$周肌酶下降，接近正常，待肌力明显恢复、肌酶趋于正常$4 \sim 8$周开始缓慢减量（一般1年左右），减量至维持量$5 \sim 10$ mg/d后继续用药两年以上。对病情发展迅速或有呼吸肌无力、呼吸困难、吞咽困难者，可选用甲泼尼龙，成人$0.5 \sim 1.0$ g/d，儿童30 mg/（kg·d），静脉冲击治疗，连用3天，之后改为60 mg/d口服，根据症状及肌酶水平逐渐减量。在服用激素过程中应密切观察感染情况，必要时加用抗感染药物。激素使用疗程要足，减量要慢，可根据肌力情况和CK的变化来调整剂量，治疗有效者CK先降低，然后肌力改善，无效者CK继续升高。

应注意长期应用皮质类固醇减量停药后的不良反应和防治。

（1）反跳现象：皮质类固醇减量乃至停药过程中出现原有疾病加重。防止或减轻反跳现象的方法："下台阶"阶梯减量的方法逐渐撤减皮质类固醇。

（2）虚弱征群：长期、连续服用皮质类固醇而停用后会出现乏力、食欲缺乏、情绪消沉，甚至发热、呕吐、关节肌肉酸痛等。患者对皮质类固醇产生依赖性，对停用有恐惧感。主观感觉周身不适和疾病复发。此时须鉴别确实是疾病复发还是虚弱征群。防治方法：在疾病处于稳定期后或在停用前隔日服用皮质类固醇，以减少对垂体的抑制。

（3）应激危象：长期服用皮质类固醇后HPA轴功能被抑制，停用后该轴功能需要$9 \sim 12$个月或更长时间恢复。因此，各种应激状态时均应加大皮质类固醇用量，已停用者可再次应用。

2. 硫唑嘌呤（AZA）

除激素外，硫唑嘌呤是临床上使用最悠久的自身免疫性疾病药物。AZA的活性产物6-MP，能抑制嘌呤生物合成而抑制DNA、RNA及蛋白合成，对细胞和体液免疫均有明显的抑制作用，但并不干扰细胞吞噬和干扰素的产生，为一种非特异性的细胞毒药物。对激素治疗无效或不能耐受的患者，可予口服硫唑嘌呤$2 \sim 3$ mg/（kg·d），初始剂量$25 \sim 50$ mg/d，渐增至150 mg/d，待病情控制后逐渐减量，维持量为$25 \sim 50$ mg/d。无类固醇激素不良反应，适用于需长期应用免疫抑制剂的患者。

在人类，AZA 的不良反应发生率为 15%。

（1）骨髓抑制：最常见为剂量依赖性，常发生在治疗后的 7～14 天。表现为白细胞减少，血小板减少导致凝血时间延长而引起出血和巨幼红细胞性贫血。AZA 所致造血系统损害是可逆的，及时减量或停用，大部分患者造血功能可恢复正常。

（2）肝脏毒性：主要表现为黄疸。实验室检查异常：血清碱性磷酸酶、胆红素增高，和（或）血清转氨酶升高。

（3）胃肠道毒性：主要发生在接受大剂量 AZA 的患者，表现为恶心、呕吐、食欲减退和腹泻。分次服用和（或）餐后服药可减轻胃肠道不良反应。呕吐伴腹痛也可发生在少见的过敏性胰腺炎。其他包括口腔、食管黏膜溃疡以及脂肪泻。

（4）致癌性和致畸性：AZA 对人类具有致癌性已经被公认，能导致膀胱肿瘤和白血病。关于对人类的致畸性尚未见报道，但对动物（大鼠、小鼠、兔子、仓鼠）的致畸性已经得到证实（四肢、眼、手指、骨骼、中枢神经系统）。

（5）过敏：不可预知，罕见并具有潜在致命危险的不良反应是超敏反应，AZA 过敏反应表现多样，可从单一的皮疹到过敏性休克（如发热、低血压和少尿）。胃肠道过敏反应的特点为严重恶心、呕吐。这一反应也可以同时伴发腹泻、皮疹、发热、不适、肌痛、肝酶增高，以及偶尔发生低血压。

AZA 为一种毒性药物，应该在严密监护下合理使用。AZA 与其他免疫抑制药物合用将明显增加其毒性，应注意监测外周血细胞计数和肝脏功能。

3. 氨甲蝶呤（MTX）

MTX 剂量由 5 mg 开始，每周增加 5～25 mg，每周 1 次静脉注射；口服时由 5～7.5 mg 起始，每周增加 2.5～25 mg，至每周总量 20～30 mg 为止，待病情稳定后渐减量，维持治疗数月或数年。儿童剂量为 1 mg/kg。氨甲蝶呤 可与小剂量泼尼松（15～20 mg/d）合用，一般主张开始从小剂量泼尼松治疗时就与一种免疫抑制剂合用，DM 并发全身性血管炎或间质性肺炎时须采用此方案。

4. 环磷酰胺（CTX）

对 MTX 不能耐受或不满意者可选用，50～100 mg/d 口服，静脉注射，重症者可以 0.8～1.0 g 静脉冲击治疗。用药期间应注意白细胞减少、肝肾功能异常及胃肠道反应。

5. 环孢素 A（CsA）

环孢素 2.5～5.0 mg/（kg·d），使血液浓度维持在 200～300 ng/mL，可能对 DM 患者更有益。主要不良反应为肾功能异常、震颤、多毛症、高血压、高脂血症、牙龈增生。尽管其肾脏毒性是有限的，但为必须调整或停药的指征。

（1）牙龈增生：常见的不良反应，常发生在使用后的第 1 个月，服用 CsA 后 3 个月内就会出现明显牙龈增生，15 岁以下儿童更常见。钙离子通道阻滞剂硝苯地平（心痛定）能够加剧 CsA 所致的牙龈增生。

（2）肾脏毒性：CsA 所致肾脏毒性最常见，同时也是最严重的不良反应。表现为 BUN 和 Scr 升高。临床上也可表现为水潴留，水肿，但常常不易被察觉。其肾脏毒性与药物剂量相关且停药或减量后可恢复正常。血浆浓度 >250 ng/mL 肾脏毒性明显增加。CsA 的肾脏毒性分急性和慢性两种，急性发生在用药的开始 7 天内，慢性出现在 30 天以后。表现为不可逆的肾功能异常。其临床特征为进行性的肾功能减退，影响患者的长期存活。一旦发生无有效的治疗方法。

（3）肝脏毒性：发生在用药的第 1 个月并与药物剂量呈正相关。表现为肝功能异常（GOT、GPT、γ_2GT 增高）以及血胆红素增高。肝脏毒性可在 CsA 减量或停药后逆转。

（4）对水电解质的影响：高钾血症（常伴高氯性代谢性酸中毒），低镁血症以及碳酸氢盐浓度下降。高尿酸血症也较常见，尤其是同时给予利尿剂治疗时更易发生而可能导致痛风。

（5）神经系统不良反应：震颤，手掌烧灼感，跖肌感觉异常，头痛，感觉异常，抑郁和嗜睡，视觉障碍（包括视神经盘水肿、幻视）等。偶尔发生抽搐或癫痫发作等不良反应。有报道，CsA 与大剂量甲基泼尼龙同时使用，可发生抽搐或癫痫发作。中毒剂量表现醉酒感，手足感觉过敏和头痛等。

（6）胃肠道不良反应：腹泻、恶心、呕吐、食欲减退和腹部不适等常见，其次可发生胃炎、打嗝和消化性溃疡。也有报道出现便秘、吞咽困难和上消化道出血。

（7）皮肤：多毛症（分布于脸、上肢和背部）。

（8）内分泌不良反应：高血糖，催乳素增高，睾酮下降，以及男子女性化乳房，糖尿病等。CsA 能增加早产发生率，还能通过胎盘并可分泌入乳汁，至今未见有关正在哺乳的妇女使用该药的报道。

（9）其他：例如肌病，可逆性肌损害伴肌电图异常。

CsA 肾毒性的防治：①严格注意用药适应证和禁忌证，肝肾功能异常或肾组织病理检查有明显肾小管间质病变者慎用或禁用；②选择合适剂量、疗程并监测血药浓度调整用量，剂量一般每日 4 ~ 6 mg/kg，分 12 小时口服给药，3 天后以血药浓度调整 CsA 剂量，总疗程一般不超过 2 年（足量 6 ~ 9 个月后开始减量）；③严密观察临床不良反应，监测血压及肝肾功能，如 BUN、Scr、血清胆红素、电解质（尤其是钾和镁），监测尿酶、微量蛋白等；④中药，冬虫夏草、丹参、人参总皂苷和粉防己碱对 CsA 引起的急性肾毒性有保护作用。

（三）免疫球蛋白治疗

免疫球蛋白对 PM 的治疗有益，0.4 g/（kg·d），静脉滴注，连用 5 天，每月 1 次，根据病情可适用数月。可减少免疫抑制剂的用量，但缺乏临床对照试验证实。血浆置换疗法可在免疫抑制剂无效时采用，去除血液中细胞因子和循环抗体，改善症状。

（四）全身放疗或淋巴结照射

抑制 T 细胞免疫活性，对药物治疗无效的难治性 PM 可能有效，不良反应较大。

（五）支持治疗和对症治疗

包括注意休息、摄入高蛋白及高纤维素饮食、适当体育锻炼和理疗等。重症卧床患者肢体可被动活动，以防关节挛缩及失用性肌萎缩，恢复期患者应加强康复治疗。

（六）中西医结合治疗

雷公藤兼有免疫抑制及糖皮质激素的作用特点，故可应用。某些中药替代激素治疗或联合使用时，可减少激素用量，从而降低其不良反应。雷公藤为卫矛科雷公藤属长年生藤本植物，具有清热解毒、消肿、消积、杀虫、止血等功效，是迄今为止免疫抑制作用最可靠的中药之一。因其不良反应较大，又有断肠草之称。目前临床上雷公藤有多种剂型，如汤剂、糖浆剂、颗粒剂、片剂、流浸膏剂、酊剂、擦剂、软膏剂等。

雷公藤多苷片为临床最常用的剂型，对免疫系统有双向调节作用。在体外低浓度时促进T、B细胞增殖，高浓度时则呈抑制作用；在体内，低浓度时促进B细胞功能，但对T细胞功能无明显影响；高浓度则对T、B细胞功能均有抑制作用。对NK细胞的作用也是如此。

其不良反应主要有以下5个方面。

（1）生殖系统：对生殖系统有明显影响，不仅影响女性卵巢功能，也影响男性睾丸及精子发育。因此，此药疗程不宜过长，一般用药疗程小于6个月，长期使用也可能引起生殖器官的难逆性损害。一般停药后，生殖系统功能有望恢复。

（2）血液系统和骨髓抑制作用：白细胞及血小板减少，严重者可发生粒细胞缺乏、贫血和再生障碍性贫血。多在用药后1周出现，常同时伴有腹泻，停用本品后常于1周逐渐恢复正常。

（3）肝肾功能损害：本品可出现肝脏酶谱升高和肾肌酐清除率下降，这种作用一般是可逆的，但也有严重者发生急性肾功能衰竭而导致死亡。

（4）皮肤黏膜改变：可达40%，表现皮肤色素沉着、皮疹、口腔溃疡、痤疮、指甲变软、皮肤瘙痒等。

（5）其他不良反应：可致胃肠道反应、纵隔淋巴瘤、不宁腿综合征、听力减退、复视等。

为了减少雷公藤多苷的不良反应，在临床用药过程中要严格掌握适应证和禁忌证，防止滥用本品，尤其青春期儿童应慎用，肝、肾功能异常及造血功能低下者慎用。掌握好用药剂量和疗程：不超过每日1 mg/kg，最大不超过30 mg/d，疗程一般不超过6个月。对生殖系统不良反应的防止：青春发育期慎用。对哺乳期妇女，雷公藤能通过乳汁影响婴儿，此阶段应禁止使用。控制用药剂量，适量联合用药，可提高疗效，减少不良反应。可与CsA等药物联用，增加药物疗效，降低用药剂量，减轻单独用药的不良反应。在疾病的活动期，不宜单独使用雷公藤制剂。用药期间严密监测血常规、肝肾功能等。出现不良反应立即停药，并积极对症处理，以达到安全、有效、合理的用药目的。

（七）治疗方案的选择原则

（1）本病的治疗通常联合应用免疫抑制剂和细胞毒性药物。一般说来，对激素反应好的PM、DM，应选择激素＋细胞毒性药物治疗；对激素抵抗的PM、DM，应选择细胞毒性药物人体免疫球蛋白（IVIG）治疗；对激素依赖的PM、DM，应选择细胞毒性药物；对激素、细胞毒性药物均抵抗的DM、PM，应选用甲基泼尼龙＋细胞毒性药物，如MTX＋CSA、IVIG治疗。有学者认为在免疫抑制剂的使用中，MTX的疗效优于CTX和硫唑嘌呤，故以MTX为首选。

难治性PM、DM可首选IVIG、激素＋CSA、CSA＋IVIG，儿童型DM选用甲基泼尼龙，并发肺间质病变时选用环磷酰胺，皮炎治疗选用羟基氯喹、MTX、IVIG，钙盐沉着时加用阿仑膦酸钠、丙磺舒。激素、细胞毒性药物及丙种球蛋白推荐逐级、逐步经验治疗，前两者可一开始即联合应用。

（2）部分难治性PM/DM的治疗：现有许多研究者采用静脉注入大量IVIG进行治疗，其机制是抑制B细胞产生有交叉反应基因型的自身抗体，抑制T细胞介导的细胞毒作用，对有血管病变的DM患者可改善血管壁病变。静脉注射IVIG的剂量为0.4 g/kg，连用5天后，可每月应用 1 次。有研究认为，应用大剂量的 IVIG 1 g/kg，连续 2 天，每月 1 次，使用 4~6 个月，可使难治性 PM/DM 获得明显的疗效。免疫抑制剂无效时，也有学者提出使用血浆交换及白细胞去除方法，去除血液中的细胞因子和循环抗体，是治疗难治性 PM/DM 的有效方法。对于难治性或危及生命的 PM/DM 患者，有学者提出使用全身放疗（TBI）。其作用机制是通过抑制周围淋巴细胞数量，从而影响其功能，Hengstman 等应用抗肿瘤坏死因子 α 的单克隆抗体治疗 PM/DM 患者，取得了较好的疗效，认为是一种安全、起效快的治疗方法。但此疗法目前处于初步研究阶段，尚缺乏大样本的病例研究。

（刘中华）

第三节　进行性肌营养不良

一、概述

进行性肌营养不良是一组缓慢进行性加重的以对称性肌无力和肌萎缩为特点的遗传性肌肉疾病。临床上病变主要累及四肢肌、躯干肌和头面肌，少数累及心肌。大部分患者有明确的家族史，约 1/3 的患者为散发病例。根据遗传方式、发病年龄、受累肌肉分布、有无肌肉假肥大、病程及预后等分为不同的临床类型，包括假肥大型肌营养不良、面肩肱型肌营养不良、肢带型肌营养不良、眼咽型肌营养不良、远端型肌营养不良、眼肌型肌营养不良、埃—德型肌营养不良、脊旁肌营养不良等。以假肥大型肌营养不良最为常见，其又分为 Duchenne 型和 Becker 型肌营养不良（BMD）。Duchenne 型肌营养不良（DMD），发病率为 1/3 500 男婴，无明显地理和种族差异。

二、临床表现

（一）主要临床表现

DMD 主要表现为四肢近端和躯干肌无力和萎缩。下肢重于上肢，上楼及坐位站起困难，抬臂困难。1/3 患儿有精神发育迟缓和心脏受累。BMD 临床表现与 DMD 相似，只是症状较轻，通常不伴有心肌受累和认知功能缺损。面肩肱型肌营养不良肌无力局限于面、肩和臂肌，翼状肩胛常见，心肌不受累，临床严重程度差异很大。肢带型肌营养不良与 DMD 相比，肩带肌与骨盆带肌几乎同时受累。眼咽型肌营养不良表现为上睑下垂、眼球活动障碍和吞咽困难。远端型肌营养不良主要表现为四肢远端肌肉萎缩和无力。眼肌型肌营养不良表现为眼睑下垂和眼外肌瘫痪。埃—德型肌营养不良主要表现为肌萎缩、肌无力和肌挛缩。脊旁肌营养不良表现为脊旁肌无力、背部疼痛和脊柱后凸。

（二）体格检查

1. 一般情况

约 1/3 DMD 患者有智能障碍，大多数患者有心肌损害和胃肠平滑肌功能异常，表现为急性胃扩张和假性肠梗阻。BMD 患者通常不伴有心肌受累和认知功能障碍。埃—德型肌营养不良可出现心脏传导异常和心肌病。其余类型一般心脏不受累。

2. 神经系统检查

DMD 和 BMD 可见鸭步（骨盆带肌无力则走路左右摇摆）、Gower 征（腹肌和髂腰肌无力使患者从仰卧位站起时必须先转为俯卧位，再用双手臂攀附身体方能直立）、腰椎前凸和腓肠肌假肥大（脂肪浸润，体积增大，但无力，有时臂肌、三角肌和冈下肌也可见肥大）。面肩肱型肌营养不良查体可见面部表情肌无力（眼睑闭合不全，鼓腮和吹哨困难），斧头脸（面肌萎缩引起），翼状肩胛（肩胛带肌受累），口唇变厚而微噘（口轮匝肌假肥大）。肢带型肌营养不良见鸭步、Gower 征、腰椎前凸和翼状肩胛，但无腓肠肌假肥大。眼咽型肌营养不良可发现眼睑下垂和眼球活动障碍（瞳孔对光反射正常），咀嚼无力和吞咽困难。远端型肌营养不良可见手足小肌肉、腕伸肌、足背屈肌等萎缩和肌力减退。眼肌型肌营养不良可发现眼睑下垂和眼球活动障碍（瞳孔对光反射正常）。埃—德型肌营养不良常见肱三头肌、肱二头肌、腓骨肌、胫前肌和肢带肌萎缩和挛缩。脊旁肌营养不良可触及背部疼痛，脊柱后凸。

三、辅助检查

1. 心酶检查

DMD 患者血清肌酸肌酶（CK）、乳酸脱氢酶、谷草转氨酶和谷丙转氨酶均增高，尤其 CK 水平异常增高，可达正常 50 倍以上。BMD 血清肌酸肌酶水平也增高，但不如 DMD 明显。面肩肱型肌营养不良血清肌酸肌酶正常或轻度增高。肢带型肌营养不良、眼咽型肌营养不良、远端型肌营养不良、眼肌型肌营养不良、埃—德型肌营养不良、脊旁肌营养不良血清肌酸肌酶正常或轻度增高。

2. 肌电图检查

各类型均为典型的肌源性损害，受累肌肉主动收缩时，动作电位的幅度减低，间歇期缩短，单个运动单位的范围和纤维密度减少，多相电位中度增加。

3. 心脏检查

包括 X 线、心电图、超声心电图等。DMD 和埃—德型肌营养不良患者可发现心肌损害和心功能不全。

4. 视网膜电图检查

DMD 患者存在视网膜电图异常。

5. 肌肉 MRI 检查

可见变性肌肉不同程度的蚕食现象，探查变性肌肉的程度和范围，为肌肉活检提供优选部位。

6. 肌肉活检

基本病理改变为肌纤维坏死和再生，肌膜核内移，细胞间质可见大量脂肪和结缔组织增生。DMD 组化检查可见 Dys 缺失和异常。

四、诊断与鉴别诊断

（一）诊断

本病根据临床表现和遗传方式，特别是基因检测，配合心酶、肌电图以及肌肉活检，一般均能确诊。

（二）鉴别诊断

1. 少年近端型脊髓性肌萎缩

本病为常染色体显性和隐性遗传，青少年起病，主要表现为四肢近端对称性肌萎缩，有肌束震颤，肌电图可见巨大电位，为神经源性损害，肌肉病理符合神经性肌萎缩。基因检测显示染色体 5q11-13 的 SMN 基因缺失或突变等。

2. 良性先天性肌张力不全症

本病应与婴儿期肌营养不良鉴别，特点为没有明显肌萎缩，CK 含量正常，肌电图和肌肉活检无特殊发现，预后良好。

3. 慢性多发性肌炎

病情进展较急性多发性肌炎缓慢，无遗传史，血清 CK 水平正常或轻度升高，肌肉病理符合肌炎改变，激素治疗有效。

五、治疗

（一）治疗原则

（1）对症支持治疗。

（2）康复锻炼。

（3）无特异性治疗。

（二）基础治疗

1. 日常生活注意事项

鼓励患者尽可能从事社会活动，避免长期卧床，防止病情加重或残疾；尽可能提供辅助步行的设备，防止脊柱侧弯和呼吸衰竭。增加营养，避免过劳和防止感染。

2. 康复锻炼

物理治疗可预防或改善畸形和痉挛，对维持活动功能非常重要。严重者可行矫形治疗。

（三）特异性治疗

1. 泼尼松

可以改善患者的肌力和功能，但是长期使用会出现激素不良反应，包括体重增加、类 Cushing 综合征表现和多毛等。其对本病的远期效果尚不明确。

2. 别嘌呤醇

治疗 DMD 可不同程度地改善临床症状，CK 值也有下降。其机制是防止一种供肌肉收缩和生长的高能化合物"腺苷三磷"的分解，从而缓解病情进展。效果以年龄小者为好，治疗过程应定期检查血白细胞，如低于 $3\,000 \times 10^6/L$ 则停用。

3. 肌酸

可能有效。

4. 神经肌肉营养药物

如 ATP、维生素 B、维生素 E、肌生注射液、肌苷、核苷酸、甘氨酸、苯丙酸诺龙以及中药等。

5. 成肌细胞移植治疗

有局限性，效果短暂。基因取代治疗正在研究当中，尚无明确结论。

六、DMD 预防措施

主要包括携带者的检出和产前诊断。

1. 携带者检出

（1）家系分析：DMD 患者的女性亲属可能为携带者，可分为：①肯定携带者，有一名或一名以上男患者的母亲，同时患者的姨表兄弟或舅父也有患同样病者；②很可能携带者，有两名以上患者的母亲，母系亲属中无先证者；③可能携带者，指散发病例的母亲或患者的同胞姐妹。

（2）血清酶学检测：部分携带者血清酶学水平升高，但由于血清酶学在正常女性和女性携带者之间有一定的重叠，易造成误诊，故目前血清酶学水平的检测多作为携带者诊断的参考指标。

（3）肌肉活检：携带者的肌活检结果与患者类似，只是程度较轻。肌活检进行抗肌萎缩蛋白的免疫荧光检测、红细胞膜的磷酸化、肌肉核糖体蛋白合成、淋巴细胞帽形凝集现象等均对女性携带者的检测有一定的帮助。

（4）分子生物学方法：可以采用不同的方法进行携带者的检测。

2. 产前诊断

对已经怀孕的携带者进行产前诊断。首先区别胎儿的性别，若是男胎，只有一半是正常，必须采用分子生物学方法进行检测，避免产出患儿。可在妊娠早期或中期取绒毛或羊水来检查，发现胎儿为患者，应行人工流产处理。

（刘中华）

第四节　周期性瘫痪

一、概述

周期性瘫痪是以反复发作的突发骨骼肌弛缓性瘫痪为特征的一组疾病，发病时大多伴有血清钾含量的改变。由 Cavare（1863 年）首先描述。临床上主要有三种类型：低钾型、高钾型和正常血钾型，以低钾型最多见。其中有部分病例并发甲状腺功能亢进，称为甲亢性周期性瘫痪。本节主要描述低钾型周期性瘫痪。

二、病因及发病机制

低钾型周期性瘫痪（HoPP）是常染色体显性遗传性钙通道病，我国以散发者多见。

家族性 HoPP 是人类周期性瘫痪的最常见类型，家系研究证实与染色体 1q31-32 连锁，此区域编码 DNPR 的 1s 亚单位。目前已经发现了 3 个突变，其中 2 个为精氨酸替换为组氨酸（Arg-528-His，Arg-1239-His），位于 Ⅱ、Ⅳ 功能区的 S_4 片段；另外 1 个是 IVS_4 区域内的精氨酸替换为甘氨酸（Arg-1649-Gly）。

高钾型和正常血钾型周期性瘫痪属于骨骼肌钠通道病，这些疾病的致病基因均位于 17q23.1-25.3 的 SCN4A（编码骨骼肌钠通道的亚单位），在此基因已发现与上述疾病有关的 21 个错义突变。

主要病理变化为肌浆网的空泡化。肌原纤维被圆形或卵圆形空泡分隔，空泡内含透明的液体及少数糖原颗粒。在病变晚期可能有肌纤维变性，可能与发病期间持续肌无力有关。

三、临床表现

发病一般见于夜晚或晨醒时，表现为四肢软瘫，程度可轻可重，肌无力常由双下肢开始，后延及双上肢，两侧对称，以近端较重；肌张力减低，腱反射减弱或消失；即使是严重病例，口咽部和呼吸肌也罕见累及。患者神志清楚，构音正常，头面部肌肉很少受累，眼球运动也不受影响。发作期间部分病例可有心率缓慢、室性期前收缩和血压增高等。发作一般持续 6～24 小时或 1～2 天，个别病例可长达 1 周。最早瘫痪的肌肉往往先恢复。部分患者肌力恢复时可伴有多尿、大汗及麻痹肌肉酸痛及僵硬。

诱因包括饱餐（尤其是过量进食碳水化合物）、酗酒、过劳、剧烈运动、寒冷、感染、创伤、情绪激动、焦虑和月经，以及注射胰岛素、肾上腺素、皮质类固醇或大量输入葡萄糖等。发病前驱症状可有肢体酸胀、疼痛或麻木感，以及烦渴、多汗、少尿、面色潮红、嗜睡、恶心和恐惧等，有人提出此时如稍加活动有可能抑制发作。

四、辅助检查

散发性病例发作期血清钾一般降到 3.5 mmol/L 以下，最低可达 1～2 mmol/L，尿钾也减少，血钠可升高。心电图可呈典型低钾性改变，如出现 U 波，P-R 间期、Q-T 间期延长，S-T 段下降等。肌电图显示电位幅度降低或消失，严重者电刺激无反应。

五、诊断及鉴别诊断

根据临床发作过程及表现、实验室检查，发作时常伴血清钾降低，补钾和乙酰唑胺治疗有效等可确立诊断，有家族史者诊断更易。需与以下疾病进行鉴别。

1. 甲亢性周期性瘫痪

散发病例需与甲亢性周期性瘫痪鉴别可检查甲状腺功能；还可用肾上腺素试验，将肾上腺素 10 mg 在 5 分钟内注入肱动脉，同时以表皮电极记录同侧手部小肌肉由电刺激尺神经所诱发的动作电位，注射后 10 分钟内电位下降30% 以上者为阳性，证实为原发低钾型；甲亢性周期性瘫痪偶可阳性，但仅出现在瘫痪发作时。尚需排除其他疾病可能出现的反复血钾降低，如原发性醛固酮增多症、肾小管酸中毒，应用噻嗪类利尿剂、皮质类固醇等，还要与胃肠道疾病引起钾离子大量丧失、吉兰—巴雷综合征、癔症性瘫痪鉴别。

2. 高钾型周期性瘫痪（HyPP）

罕见，其临床表现为发病年龄早（10 岁之前），男女比例相等。诱因为饥饿、寒冷、激烈运动和摄入钾，发作时钾离子逸出肌纤维而产生内膜去极化，并出现血钾和尿钾偏高。对可疑病例可令其服钾盐使血清钾达 7 mmol/L 时，本病患者必然诱发瘫痪，而对正常人无影响。发作时血钙水平降低，尿钾偏高；心电图可呈高钾性改变。应与醛固酮缺乏症，肾功能不全，肾上腺皮质功能低下和服用氨苯蝶啶、安体舒通过量引起高钾型瘫痪相鉴别。

3. 伴心律失常型周期性瘫痪

又称为 Andersen 综合征，发病时可为高血钾、低血钾或正常血钾；患者对应用钾盐敏感，儿童发病因有心律失常需安置起搏器。患者表现周期性瘫痪、肌强直（较缓和）和发育畸形；心律失常发作前心电图可有Q-T间期延长。治疗除控制心律失常外，发作时大量生理盐水静脉滴注可使瘫痪恢复。

六、治疗

（一）低钾型周期性瘫痪治疗

（1）急性发作时可顿服10%氯化钾或10%枸橼酸钾20~50 mL，24小时内再分次口服，总量为10 g。如无效可继续服用10%氯化钾或10%枸橼酸钾30~60 mL/d，直至好转。病情好转后逐渐减量，一般不用静脉给药，以免发生高血钾而造成危险。重症病例可用氯化钾静脉滴注（500 mL输液中可加10%氯化钾10~15 mL）与氯化钾口服合用。

（2）甲状腺功能亢进性周期性瘫痪应积极治疗甲状腺功能亢进，可预防发作。

（二）高钾型周期性瘫痪治疗

（1）发作轻者通常无须治疗，较严重者可用10%葡萄糖酸钙或氯化钙10~20 mL静脉注射，或10%葡萄糖注射液500 mL加胰岛素10~20 U静脉滴注以降低血钾，也可用呋塞米排钾。

（2）有人提出用沙丁胺醇喷雾吸入，此药有利于钾在细胞内的积聚。

（三）正常血钾型周期性瘫痪治疗

治疗与高血钾型相同，可用10%葡萄糖酸钙或氯化钙10~20 mL静脉注射，每日1~2次；或用钙片，每天0.6~1.2 g，分1~2次口服。

（刘中华）

第五节　肌强直性肌病

肌强直是一种肌肉松弛障碍的病态现象，表现骨骼肌在随意收缩或物理刺激引起收缩后不能立即松弛。其原因可能是多方面的，主要由于肌膜对某些离子的通透性异常而引起，如在强直性肌营养不良症，其肌膜对钠离子通透性增加；而先天性肌强直则对氯离子通透性减退。

一、强直性肌营养不良症

强直性肌营养不良症由Delege（1890年）首先描述，肌强直表现为骨骼肌收缩后不能立即松弛，肌强直时肌电图出现连续高频后放电现象。

（一）病因与发病机制

强直性肌营养不良症是一种多系统受累的常染色体显性遗传疾病，致病基因位于染色体19q13.2，该病是终身疾病，基因外显率为100%。全球患病率为（3~5）/10万，无地理或种族的明显差异，发病率约为1/8 000个活婴，是成年人最常见的肌营养不良症。其发病机制不清，近年来认为本病是因包括骨骼肌膜、红细胞膜、晶状体膜和血管膜等广泛的膜异常所致。除表现多组肌群萎缩和肌强直外，还有晶状体、皮肤、心脏、内分泌和生殖系统等多系统损害。

（二）病理

典型的肌肉病理改变为细胞核内移，呈链状排列；肌细胞大小不一，呈镶嵌分布；肌原纤维往往向一侧退缩而形成肌浆块。肌细胞坏死和再生并不显著。

（三）临床表现

（1）本病发病年龄差异较大，但多见于青春期或 30 岁以后。男性多于女性，且症状较严重，进展缓慢。

（2）主要症状是肌无力、肌萎缩和肌强直，前两种症状更为突出。肌无力见于全身骨骼肌，前臂肌和手肌无力可伴有肌萎缩和肌强直，有足下垂及跨阈步态，行走困难而易跌跤；部分患者可有构音和吞咽困难；肌萎缩常累及面肌、咬肌、颞肌和胸锁乳突肌，故患者面容瘦长，颧骨隆起，呈斧状脸，颈部瘦长而稍前屈；肌强直往往在肌萎缩之前数年或同时发生，分布不如先天性肌强直那样广泛，多仅限于上肢肌、面肌和舌肌，如用力握拳后不能立即将手松开，需重复数次后才能放松；用力闭眼后不能立即睁眼；欲咀嚼时不能张口等。用叩诊锤叩击四肢和躯干肌肉可见局部肌球形成，尤多见于前臂和手部伸肌，持续数秒后才能恢复原状，此体征对诊断本病有重要价值。

（3）约 90% 以上患者伴有白内障、视网膜变性、眼球内陷、眼睑下垂等，许多患者可有多汗、消瘦、心脏传导阻滞、心律失常、颅骨内板增生、脑室扩大、肺活量减少、基础代谢率下降等，约半数伴有智能低下。内分泌症状多见于男性，常见前额发秃和睾丸萎缩，但生育力很少下降，因此该病能在家族中传播；女性患者月经不规则和卵巢功能不全并不常见，也很少影响生育力。玻璃体红晕为早期特征性表现。本病进展缓慢，部分患者因肌萎缩及心、肺等并发症而在 40 岁左右丧失工作能力，常因继发感染和心力衰竭而死亡。轻症者病情可长期稳定。

（四）辅助检查

（1）肌强直时肌电图出现连续的高频强直波并逐渐衰减，为典型肌强直放电；67% 患者的运动单位时限缩短，48% 有多相波；心电图常可发现传导阻滞及心律失常。

（2）头颅 CT 检查可见蝶鞍变小及脑室扩大。

（3）肌活检表现轻度非特异性肌原性损害。

（4）血清肌乳肌酶和乳酸脱氢酶滴度正常或轻度增高。

（5）基因检测有特异性，患者染色体 19q13.2 位点萎缩性肌强直蛋白激酶基因（DMPK）内 CTG 三核苷酸序列异常重复扩增超过 100（正常人为 5~40），且重复数目与症状的严重性相关。

（五）诊断和鉴别诊断

根据头面部肌肉、胸锁乳突肌和四肢远端肌萎缩、肌无力表现，体检时出现肌强直，叩击出现肌球，肌电图的典型肌强直放电，以及 DNA 分析出现异常的 CTG 重复，诊断应无问题。

临床需要与其他类型肌强直鉴别。有些患者首发症状为足下垂，并有跨阈步态，是下肢远端无力所致，易与 Charcot-Marie-Tooth 病混淆，也需注意鉴别。

（六）治疗

目前尚无有效的治疗方法，仅能对症治疗。

（1）膜系统稳定药：如苯妥英钠0.1 g，每日3次；普鲁卡因胺1 g，每日4次；或奎宁0.3 g，每日3次。这类药物能促进钠泵活动，降低膜内钠离子浓度以提高静息电位，改善肌强直状态，但有心脏传导阻滞者忌用普鲁卡因胺和奎宁。

（2）试用钙离子通道阻滞剂或其他解痉药也有效；或可试用肾上腺皮质类固醇和ACTH。

（3）治疗肌萎缩可试用苯丙酸诺龙以加强蛋白的合成代谢；近年来用灵芝制剂有一定的疗效。

（4）缺乏有效方法改善肌无力，康复治疗对保持肌肉功能有益；并发其他系统症状者应予以对症治疗，成年患者应定时检查心电图和眼疾。

二、先天性肌强直

先天性肌强直因Thomsen（1876年）详细地描述了他本人及其家族的4代患者，而被称为Thomsen病。男女均可受累，为常染色体显性遗传，外显率高；但少数患者可为常染色体隐性遗传。

（一）临床表现

（1）症状自婴儿期或儿童期开始出现，呈进行性加重，至成年期趋于稳定。我国患者的发病年龄一般较国外报道的要迟。

（2）该病没有肌萎缩和肌无力症状，肌强直表现与强直性肌营养不良相似，如用力握拳后需要一段时间才能将手松开，常有咀嚼第一口后张口不能，久坐后不能立即收起，静立后不能起步，握手后不能松手，发笑后表情肌不能立即收住，打喷嚏后眼睛不能睁开而引起他人的惊异等。严重者跌倒时不能以手去支撑，状如门板样倾倒。但全身肌肉肥大，貌似运动员。患者动作笨拙，静止不动、寒冷和受惊均可使症状加重，温暖可使肌强直减轻。可表现起动困难，反复运动可使症状减轻。用叩诊锤叩击肌肉时出现局部凹陷或呈肌球状，称为叩击性肌强直。如呼吸肌和尿道括约肌受累时可出现呼吸及排尿困难。有时可表现精神症状如易激动、情绪低落、孤僻、抑郁及强迫观念等。

（3）重复肌肉运动后肌强直症状不见减轻反而加重者，称为反常性肌强直；肌强直发作时伴有肌肉疼痛者称为Ⅱ型肌强直。肌电图呈典型肌强直电位。

（二）鉴别诊断

（1）与萎缩性肌强直鉴别，本病无肌萎缩及肌无力，但肌强直程度更严重而致功能障碍，肌强直是无痛性的，范围较广泛，表现握拳松开困难、用力闭眼后睁眼困难、走路或跑步的始动困难、吞咽困难，但呼吸肌很少涉及。

（2）与强直性肌营养不良症鉴别，本病不伴有肌萎缩、肌无力、白内障、脱发和内分泌功能障碍。

（3）与先天性副肌强直症鉴别，本病没有寒冷刺激也可出现肌强直症状。

（三）治疗

同强直性肌营养不良症。

（刘中华）

参考文献

［1］陈生弟．神经病学［M］.2 版．北京：科学出版社，2018.

［2］王拥军．神经内科常见病临床思路精解［M］.北京：科学技术文献出版社，2016.

［3］肖波，崔丽英．神经内科常见病用药［M］.2 版．北京：人民卫生出版社，2016.

［4］胡学强．神经免疫性疾病新进展［M］.广州：中山大学出版社，2016.

［5］刘亚欣．中枢神经系统脱髓鞘疾病影像学［M］.北京：人民卫生出版社，2018.

［6］陈红霞．神经系统疾病功能障碍［M］.北京：人民卫生出版社，2016.

［7］吴尚洁，张智博．神经系统常见疾病最新诊治指南解读［M］.长沙：中南大学出版社，2018.

［8］安德仲．神经系统疾病定位诊断［M］.4 版．北京：人民卫生出版社，2018.

［9］胡学强．神经免疫性疾病新进展［M］.广州：中山大学出版社，2016.

［10］王拥军．神经内科学高级教程［M］.北京：中华医学电子音像出版社，2016.

［11］吴江，贾建平．神经病学［M］.北京：人民卫生出版社，2016.

［12］王明礼．临床头面痛学［M］.2 版．上海：上海医科大学出版社，2016.

［13］周继如．实用临床神经病学［M］.北京：科学出版社，2015.

［14］H. ROYDEN JONES. 奈特神经系统疾病彩色图谱［M］.樊东升，张俊，译．北京：人民卫生出版社，2009.

［15］饶明俐．脑血管疾病影像诊断［M］.北京：人民卫生出版社，2018.

［16］史玉泉．实用神经病学［M］.2 版．上海：上海科学技术出版社，2015.

［17］丁新生．神经系统疾病诊断与治疗［M］.北京：人民卫生出版社，2018.

［18］黄如训．神经系统疾病临床诊断基础［M］.北京：人民卫生出版社，2015.

［19］田新英，脑血管疾病［M］.北京：军事医学科学出版社，2015.

［20］蒲传强，崔丽英，霍勇．脑卒中内科治疗［M］.北京：人民卫生出版社，2016.

［21］王伟，卜碧涛，朱遂强．神经内科疾病诊疗指南［M］.3 版．北京：科学出版社，2018.